GESUNDE ERNÄHRUNG – DAS NOVA-SYSTEM IN DER PRAXIS

Wie Du Dich mit diesem einfachen Konzept naturnah, regional und kostengünstig ernährst. Profitiere von den Erkenntnissen der Lebensmittelforschung

Alexander Weidmann

© Copyright. Alle Rechte vorbehalten.

Das Werk einschließlich seiner Teile ist urheberrechtlich geschützt. Nachdruck oder Reproduktion (auch auszugsweise) in irgendeiner Form (Druck, Fotokopie oder anderes Verfahren) sowie die Einspeicherung, Verarbeitung, Vervielfältigung und Verbreitung mit Hilfe elektronischer Systeme jeglicher Art, gesamt oder auszugsweise, ist ohne ausdrückliche schriftliche Genehmigung des Herausgebers untersagt. Alle Übersetzungsrechte vorbehalten.

Haftungsausschluss

Die in diesem Werk enthaltenen Informationen dienen zu Bildungs- und Unterhaltungszwecken. Es wurden alle Anstrengungen unternommen, um genaue, aktuelle, zuverlässige und vollständige Informationen zu liefern. Es werden jedoch explizit keine rechtlichen, finanziellen, medizinischen oder professionellen Ratschläge erteilt. Der Herausgeber ist unter keinen Umständen für direkte oder indirekte Schäden verantwortlich, die durch die Verwendung der in diesem Werk enthaltenen Informationen entstehen.

Externe Links

Das Werk enthält Links zu externen Webseiten Dritter, auf deren Inhalt der Herausgeber keinen Einfluss hat. Deshalb kann für die Inhalte externer Inhalte keine Gewähr übernommen werden. Für die Inhalte der verlinkten Webseiten ist der jeweilige Anbieter oder Betreiber der Webseite verantwortlich. Die verlinkten Seiten wurden zum Zeitpunkt der Verlinkung auf mögliche Rechtsverstöße überprüft. Rechtswidrige Inhalte waren zum Zeitpunkt der Verlinkung nicht erkennbar. Eine permanente inhaltliche Kontrolle der verlinkten Webseiten ist jedoch ohne konkrete Anhaltspunkte einer Rechtsverletzung nicht zumutbar. Bei Bekanntwerden von Rechtsverletzungen werden derartige Links umgehend entfernt.

INHALTSVERZEICHNIS

WARUM WIR DICH INSPIRIEREN WOLLEN   8
   Wer wir sind und warum wir dieses Buch geschrieben haben   8
   Wenn das Krankenhausessen krank macht ...   15
   So viel Wissen, so wenig Umsetzung   17

DIE NOVA-KLASSIFIKATION   21
   Das NOVA-Konzept ganz praktisch   32

IN DER PRAXIS ANGEPASST: VON NOVA ZU VAS   35
   Kaufst du noch, oder kochst du schon?   38
   Die Basis für den Einkauf: das Haushaltsbuch   38
   So viel sparen wir – Beispiel Brot   41
   Tabelle der anteiligen Lebensmittelausgaben nach Kategorien und Einsparungen   43
   Einkäufe planen   47
   Wie genau planen wir?   49

BACKE, BACKE KUCHEN – UND BROT!   53
   Kuchen und Kekse statt Schokolade   57
   Backzutat Mehl   60
   Backzutat Zucker   61

GETRÄNKE – WASSER IST LEBEN ... 63
- Erfrischungsgetränke ... 64
- Wasser, Tee und Kaffee ... 64
- Saft ... 69
- Milch ... 70

GÄRTNERN – KÜBELWEISE GEMÜSE ... 76
- Urban Gardening und Co. ... 79

KINDERERNÄHRUNG – WAS BEKOMMEN DIE KLEINEN FÜR EINEN GESUNDEN START INS LEBEN? ... 82
- Im Mutterleib ... 82
- Die ersten 1.000 Tage sind prägend ... 87
- Werbung und Sponsoring – so werden schon die Kleinen zu eifrigen Konsumenten ... 92
- Schulmarketing – ein riesiges Geschäft ... 94

DER NUTRI-SCORE – ODER: WIE EIN ZUCKERHALTIGER KINDERJOGHURT ALS GESUND VERKAUFT WIRD ... 102
- So funktioniert der Nutri-Score ... 103
- Die problematische Berechnung des Nährwerts ... 105
- Beispielrechnungen – guter Nutri-Score, schlechter NOVA-Score ... 108
- Die Geschichte des Nutri-Score ... 111
- Trägt der Nutri-Score wirklich zu einer gesünderen Ernährung bei? ... 117

WAS IST EIGENTLICH „DIE LEBENSMITTELINDUSTRIE"? ... 122
- Ursprünge der Lebensmittelindustrie in Deutschland und Europa ... 122
- Als die Technik in die Küchen kam ... 129

Die Lebensmittelindustrie heute	131
Aromenindustrie – oder: Geschmack aus dem Labor	138

ZUSATZSTOFFE UND HILFSSTOFFE: RIESELHILFEN & CO. — 144

Nahrungsergänzungsmittel	155

ZUCKER UND ZUCKERAUSTAUSCHSTOFFE — 159

Warum steckt in so vielen Produkten überhaupt Zucker?	161
Was ist an Zucker so ungesund?	165
Dann essen wir doch einfach Zuckerersatzstoffe!	168
Rückrufe, Skandale etc.	170

DIE VORTEILE EINER NATURNAHEN ERNÄHRUNG — 173

KONZEPTE ÜBER KONZEPTE – WELCHE ERNÄHRUNGSWEISE IST DIE RICHTIGE? — 178

Ernährungskonzepte allgemein	178
Vollwerternährung	179
Die Deutsche Gesellschaft für Ernährung (DGE)	181
Clean Eating	185
Rohkost	186
Intuitive Ernährung	188
Paleo-/Steinzeiternährung	191
Nahrungsergänzungsmittel	192
Vegetarismus/Veganismus	193
„Frei von" – glutenfrei, laktosefrei, weizenfrei, zuckerfrei etc.	195
Reduktionskost	200
„FDH – Friss die Hälfte"	201
Low Fat	201

Atkins-Diät/Low Carb/Ketogene Diät	203
WW (ehemals Weight Watchers)	205
Fasten und Heilfasten	206
Intervallfasten	209
Trennkost und Säure-Basen-Haushalt	213
Konzept Zusammenfassung	215

DIE ESSENZ AUS ALLEN ERNÄHRUNGSEMPFEHLUNGEN 219

Unsere Top 8 der gesunden Lebensmittel:	219
Äpfel	219
Beeren	220
Nüsse	220
Gemüse, jeglicher Art – möglichst als Rohkost	221
Hafer	222
Naturjoghurt	223
Öle	223
Samen und Kerne	223

WEITERE TIPPS RUND UM DIE GESUNDE ERNÄHRUNG 225

Regionales	226
Milch	227
Kartoffeln	229
Mehl	233
Mühle	236
Hühnerhof	243
Landschlachterei Hanke	247
Wochenmärkte und „Marktschwärmereien"	254

DIE POLITISCHE UND GESELLSCHAFTLICHE DIMENSION VON ERNÄHRUNG — 256

- Gesundheit — 256
- Diabetes — 262
- Wie steht es um die Ernährungskompetenz? — 266
- Eine Strategie gegen Zucker, Fette und Salz? — 271
- Verbände sparen nicht mit Kritik — 279
- Reformulierung im Fokus der Forschung — 283
- Prävention und Information — 285

POLITIK, ERZEUGER, HERSTELLER, HANDEL, VERBRAUCHER – WER HAT DIE MACHT? — 295

- Lobbyisten im Ernährungsministerium — 295
- Wird gesunde Ernährung zum Luxusgut? — 299
- Schluss mit unfairen Handelspraktiken — 302

REZEPTE UND COUPONS — 305

- Backrezepte — 305
- Rezepte — 307
  - Anstellgut/Sauerteig (Grundrezept) — 307
  - Roggenmischbrot (Grundrezept) — 310
  - Haferkekse — 313
- Coupons — 316
  - Coupons/Supports – Back mal! | VikAlex® — 316
  - Coupons/Supports – Vanillekiste | VikAlex® — 316

NACHWORT — 317

QUELLENVERZEICHNIS — 318

WARUM WIR DICH INSPIRIEREN WOLLEN

Wer wir sind und warum wir dieses Buch geschrieben haben

Hinter diesem Buch und der Webpage VikAlex® stehen ich, Alex, und meine Frau Viki. Wir sind zwei ganz normale Menschen, und wie wohl alle streben auch wir danach, ein glückliches Leben zu führen. Glücklich macht es uns zum Beispiel, lecker zu essen und beim Thema Ernährung auch an andere und anderes zu denken.

Der Weg zu gesundem Genuss und einem guten Leben war lang, besonders für mich. In jungen Jahren habe ich mir nämlich wenig Gedanken darüber gemacht, wie richtiges Kochen geht. Und das, obwohl mich das Thema Ernährung wegen meiner Begeisterung für Sport und wegen ein paar überflüssiger Kilos, die ich jahrelang mit mir herumschleppte schon länger begleitet.

Wie gut, dass ich Viki kennengelernt habe! Im Jahr 2005 begegneten wir uns in einer norddeutschen Großstadt – passenderweise in der Lebensmittelabteilung. Damals arbeitete Viki in einem Discounter, in dem ich täglich einkaufen ging. Damals war ich noch im Handwerk tätig, und meine Begeisterung für den Rad- und Laufsport inspirierte mich dazu, auch meine Ernährung gesünder zu gestalten. Auch wenn ich damals noch nicht wirklich konsequent war, gehörte zumindest meine tägliche Paprika zu meiner Ernährung auf der Baustelle. Doch wenn ich am Abend nach getaner Arbeit in eben jenen Discounter ging, war die Auswahl an Gemüse nicht selten ziemlich dünn. Also bestellte ich bei Viki jeden Tag eine besonders schöne Paprika, die sie dann für mich zurücklegte. So fing unsere Geschichte an.

Später zogen wir zusammen in eine ländliche Kleinstadt. Und dort leben wir bis heute. Zusammen mit unseren beiden Söhnen Ben und Luke. Viki ist eher der praktische Typ und liebt es, mit Kindern (nicht nur mit unseren!) Zeit zu verbringen. Sei es beim gemeinsamen Kochen oder sonst wie in der Küche Rumwerkeln oder draußen – sie ist unglaublich gut darin, mit Kindern aktiv zu sein, und kann das auch perfekt organisieren. Ich bin ich als Controller theoretischer veranlagt: Im Team VikAlex® bin ich der Analyst und kann mich für ZDF (Zahlen, Daten, Fakten) richtig begeistern, und außerdem bin ich normalerweise der Familienbäcker.

Zusammen gestalten wir nun seit einigen Jahren unser Leben und entwickeln uns gemeinsam weiter. Und dazu gehört, dass wir uns auf die Suche nach dem gesunden Genuss und dem guten Leben gemacht haben.

Es ist also kein Wunder, dass wir uns zu zweit auf die Reise begeben haben, um unsere Big Five for Life (BFFL) zu finden. Diesen Begriff hat der Autor und Abenteurer John Strelecky in seinen Büchern (u. a. „Das Café am Rande der Welt") geprägt. Kurz gesagt sind die BFFL unsere Herzenswünsche, die übergeordneten Ziele, nach denen wir unser tägliches Handeln ausrichten. Die meisten Menschen träumen davon, einmal im Leben in irgendeiner Form Erfüllung und so Klarheit und Inspiration zu finden. Doch leider verschieben viele ihre Träume „auf später", etwa ins Rentenalter, statt schon hier und jetzt die Dinge zu tun, die sie glücklich machen. Ein großer Fehler, finden wir, denn wer weiß schon, was die Zukunft für einen bereithält?

An dieser Stelle möchte ich dir zwei meiner BFFL vorstellen, die direkt mit diesem Buch zusammenhängen:

- Ich optimiere Prozesse und reduziere Verschwendung.

- Ich helfe anderen Menschen und freue mich über Wachstum.

Eine weitere Lebensgrundlage ist unsere Ernährungsweise. Das Thema Ernährung ist mir schon seit Langem wichtig – zunächst aus schierer Finanznot (als Handwerkslehrling musste ich mit 400 Euro im Monat auskommen!). Schon als Lehrling war mir die Erkenntnis gekommen: Der selbst gemachte Schinken-Nudelauflauf mit echter Sahne und echtem Schinken ist günstiger als das Produkt zum Anrühren aus dem Tütchen. Und schmeckt auch noch um Längen besser!

Und: Obwohl ich schon immer sportlich war und auf dem Rad und beim Laufen jährlich bis zu 1.000 Kilometer zurücklegte (jeweils, wohlgemerkt!), hatte ich ein paar Kilos zu viel auf den Hüften, die einfach nicht weggehen wollten, sondern sich Jahr um Jahr vermehrten.

Also habe ich mich über längere Zeit immer mal wieder mit diversen Diäten und Ernährungsformen beschäftigt. Nichts wirkte dauerhaft: Die Kilos kamen wieder oder wollten gar nicht erst gehen. Auf das ständige Kalorienzählen hatte ich auch irgendwann keine Lust mehr – kein Wunder, da diese Praxis einfach nur aufwendig war und dabei keinen dauerhaften Effekt hatte.

Also suchte ich weiter nach *der* entscheidenden Information, die mir weiterhelfen konnte. Und fand sie schließlich: zum einen in dem Buch „Die Suppe lügt!"[1] des Journalisten Hans-Ulrich Grimm; zum anderen in einem Ernährungskonzept, das in Brasilien von Carlos Monteiro, Arzt und Professor für Gesundheit an der Universität von São Paulo, und seinem Team entwickelt wurde und dort inzwischen sogar als Grundlage für die nationalen Verzehrempfehlungen verwendet wird: die NOVA-Klassifikation.

Beides zusammen plus meine vorherigen Erkenntnisse ergaben schließlich das Ernährungskonzept, die meine Familie und ich inzwischen seit etwa zwei Jahren umsetzen.

Das NOVA-Konzept hat uns zunächst überzeugt, weil es gleichzeitig einfach, gesund, günstig und naturnah ist. Daraufhin haben wir vieles ausprobiert und nach und nach unsere Ernährung nach NOVA ausgerichtet, wobei wir an einigen Stellen das aus Brasilien stammende Konzept an die deutschen Gegebenheiten und unser ganz individuelles Verständnis von einer gesunden Ernährung angepasst haben. Daraus ist dann unser eigenes System hervorgegangen: VAS, der VikAlex®-Score. Damit teilen wir Lebensmittel in drei Kategorien ein, die sich in ihrem Verarbeitungsgrad und damit ihren Eigenschaften unterscheiden – also ähnlich dem NOVA-Konzept, das die Basis unseres Konzepts die Basis bildet.

Inzwischen schöpfen wir aus einem großen Repertoire an eigenen Back- und Kochrezepten für einfache und schnell gemachte Gerichte sowie Brot, Brötchen, Kekse und Kuchen.

---

[1] Hans-Ulrich Grimm: Die Suppe lügt: Die schöne neue Welt des Essens, Knaur Taschenbuch, 4. Auflage 2015

Die Ergebnisse, die wir mit unserer neuen Ernährungsweise in Sachen Gesundheit, Genuss und darüber hinaus erhalten haben, sind wirklich erstaunlich. Um nur zwei Beispiele zu nennen: Neben der nicht ganz unbedeutenden Tatsache, dass ich unbeabsichtigt und nebenher die zehn ungewollten und weitere fünf Kilos verloren habe, die ich schon lange loswerden wollte, sparen wir inzwischen jeden Monat bei unseren Lebensmitteleinkäufen: Durchschnittlich 135 Euro weniger pro Monat gaben wir im ersten Jahr aus; und das, obwohl wir auf qualitativ höherwertige Produkte setzen!

Das können wir deshalb so genau sagen, weil ich alles in unserem Haushaltsbuch festhalte. Glücklicherweise habe ich heute ein Einkommen, bei dem ich nicht mehr jeden Cent zweimal umdrehe. Dennoch – es mag auch an meiner Leidenschaft für Zahlen liegen – stelle ich weiterhin gerne Vergleiche an: Was ist wohl günstiger? Das Fertigprodukt oder das selbstgekochte? Die Tiefkühlpizza oder die selbstgemachte? Die Tütensuppe oder die selbstgekochte aus den Zutaten, die gerade da sind? Und siehe da: Die naturnahe und damit gesündere Variante gewinnt fast immer!

Gleichzeitig sehen wir inzwischen vieles mit kritischen Augen, was uns die Politik und die Ernährungsindustrie im wahrsten Sinne des Wortes auftischen. Wer weiß, worauf es bei der gesunden Ernährung ankommt, braucht weder „reformulierte" Lebensmittel[2] noch eine Kennzeichnung wie den Nutri-Score, bei der vor allem die lebensmittelrechtlich

---

2   Um die Bevölkerung bei einer gesundheitsförderlichen Ernährung zu unterstützen, hat die Bundesregierung im Dezember 2018 die „Nationale Reduktions- und Innovationsstrategie für Zucker, Fette und Salz in Fertigprodukten" beschlossen. Dadurch sollen Lebensmittel zukünftig ernährungsphysiologisch günstiger zusammengesetzt sein, damit die gesunde Wahl zur einfachen wird. (Bundesministerium für Ernährung und Landwirtschaft; https://www.bmel.de/SharedDocs/Downloads/DE/Broschueren/Weniger-ist-mehr-ReduktionSalzZuckerFett.html

zwingenden Nährstoffangaben zählen und gegeneinander aufgerechnet werden: Damit ist noch lange nichts über die Qualität und Gesundheit eines Produkts gesagt!

Mittlerweile ist für uns VAS bzw. NOVA mehr als nur eine Ernährungsweise – das Konzept hat unser Leben in so vielen Punkten positiv verändert, dass es zu unserer Lebensart geworden ist.

Es macht uns einfach Freude, Neues auszuprobieren. Schon der sechsjährige Ben schnippelt mit Begeisterung Gemüse und rührt die Suppe – ganz von sich aus und ohne dass wir ihn dazu motivieren müssen. Wir alle sind buchstäblich auf den Geschmack gekommen: den Geschmack von „richtigem" Essen. Seitdem wir die NOVA-Klassifikation entdeckt haben und damit experimentieren, haben wir so viel an Lebensqualität gewonnen.

Natürlich sind wir keine Supermenschen, die immer alles richtig machen und unser Ernährungskonzept immer hundertprozentig umsetzen. Kleine „Sünden" wie die Cola, oder auch mal ein Eis oder Kartoffelchips etc. erlauben auch wir uns gelegentlich. Es geht um die Intensität, also darum, wie oft und wie viel du davon konsumierst – und nicht darum, sich etwas strikt zu verbieten.

In diesem Buch fließen alle positiven Einflüsse zusammen: Meine Begeisterung für ZDF (du erinnerst dich: Zahlen, Daten, Fakten), unsere BFFL, die Erfahrungen und Erkenntnisse aus NOVA – und nicht zuletzt auch der bessere Umgang mit uns und unserer Umwelt. Ebenso wichtig ist es uns, unseren Söhnen die Freude am Kochen und vor allem die Wertschätzung für richtige, gesunde Lebensmittel vorzuleben. Und ihnen zu zeigen, woher unser Mehl, unsere Kartoffeln und einiges anderes kommen – nämlich nicht aus dem Supermarkt.

Ben ist beim Kochen und Einkaufen mit großer Freude dabei und hat schon im zarten Alter von fünf Jahren viele Zusammenhänge rund um die Ernährung verstanden.

Gesund und mit qualitativ hochwertigen Lebensmitteln zu backen und zu kochen, dabei bestenfalls noch die Kosten zu reduzieren und die Umwelt zu schonen, ist gar nicht so schwer. Dafür braucht es nicht mal komplizierte Konzepte oder gar Diäten und Verzicht. Nur Neugierde und ein wenig Durchhaltevermögen. Die Belohnung: gesundes Essen, das allen schmeckt!

Wir wissen, dass es erst mal aufwendig ist, den Weg dorthin zu finden – und genau da setzt dieses Grundlagenbuch an. Gleichzeitig ist es die Basis für die Back- und Kochbücher von VikAlex®.

Wir wollen unsere Begeisterung und Erfahrungen nicht für uns behalten, sondern dich dazu inspirieren, dich auch auf den Weg zu machen – hin zu gesunder und naturnaher Ernährung. Du wirst sehen: Wenn die ersten Schritte getan sind, wird es immer leichter. Mit vielen Tipps aus der Praxis, die wir auf unserem eigenen Weg gewonnen haben, soll dieses Buch dich auf *deinem* Weg unterstützen.

Eine andere Ernährung lohnt sich – für alle und alles: für dich, insbesondere dein Wohlbefinden und deinen Geldbeutel, deine Familie, deine Region und den ganzen Planeten!

Webpage mit vielen weiteren Tipps: https://vikalex.life

Instagram: @vikalex.life

Wenn das Krankenhausessen krank macht ...

Unser kleiner Luke, gerade zehn Stunden alt, schlummert satt und friedlich in seinem Krankenhausbettchen. Er hat schon das Beste bekommen, was die Natur zu bieten hat: Muttermilch. Jetzt sind Viki und ich dran. Ich studiere den Speiseplan. Hühnerfrikassee bietet die Krankenhausküche heute. Viele kleine Nummern „bereichern" das Angebot – das sind die Zusatzstoffe, die gesetzlich anzugeben sind.[3] Hmmm, warum das Hühnerfrikassee wohl mit Süßstoff versetzt ist?

Zum Essen machen wir es uns so gemütlich wie möglich im kleinen Familienzimmer des Krankenhauses, das von den beiden zusammengeschobenen Betten fast vollständig ausgefüllt wird, und unsere Mägen knurren schon, als uns die Pflegerin endlich die Tabletts mit dem Essen auf den Tisch stellt.

„Guten Appetit!", wünschen wir uns noch – was beim Anblick dieses Essens gar nicht so einfach ist. Ein paar Bröckchen in jeder Menge hellbrauner Soße, dazu Reis. So wenig appetitlich sieht das aus, dass wir trotz unseres Hungers darauf verzichten. Außerdem: Wenn sowieso alles gesüßt ist, nehmen wir lieber gleich den Nachtisch – Mandarinenkompott, ebenfalls mit Süßstoff.

Schon kurz nach dem nicht sehr großen Dessertgenuss verspüre ich ein deutliches Magendrücken. Ich fühle mich platt und energielos und könnte jetzt, da ich sowieso schon im Bett liege, sofort einschlafen. „Wie geht es dir?", frage ich meine Frau, die das „Mahl" gerade beendet hat. „Nicht so besonders", antwortet Viki mit ernstem Gesicht. Auch bei ihr setzen die Magenschmerzen ein. In einigen Kliniken gibt es die

---

3   https://www.bmel.de/SharedDocs/Downloads/DE/_Ernaehrung/ GesundeErnaehrung/Qualitaetsstandard-Betriebsverpflegung.pdf?__ blob=publicationFile&v=5

sogenannten Wahlleistungen – die Möglichkeit, gegen einen Aufpreis gesundes bzw. gesünderes Essen statt des Standardessens zu bekommen. Die Frage, warum ausgerechnet im Krankenhaus, wo es in erster Linie um die Gesundheit geht, gesundes Essen mit Zusatzkosten verbunden ist, lasse ich mal so im Raum stehen.

Die Verdauung ist der letzte Teil der Nahrungsaufnahme. Sie funktioniert am besten, wenn sie möglichst unbehelligt von künstlichen Stoffen ihre Arbeit tun kann. Wer auf natürliche Art und Weise ein Kind zur Welt gebracht hat, weiß, wie wichtig ein gut funktionierendes Verdauungssystem ist. Der Unterleib ist schon durch Schwangerschaft und Geburt stark beansprucht – wenn dann noch Magenschmerzen und/oder Verstopfung dazukommen, trägt das nicht gerade zur wichtigen Erholung bei. Leider haben wir festgestellt, dass das Essen im Krankenhaus uns beiden nicht gutgetan hat. Verstopfung kann zwar auch durch das lange Liegen im Krankenhaus begünstigt werden. Doch wäre es dann nicht umso wichtiger, dass Nahrung serviert wird, die die Verdauungsorgane nicht durch die vielen künstlichen Süß- und Zusatzstoffe zusätzlich reizt?

Wir sind froh, als wir nach fast drei Tagen das Krankenhaus verlassen können. Einmal natürlich, weil unser damals fünfjähriger Sohn Ben zu Hause auf uns und sein Brüderchen wartet. Und dann, weil wir endlich wieder das tun können, was wir seit gut einem Jahr mit steigender Begeisterung tun: frisch backen und kochen! Echter Genuss von echten Lebensmitteln – es gibt nichts Besseres. Und das erfahren wir, sprichwörtlich, am eigenen Leibe. Nach einem Tag zu Hause, an dem es frische Erdbeeren und selbstgebackenes Brot gibt, sind Magenschmerzen und Verstopfung genauso schnell verschwunden, wie sie gekommen sind.

Immerhin hat uns diese Episode im Krankenhaus gezeigt: Unsere Körper sind inzwischen so an richtiges Essen gewöhnt, dass sie falsches nicht mehr gut vertragen. Bei unserem ersten Sohn hatten wir noch keine Probleme mit dem Essen in demselben Krankenhaus. Diese Erkenntnis ziehen Viki und ich als positives Fazit aus dieser ansonsten nicht so schönen Erfahrung. Und natürlich ist das Wichtigste, dass der kleine Luke gesund und munter ist. Er hat schon von Beginn an, im Mutterleib, die beste Versorgung bekommen, die es geben kann.

So viel Wissen, so wenig Umsetzung

Es ist schon seltsam: Es kursieren so viele Konzepte, Informationen und Meinungen zum Thema Ernährung in der Welt – was es nicht einfacher macht, an die Informationen zu kommen, die man sich für die eigene Ernährung wünscht. Mir ging es lange ja nicht anders: Ich habe viel Wissen in mich reingestopft – und auch weiterhin die ach so bequemen Fertiggerichte. Von der ersten Erkenntnis, dass der frisch gekochte Nudel-Schinken-Auflauf günstiger ist und dazu auch besser schmeckt, bis zur nachhaltigen Umsetzung hat es bei mir mehr als zehn Jahre gedauert. Aus vielen Gründen. Vor allem fehlte mir noch ein einfach umzusetzendes Konzept – eines, das einfacher ist als ständiges Kalorienzählen.

Wer will, kann allein schon durch das Internet an alle möglichen (und unmöglichen) Informationen kommen. Man könnte daher annehmen, dass die Menschen heute so viel über Ernährung wissen wie nie zuvor. Wenn man sich allerdings die diversen Krankheitsstatistiken ansieht, scheint genau das Gegenteil der Fall zu sein: Es ist inzwischen unumstritten, dass „Volkskrankheiten" wie Schlaganfall und Diabetes Typ 2 (der sogenannte Altersdiabetes, von dem inzwischen auch schon viele Jugendliche und sogar Kinder betroffen sind), die gleichzeitig ganz oben auf der Skala der Sterbestatistik stehen, sehr stark mit der Ernährung zusammenhängen. Die Deutsche Gesellschaft für Ernährung schlägt Alarm: „Kardiovaskuläre Erkrankungen zählten 2018 mit 37,2 Prozent zu den häufigsten Todesursachen in Deutschland, gefolgt von Krebserkrankungen mit ca. 25 Prozent aller Sterbefälle."[4]

Kardiovaskuläre Erkrankungen sind Krankheiten rund ums Herz- und Gefäßsystem wie etwa die arterielle Verschlusskrankheit. Nicht rechtzeitig entdeckt, können Herzinfarkt und Schlaganfall die Folge sein. Auch Krebs – besonders Dickdarmkrebs – wird der Wissenschaft zufolge häufig durch eine falsche Ernährung verursacht.

Nun stellt sich natürlich die Frage: Wenn sich doch jeder dieses Wissen per Internet aneignen kann, warum rangieren dann ernährungsbedingte Krankheiten ganz oben auf der Krankheits- und Sterbestatistik? Allein an Unwissenheit kann es also nicht liegen. Vermutlich liegt einer der Gründe, warum viele Menschen nicht wissen, wie sie sich und ihre Familie gesund ernähren können, sogar eher in einem Zuviel an verfügbarem Wissen: Zu viele selbsternannte Ernährungsgurus möchten ihr – natürlich alleinseligmachendes – Ernährungsprinzip verkaufen. Für teures Geld, selbstverständlich.

Wer hat recht? Wem folgt man? Leider sind auch die Eltern häufig kein Vorbild mehr, was gesunde Ernährung angeht. Und in den Schulen steht das Thema „gesunde Ernährung" auch eher selten auf dem Lehrplan. Und wenn, dann auch schon mal gesponsert von der Ernährungsindustrie – zulasten der unabhängigen Information. Wahrscheinlich fehlt es auch an Wissen und damit an Bewusstheit, was wir unserem Körper antun,

---

4   https://www.dge.de/presse/pm/gut-fuer-die-gesundheit-viel-gemuese-und-obst-weniger-fleisch/

wenn wir nur das in ihn hineinschaufeln, was uns – vermeintlich – schmeckt. (Vermeintlich? Darauf werde ich später zurückkommen, wenn es darum geht, was uns die Ernährungsindustrie auftischt.)

Natürlich ist es leichter, einfach das aus dem Supermarkt mitzunehmen, was sich dort so schön drapiert präsentiert, statt sich mit den zahllosen Ernährungsprinzipien auseinanderzusetzen. Die Werbung trägt ihren Teil dazu bei, indem sie leckeres Essen „wie beim Italiener" verspricht, und das in nur 20 Minuten! Und schon ist er da: der unmündige Konsument, der alles kauft, was ihm auf dem Silbertablett serviert wird.

Dass das nicht die beste Wahl sein *kann*, zeigt die oben genannte Todesstatistik. Außerdem werden die Menschen weltweit immer dicker, was – bis auf wenige, erblich bedingte Ausnahmen abgesehen – ebenfalls mit der falschen Ernährung zusammenhängt. Dass Übergewicht und die Steigerung davon, die Fettleibigkeit, ungesund sind, dürfte zu jedem durchgedrungen sein, der ab und zu mal fernsieht oder eine Zeitung zur Hand nimmt. Also wieder: Viel Wissen, wenig Handlung.

Warum ist das so? Zum einen neigt der Mensch zur Verdrängung. Wir lassen die Informationen an uns abprallen wie der Lotus die Regentropfen. Die Krankheitsstatistiken sind nicht sehr greifbar (wer liest schon einfach so die Krankheitsstatistiken), außerdem können wir immer noch hoffen, dass sie uns nicht betreffen werden …

Wenn wir verdrängen („Es wird schon gut gehen! Krank werden nur die anderen!"), fehlt es uns an Motivation. Und: Wenn wir uns wirklich bewusst machen würden, welche Folgen eine ungesunde Ernährung hat, wären wir vermutlich auch motivierter, etwas zu ändern. Der berühmt-berüchtigte innere Schweinehund hat hier sicherlich auch seine Hände im Spiel. Er ist quasi die Summe der Gewohnheiten, die wir uns über Jahre angewöhnt haben. Sich wieder umzugewöhnen ist mühsam – ganz besonders, wenn uns das Warum, also die Motivation dafür fehlt. So eine Motivation kann die Krankheit eines geliebten Menschen sein. Doch muss es wirklich erst so weit kommen? Übrigens: So eine Motivation muss nicht erst entstehen, wenn etwas Schlimmes oder Erschreckendes passiert. Bei mir war es zum Beispiel ganz klar die Liebe zu meinem ersten Sohn Ben, die mich dazu motiviert hat, unsere Ernährung von Grund auf zu ändern!

Auch ich habe für den Umstieg auf eine gesunde Ernährung viele Jahre und viele Motivatoren gebraucht. Seitdem ich Vater bin, hat sich einiges geändert. Mir ist nämlich bewusst geworden, welchen Einfluss ich auf meine Söhne habe. Was möchte ich ihnen beibringen? Was möchte ich ihnen auf ihrem Weg mitgeben? Wo möchte ich Vorbild sein, damit sie ein möglichst gutes, das heißt gesundes und langes Leben haben?

DIE NOVA-KLASSIFIKATION

Um das Jahr 2010 herum stellte eine Gruppe brasilianischer Wissenschaftlerinnen und Wissenschaftler ihr so einfaches wie praktikables System vor: die NOVA-Klassifikation. Damit werden Lebensmittel in vier Gruppen unterteilt – von frisch bzw. wenig verarbeitet bis stark verarbeitet. Das ist anders als alle bis dahin bekannten Systeme, die nur auf die Nährstoffe und Nährwerte (Kohlenhydrate inkl. Zucker, Fett, Eiweiß, Vitamine, Mineralstoffe, Kalorien, Salz) fokussiert sind, wie es beispielsweise beim Nutri-Score der Fall ist, der auf immer mehr Lebensmittel gedruckt wird. Mehr dazu und warum ich den Nutri-Score und den alleinigen Fokus auf die Nährwerte kritisch sehe, findest du im Kapitel *Der Nutri-Score – oder: Wie ein zuckerhaltiger Kinderjoghurt als gesund verkauft wird*.

Die offizielle Unterteilung der Lebensmittel nach der NOVA-Klassifikation zum Zeitpunkt des Kaufes:[5]

---

5   In Anlehnung an die Tabelle der Fachgesellschaft für Ernährungstherapie und Prävention e. V.:
    https://www.ernaehrungs-umschau.de/print-news/08-04-2020-4-stufen-system-fuer-lebensmittel-nach-dem-verarbeitungsgrad/

#N1 – frische Lebensmittel	#N2 – Zutaten, leicht verarbeitet
- erhitzt - fermentiert - frisch - gefroren - gepresst - getrocknet	- gemahlen - gepresst - getrocknet - raffiniert - zerkleinert
- gebacken - gegärt - gepökelt - geräuchert - konserviert	- industriell, meist mit Zusätzen hergestellt
#N3 – verarbeitete Lebensmittel	**#N4 – stark verarbeitete Lebensmittel**

Abbildung 1: Die offizielle Unterteilung der Lebensmittel nach der NOVA-Klassifikation zum Zeitpunkt des Kaufes

NOVA	Beispiele	Menge
#N1 – frische Lebensmittel	Gemüse, (Trocken-)Obst, Reis, Hülsenfrüchte, Pilze, Nüsse, Kräuter, Eier, Milch, Naturjoghurt, unverarbeiteter Fisch/Meeresfrüchte und unverarbeitetes Fleisch/Innereien, Mineral- und Leitungswasser, Tee und Kaffee, Pasta und Teigwaren, wenn sie frisch aus wenigen, einzelnen Zutaten ohne Zusatzstoffe hergestellt sind.	Hauptbestandteil der Nahrung
#N2 – Zutaten, leicht Verarbeitet	Salz, Honig, Zucker, Öle, Essig, Getreidestärke sowie Butter	Ergänzt die Hauptbestandteile der Nahrung
#N3 – verarbeitete Lebensmittel	Unverpacktes Brot und Brötchen vom Bäcker (ohne Zusatzstoffe), nicht frische Nudeln und andere Teigwaren, Konfitüren und Aufstriche, Konserven und Eingemachtes aller Art, Bier, Wein, Speisequark, Käse	In geringen Mengen als Beigabe zu einer Speise okay
#N4 – stark verarbeitete Lebensmittel	alle Fertigprodukte, Cerealien, Riegel, Fruchtjoghurt, Backwaren, Süßigkeiten, Wurst, Fischprodukte mit Zusätzen, Softdrinks, etc.	Bitte vermeiden. Ab und zu nur in geringen Mengen

Abbildung 2: Beispiele von Lebensmitteln in den NOVA-Klassen

Laut dem Forscherteam von Carlos Monteiro hat die Lebensmittelindustrie vor allem ein Ziel: Sie stellt stark verarbeitete Produkte her, damit niemand mehr selbst mit ursprünglichen Zutaten backt und kocht. Die Lebensmittelindustrie versucht, so die brasilianischen Wissenschaftlerinnen und Wissenschaftler, die Menschen umzugewöhnen, indem sie die Ernährung vermeintlich einfacher, schneller und preiswerter macht. Für jedes selbstgebackene bzw. -gekochte Produkt hat die Industrie inzwischen Alternativen. Das fängt beim Frühstück an – statt Haferflocken gibt es Cornflakes –, geht über das Mittagessen – die Tütensuppe im Topf angerührt oder die Tiefkühlpizza in den Ofen geschoben – bis zum Abendessen: der abgepackte Salat inklusive Dressing zum ebenfalls abgepackten Brot. Dazwischen gibt es Kekse und/oder Schokolade als Snack und Softgetränke.

Damit diese Produkte – ich finde, Lebensmittel kann man dazu nicht mehr sagen – gut aussehen und schmecken und lange haltbar sind, enthalten sie zahlreiche Zusatzstoffe. In der EU sind derzeit (2021) 316 Lebensmittelzusatzstoffe zugelassen. Das sind u. a.: Farbstoffe, Geschmacksverstärker, Stabilisatoren, Süßstoffe. Außerdem setzt die Lebensmittelindustrie Hilfsstoffe wie Enzyme ein, die gar nicht auf dem Etikett erscheinen, wenn sie im Endprodukt nicht mehr (oder nur in geringen Mengen) enthalten sind. All diese Stoffe verwendet niemand in der heimischen Küche. Mehr über die Lebensmittelindustrie liest du im Kapitel *Was ist eigentlich „die Lebensmittelindustrie"?*

Jede*r kann also schon allein an der Zutatenliste erkennen, dass es sich um ein hochverarbeitetes Produkt handelt, also um ein Produkt der NOVA-Klasse #4. Apropos Zutatenliste: Alle stark verarbeiteten Produkte benötigen eine Verpackung, damit sie im Supermarkt hübsch präsentiert werden können. Warum das alles andere als nachhaltig ist, erfährst du ebenfalls im Kapitel *Was ist eigentlich „die Lebensmittelindustrie"?*.

Eigentlich ist es ganz einfach: Wer sich gesund ernähren möchte, hat die freie Wahl und kann auf Produkte der NOVA-Klasse #4 (größtenteils) verzichten.[6]

Wie kam es zur Klassifizierung nach der Art der Verarbeitung? Die NOVA-Wissenschaftlerinnen und -Wissenschaftler haben mehrere Studien genauer untersucht und dabei festgestellt, dass in Brasilien der Fett- und Zuckerkonsum zwar rückläufig ist, und die Menschen dort trotzdem immer dicker werden. Diesem Rätsel sind sie nachgegangen. Die Lösung: In demselben Maß, wie das Körpergewicht der Brasilianer gestiegen ist, stieg auch ihr Einkommen – und mit steigendem Einkommen kaufen sie immer mehr Fertigprodukte, die ihnen die Supermärkte anbieten. Gleichzeitig kochen die Brasilianer immer weniger selbst mit frischen Lebensmitteln. Fertigprodukte wiederum haben meist eine höhere Kaloriendichte (also mehr Kalorien pro Gewicht) als frische Lebensmittel und enthalten zusätzlich oft Zucker oder Zuckeraustauschstoffe (etwa in Softdrinks) in unterschiedlicher und oft versteckter Form, was ebenfalls das Körpergewicht beeinflusst.

Diese Entwicklung – je höher das Einkommen, desto höher der Konsum von Fertigprodukten – zeigen auch Studien aus anderen Ländern, die sich das NOVA-Team näher angeschaut hat. Mit dem Ergebnis, dass die „westliche" Welt (noch) einen Vorsprung vor Brasilien hat. Statistisch gesehen verzehrt beispielsweise jeder US-Amerikaner 308 Kilogramm

---

6   Mir helfen übrigens auch die App und die Website (https://world-de.openfoodfacts.org) von Open Food Facts bei der Auswahl der Lebensmittel nach NOVA. Open Food Facts ist eine Non-Profit-Organisation. Eine internationale Community hilft dabei, Informationen und Daten zu Lebensmitteln zu erfassen.

an hochverarbeiteten Lebensmitteln pro Jahr. Gleichzeitig gelten die USA als das Land mit den meisten adipösen (fettleibigen) Menschen: Den Informationen in den offiziellen Ernährungsempfehlungen zufolge sind 74 Prozent der Erwachsenen und 40 Prozent der Kinder in den USA übergewichtig oder fettleibig.

Drei US-amerikanische Forscher fragen sich in ihrer Studie aus dem Jahr 2003: Warum werden die Amerikaner immer fettleibiger? („Why Have Americans Become More Obese?")[7] Einen Grund sehen sie darin, dass immer weniger Zeit für die Essenszubereitung verwendet wird: Zwischen 1965 und 1995 sank die Zeit, die verheiratete Frauen dafür aufwenden, zusammengenommen um 50 Prozent – von 58,3 auf 35,7 Minuten (berufstätig) bzw. von 94,2 auf 57,7 Minuten (nicht berufstätig). Bei den Singlefrauen sank die Zeit in dem Zeitraum um knapp 10 Minuten, von 38,1 auf 28,9 Minuten. Männer haben der Studie zufolge schon immer wenig Zeit für die Essenszubereitung aufgewendet – unabhängig von ihrem Arbeits- und Partnerstatus – wobei die dafür aufgewendete Zeit sogar gestiegen ist: Singlemänner standen im Jahr 1965 noch 13,6 Minuten am Herd, 1995 waren es 15,5 Minuten. Verheiratete Männer wandten im Jahr 1995 immerhin 13,2 Minuten fürs Kochen auf, 30 Jahre zuvor waren das nur 6,5 (mit einer nicht berufstätigen Ehefrau) bzw. 8,1 Minuten (mit einer berufstätigen Ehefrau) gewesen.

Der Zusammenhang zwischen der abnehmenden Zeit, die fürs Kochen aufgewendet wird, und dem zunehmenden Übergewicht der Bevölkerung ist auch für viele weitere Länder nachgewiesen.

---

7   Cutler, David, M., Edward L. Glaeser, and Jesse M. Shapiro. 2003. "Why Have Americans Become More Obese?" Journal of Economic Perspectives, 17 (3): 93-118. abrufbar unter https://pubs.aeaweb.org/doi/pdfplus/10.1257/089533003769204371

Zurück nach Brasilien. Die Idee des Teams von Carlos Monteiro an der Universität von São Paulo war und ist denkbar einfach: Wenn die Menschen wieder mehr frische Lebensmittel essen, nehmen sie weniger Kalorien zu sich. Außerdem weniger Zucker und Zusatzstoffe aller Art, von denen einige in Verdacht stehen, Übergewicht zu begünstigen. Mit ihrer NOVA-Klassifikation wollen Monteiro und Co. den Menschen ein einfaches System an die Hand geben, nach dem sie ihre Lebensmittel auswählen können – mit Erfolg: In Brasilien ist sie schon Teil der staatlichen Ernährungsempfehlungen.

Eine Metastudie[8] befasste sich mit fünf Studien aus vier Ländern (Brasilien, Guatemala, Spanien, Vereinigtes Königreich), die die möglichen Folgen des Verzehrs von stark verarbeiteten Lebensmitteln und Getränken nach der NOVA-Klassifikation #3 und/oder #4 untersuchte. Alle kamen zu demselben Ergebnis: Es gibt einen Zusammenhang zwischen Übergewicht bzw. Fettleibigkeit und diesen Produkten. Auch andere gesundheitliche Probleme wie Bluthochdruck und ein hoher Cholesterinspiegel wurden von den Probanden benannt.

Als Ursachen für das Übergewicht, das im Zentrum der Untersuchungen stand, wurde in den meisten Studien genannt:

- Stark verarbeitete Produkte enthalten mehr Salz, Zucker und Fett sowie mehr der ungesunden gesättigten Fettsäuren und gleichzeitig weniger der gesunden und sättigenden Ballaststoffe.
- Die Aufmachung der Verpackung und die Portionierung sind häufig so angelegt, dass (zu) viel davon verzehrt wird.

---

8   Quelle: Monteiro, C.A., Cannon, G., Lawrence, M., Costa Louzada, M.L. and Pereira Machado, P. 2019. Ultra-processed foods, diet quality, and health using the NOVA classification system. Rome, FAO. https://www.fao.org/3/ca5644en/ca5644en.pdf

- Diese Produkte gelten als sehr schmackhaft und sind daher beliebt bei vielen Konsumenten.
- Außerdem sättigen sie häufig weniger und treiben den Blutzuckerspiegel in die Höhe.
- Sie verändern das Essverhalten – sozusagen weg von Herd und Esstisch, hin zum Essen zwischendurch und nebenher. Das führt wiederum dazu, dass mehr gegessen wird, als gesund wäre, da das Sättigungsgefühl überhaupt nicht oder erst zu spät wahrgenommen wird.
- Geschicktes Marketing tut sein Übriges, damit die Konsumenten gerne zugreifen.

Die Metastudie stellt auch fest, dass es bislang erst wenige Untersuchungen dieser Art gibt, die den Verarbeitungsgrad von Lebensmitteln und Getränken im Fokus haben. Die meisten Studien beschränken sich rein auf den Nährwert der Lebensmittel.

In einem Bericht aus dem Jahr 2019 stellte das Forscherteam das NOVA-Konzept der Ernährungs- und Landwirtschaftsorganisation der Vereinten Nationen (FAO) in Rom vor. In einigen weiteren Studien in Europa, an denen auch Carlos A. Monteiro mitwirkte, wurde die Botschaft der NOVA-Klassifikation bestätigt: Je unverarbeiteter, desto gesünder sind die Lebensmittel.

Ich finde es erstaunlich, dass diese Erkenntnisse noch nicht wirklich in die Ernährungsempfehlungen in Deutschland übergegangen sind. Die bei uns federführende Deutsche Gesellschaft für Ernährung (DGE) spricht etwa in ihren „10 Regeln"[9] von einer vollwertigen Ernährung. Davon, dass frisch gekochte Gerichte empfehlenswerter sind als verarbeitete

---

9   https://www.dge.de/ernaehrungspraxis/vollwertige-ernaehrung/10-regeln-der-dge/

Produkte, ist höchstens zwischen den Zeilen die Rede. Dabei ist das Konzept, „echtes" Essen zu essen, an sich auch gar nicht so neu. Es spiegelt sich in vielen Ernährungstrends der letzten Jahre wider, etwa Clean Eating oder Paleo.

Natürlich ist das NOVA-System nicht vollkommen (wer oder was ist das schon?): Die Einfachheit dieses Systems birgt auch seine Nachteile. Bei Milch und Brot beispielsweise wird kein Unterschied in Sachen Verarbeitungsgrad gemacht. Beim Brot mag das daran liegen, dass es in Brasilien, wo NOVA herkommt, keine Tausende Brotsorten gibt wie in Deutschland. Und vielleicht ebenso wenig ein Nebeneinander von (mehr oder weniger traditionellen) Bäckereien, Industriebäckereien und Back-Discountern. Und auch bei der Milch gibt es viele verschiedene Verarbeitungsgrade (pasteurisiert, homogenisiert, ultrahocherhitzt, um nur ein paar zu nennen) – möglicherweise ist das in Brasilien ebenfalls anders.

Aus diesem Grund haben wir im VikAlex®-Score hier und da Anpassungen vorgenommen, da uns die Klassifikation, wie sie uns bei Open Food Facts angezeigt wird, unlogisch erscheint. Etwa bei unserer Gemüsebrühe, die dort als NOVA #3 gelistet ist, obwohl in ihr ausschließlich getrocknetes und gemahlenes Gemüse enthalten ist – keine Zusatzstoffe wie Geschmacksverstärker oder Hefe, die ebenfalls als Geschmacksverstärker eingesetzt wird, und auch kein Zucker. Für uns ist sie ganz klar NOVA #2. Gleichzeitig machen wir einen Unterschied bei den Mehlen, die alle offiziell NOVA #1 sind: Nur selbstgemahlene Mehle zählen bei uns als #1, alle gekauften Mehle sind #2 – Wobei es sicherlich auch möglich ist, die gekauften Vollkornmehle wegen des geringeren Verarbeitungsgrads als #2 zu werten und die anderen Mehle als #3.

Selbstgemacht ist natürlich immer am besten – oder wir schauen uns nach anderen Quellen als den Supermarkt um. Trotzdem lohnt sich manchmal ein zweiter Blick auf die Zutatenliste: Beim Paniermehl (NOVA #3) enthält die preiswerte Marke aus dem Supermarkt nur die drei Zutaten Weizenmehl, Speisesalz und Hefe, was auf meine Nachfrage bestätigt worden ist. Demgegenüber liest sich die Zutatenliste des Paniermehls vom Bäcker wie ein Laborprodukt: „Weizenmehl, Wasser, Backmittel (Zucker, Weizenmehl, Gerstenmalzextrakt (Gerstenmalz, Wasser), Traubenzucker, Weizenkleber, Hefe, Sonnenblumenöl, Salz". Es sind außerdem drei Zuckerarten (Gerstenmalz, Traubenzucker, Zucker) aufgeführt. Deshalb (und weil wir nicht Unmengen an Paniermehl verwenden) bevorzugen wir hier ausnahmsweise das Produkt aus dem Supermarkt.

Wie bereits erwähnt unterscheidet NOVA leider auch nicht zwischen den unterschiedlichen Brotsorten. Meiner Meinung nach sind industriell hergestelltes Brot und industriell hergestellte Brötchen richtigerweise eher dem NOVA-Score #4 (stark verarbeitete Lebensmittel bzw. industriell, meist mit Zusätzen hergestellt) zuzuordnen, auch wenn dieses bei Open Food Facts schon mal bessere Scores erhält. Bei den anderen Broten kommt es darauf an, ob und welche Zusatz- und Hilfsstoffe verwendet werden – und das ist gar nicht immer so einfach herauszufinden (siehe das Kapitel Zusatzstoffe und Hilfsstoffe: Rieselhilfen & Co.)

Im Klartext: Für uns gibt es nicht immer nur schwarz und weiß. Was für uns viel mehr zählt, ist, dass das Konzept leicht verständlich und anwendbar ist.

Trotz dieser und weiterer kleinen Abstriche: Ich bin sehr froh, durch das Buch „Die Ernährungslüge" von Hans-Ulrich Grimm auf NOVA gestoßen zu sein. Es hat meine Familie und mich dazu inspiriert, vieles auszuprobieren und NOVA nach und nach in unseren Alltag zu integrieren. Dabei ist unsere VikAlex® Back- und Kochbuchserie entstanden, die sich prinzipiell mit VAS am NOVA-Konzept orientiert und dieses Buch ergänzt. Das erste Buch wird planmäßig im Jahr 2022 erscheinen. Neben den üblichen Rezepten bieten unsere Back- und Kochbücher eine tabellarische Übersicht zu jeder Kategorie, in der die Kennzahlen zu Portionsgrößen und -preisen verglichen werden können.[10] Und durch das praktische A-5-Format mit Spiralbindung hast du die Möglichkeit, dein Buch überallhin mitzunehmen und nach Herzenslust deine persönlichen Ergänzungen zu den Rezepten und Informationen hineinzuschreiben, sodass unsere Back- und Kochbücher das Potenzial haben, deine ganz eigenen zu werden. Fühl dich frei, und nutze sie als Grundstein für deine individuellen Rezepte!

Uns hat diese so einfache wie geniale Klassifikation viel Freude in unsere Küche gebracht! Das echte Essen ist nicht nur leckerer, wir vertragen es auch besser. Und Hochverarbeitetes können wir gar nicht mehr ohne „Nebenwirkungen" zu uns nehmen, ob wir nun zum Essen eingeladen sind und dort Industrienahrung bekommen oder wie in der Episode im Krankenhaus nach der Geburt unseres zweiten Sohnes. Und vor allem habe ich das gute Gefühl, dass meine Söhne lernen und erfahren, was gute Ernährung ist, die ihnen ein möglichst gesundes und langes Leben ermöglicht.

---

10 Auf unserer Webpage https://vikalex.life/ findest du dann zu den meisten Rezepten den kompletten Vergleich zwischen dem Selbstgebackenen bzw. -gekochten und (nach Möglichkeit) einem konkreten Industrieprodukt. Außerdem Darstellungen über die Inhaltsstoffe (nicht die Nährstoffe, wohlgemerkt. Warum ich das so hervorhebe, hast du im Kapitel *Die NOVA-Klassifikation* erfahren). Diese Angaben zeigen dir also nicht nur anhand der Inhaltsstoffe auf, warum es viel gesünder und günstiger ist, selbst in der Küche aktiv zu werden!

Das NOVA-Konzept kennt keine Verbote. Es deutet lediglich darauf hin, was gesund ist. Wir haben uns auf diese neue Erfahrung eingelassen und inzwischen gar keine Lust mehr, das „Falsche", also Ungesunde, zu essen. Warum auch? Es schmeckt uns inzwischen einfach nicht mehr. Versteh mich nicht falsch: Wir sind keine Hardcoreökos, wir haben lediglich verstanden, was für uns gut ist und was nicht. Weiter ist uns klar geworden, dass die Themen Ernährung, Ökologie, Gesundheit und Erziehung eng zusammenhängen: Es fängt alles bei der Nahrung an. Eine weitere Verbindung ist der wirtschaftliche Aspekt, auf den ich in diesem Buch ebenfalls eingehen werde – denn der ist für mich als Controller und Zahlenjongleur ebenfalls wichtig.

Kommen wir nun zum Konkreten: Wie genau setzen wir die NOVA-Klassifikation im Alltag um? Ganz einfach, indem wir darauf achten, dass der größte Teil unserer Ernährung aus den ersten beiden Kategorien stammt. Lebensmittel der Kategorien #3 und insbesondere #4 haben wir zunehmend reduziert. Natürlich gönnen wir uns auch mal was Süßes. Doch statt der Kekse aus dem Supermarkt gibt es bei uns viel Selbstgebackenes – unsere Kuchen und vor allem unsere Haferkekse sind inzwischen auch in unserem Freundeskreis bekannt und beliebt. Denn sie schmecken viel besser als die Kekse aus der Verpackung.

Beim Kochen setzen wir meistens auf einfache Rezepte, die schnell zubereitet sind. Inzwischen haben wir aus der eigenen Erfahrung gelernt: Selbstkochen dauert gar nicht lange! So gibt es ein- bis zweimal die Woche Suppe aus frischen Zutaten. Dazu braucht es nicht viel: Gemüse (das, was gerade da ist – auch wunderbar, um Lebensmittelverschwendung zu vermeiden!) und andere Zutaten schneiden und zusammen köcheln lassen, bis eine leckere Suppe entstanden ist. Spezielle Kochkünste oder aufwendige Vorbereitung sind dafür nicht nötig.

Kochen beginnt schon beim Einkauf. Inzwischen kaufen wir viel von regionalen Erzeugern der Umgebung – vom Fleischer über den Geflügelhof bis zum Kartoffelbauern, entweder direkt oder in unserem Supermarkt, der glücklicherweise viele Waren von Landwirten aus der Umgebung anbietet. Deren Ware ist zwar preisintensiver als das, was in den Supermarktregalen steht, doch dafür sind die Produkte hochwertiger, nachhaltiger, unterstützen die regionale Wirtschaft und machen eher satt. Vom selbstgebackenen Brot etwa brauchen wir viel weniger, da relativiert sich der Mehrpreis beim Mehl. Mehr zum ökonomischen Aspekt findest du im Kapitel *In der Praxis angepasst: von NOVA zu VAS*.

Das NOVA-Konzept ganz praktisch

Wir haben also verstanden, dass industriell hergestellte Lebensmittel mit ihren ganzen Zusatzstoffen, Zuckern etc. ungesund sind, wobei uns die NOVA-Klassifikation ein einfaches System gibt, an dem wir uns bei der Auswahl der Lebensmittel orientieren können. Wir achten darauf, dass NOVA-Score #4 nur selten dabei ist, und kochen am liebsten einfache Gerichte aus einzelnen und frischen Zutaten.

Wie bereits erwähnt gibt es bei uns mindestens einmal pro Woche eine Suppe oder einen Eintopf – aus Zutaten, die gerade da sind. Pasta- und Pizzaspeisen stehen neben Gerichten mit Kartoffeln als Hauptspeise oder Sättigungsbeilage ebenfalls hoch im Kurs. Pasta kaufen wir bei einer regionalen Nudelmanufaktur bzw. bei einem italischen Großhandel, weil sie einfach besser schmeckt als das, was man normalerweise im Supermarkt bekommt. Die Tomatensoße für Pasta und Pizza machen wir immer selbst aus frischen Roma-Tomaten, die sind geschmacksintensiver und nicht so wässrig wie Rispentomaten.

Pizzateig stellen wir ebenfalls selbst her, nach einem italienischen Rezept. Außerdem nehmen wir echten italienischen Büffelmozzarella und echten italienischen Hartkäse (Parmigiano Reggiano mit einer Reifezeit von 30 Monaten), den wir frisch reiben. Beide Käsesorten tragen die geschützte Herkunftsbezeichnung DOP[11]. Aufgrund der Situation, dass es beim Käse eine breite Spannweite gibt, von traditionell hergestelltem Käse[12], der sogar geschützt ist bis zum Käse aus mikrobiellem Lab, stellen wir das Scoring bei VAS beim Käse ähnlich wie beim Brot gestuft dar. Wir haben den Geschmackstest gemacht. Das Ergebnis? Den Unterschied zwischen Käse mit geschützter Herkunftsbezeichnung und anderen Käsesorten, die billiger sind, schmecken wir ganz deutlich heraus.

Es ist gar nicht so schwer, überwiegend mit dem Score NOVA #1 und #2 zu kochen. Das Wichtigste ist dabei, das Konzept verstanden zu haben – ein starres Konzept mit strengen Vorgaben würde wieder komplexer und somit komplizierter, und genau das wollen wir nicht. Dazu ein Beispiel: Angenommen, du kochst jeden Tag frisch mit den besten regionalen Zutaten, also NOVA #2 und hast eine besondere Vorliebe für Schinken. Deshalb enthält jedes deiner Gericht Schinken(würfel) – beispielsweise Bratkartoffeln, Spaghetti Carbonara, Strammer Max, etc. Wegen des Schinkens hätten diese Gerichte dann in einen schlechteren Score (mindestens NOVA #3 oder #4 – je nach Schinken). Trotzdem sind diese frisch gekochten Gerichte mit natürlichen Zutaten immer noch gesünder als abgepackte Fertiggerichte oder Soßen aus der Tüte. Du siehst: Eine Richtlinie kann zwar helfen, in der Praxis geht es genauso oft auch ohne bzw. weniger streng.

---

11 https://okäse.de/pages/geschuetzte-ursprungsbezeichnung-aop-dop
12 https://das-kaeseportal.de/kaese-geschuetzte-ursprungsbezeichnung-g-u-aoc-aop-register-a-z/

Frühstück

Auf dem Frühstückstisch stehen bei uns normalerweise Naturjoghurt, selbstgemachtes Nussmüsli, Haferflocken und Obst. Für unsere Kinder gibt es Cerealien – nicht irgendwelche, sondern welche, die nur wenige Zutaten und damit sogar den offiziellen NOVA-Score #1 haben. Wenn du die Grafik vom Anfang des Kapitels vor Augen hast, weißt du, wie schwierig es ist, #1 zu bekommen.

Snacks

Wenn der Magen zwischendurch knurrt, essen wir Nüsse, Obst und Gemüse – am liebsten Gurke, Paprika, Apfel, Banane und Birne. Je nach Saison kommen Beeren, Pfirsiche, Melone etc. dazu.

Außerdem backen wir Brot und Süßes, also Kuchen oder Kekse. Das selbstgebackene Brot bleibt bei uns bis zu drei Tage lang an der Luft frisch – ganz ohne Konservierungsstoffe, die im abgepackten Brot enthalten sein dürfen. Zudem macht es schneller satt als die Industrieprodukte. Mehr dazu im nächsten Kapitel.

IN DER PRAXIS ANGEPASST: VON NOVA ZU VAS

Nachdem wir uns einige Zeit mit NOVA und gesunder Ernährung allgemein beschäftigt haben, fiel uns auf, dass NOVA an einigen Stellen nicht besonders praktisch und manchmal auch nicht ganz logisch ist – wie die Drei-Zutaten-Regel: Besteht ein Lebensmittel, zum Beispiel Gemüsebrühe, aus mehr als drei bis vier Zutaten, gilt es eigentlich bereits als verarbeitet und gehört somit zu Nova #3. Ein weiterer schwacher Punkt: NOVA zeigt nur die einzelnen Zutaten zum Zeitpunkt des Einkaufs auf – ein fertiges Gericht kann NOVA also nicht bewerten. (Im Laufe dieses Buchs werden wir uns noch mit weiteren Ungereimtheiten auseinandersetzen.)

Also haben wir unsere Erfahrung in der Praxis und unser Wissen über gesunde Ernährung miteinander vereint und unser eigenes Scoring entwickelt: den VA-Score (VAS), benannt nach VikAlex®, was uns, Viki und Alex, beschreibt. VAS ist die Grundlage für all unsere Back- und Kochbücher. Also: Wenn wir im Folgenden von unserer NOVA-orientierten Ernährungsweise schreiben, ist damit der VA-Score gemeint.

Im Wesentlichen geht es bei unserer Weiterentwicklung des NOVA-Score darum, dass wir den Anteil von *zugesetztem* Zucker berücksichtigen. Wir konzentrieren uns dabei bewusst ausschließlich auf den zugesetzten Zucker, da nach dem NOVA-Konzept der natürlicherweise in Obst und Gemüse enthaltene Zucker (meistens Fruchtzucker bzw. Fruktose) vollkommen unbedenklich ist. Wer sich naturnah ernährt, nimmt sich nicht mehr, als sein Körper braucht – das gilt insbesondere auch für die Süße. Außerdem ist der zugesetzte Zucker der einzige Zucker, dessen Gehalt tatsächlich messbar ist. Warum? Jede Frucht hat einen anderen Ursprung und Reifegrad, wodurch der Fruchtzuckergehalt nicht ganz genau bestimmt werden kann. Andere Ernährungskonzepte und industrielle Angaben nutzen angeblich statistische Werte.

Bei manchen Lebensmitteln wie Brot und den unterschiedlichen Milchsorten haben wir zudem deutliche Unterscheidungen getroffen.

Worauf kommt es bei der Ernährung nach VAS noch an?

- **Qualitativ hochwertig** – wobei wir vor allem Wert auf **Regionalität** (Obst und Gemüse, Milchprodukte und Getreide aus der eigenen Region, und sind natürlich ohne Zusätze) und **Originalität** (importiere Originale haben Vorrang vor den industriell nachgemachten Produkten: zum Beispiel Büffelmozzarella, Hartkäse, Pasta und Olivenöl) legen

- **Naturnah** (ohne Zusatzstoffe – Bioprodukte werden nur favorisiert, wenn sie im Vergleich zum konventionellen Produkt ohne Zusatzstoffe sind, wie zum Beispiel frische Schlagsahne)

- **Zuckerreduziert** (bezogen auf zugesetzten Zucker)

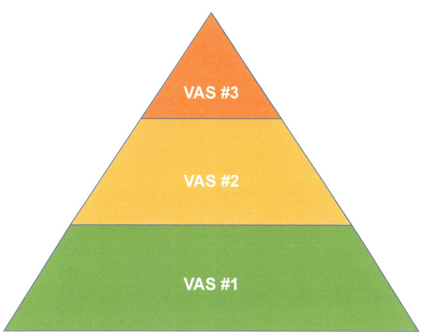

Abbildung 3: Die VAS-Pyramide

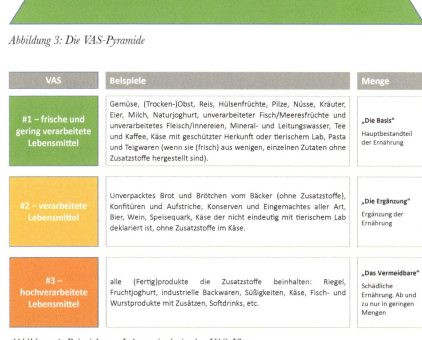

Abbildung 4: Beispiele von Lebensmitteln in den VAS-Klassen

Kaufst du noch, oder kochst du schon?

Ein weiterer Vorteil der naturnahen Ernährung: Sie macht bewusst, dass die Zubereitung der Speisen nicht am Kochtopf bzw. Backofen beginnt. Dadurch, dass die Lebensmittel nach ihrer Verarbeitungsart zum Zeitpunkt des Einkaufs klassifiziert sind, wird klar, dass jeder von uns seine Entscheidungen für seine Art der Ernährung hier trifft: im Supermarkt, auf dem Wochenmarkt oder direkt beim Landwirt.

Wir haben über die Jahre unsere Einkäufe optimiert und sind nun zufrieden mit unseren Einkaufsroutinen.

Falls du also die Entscheidung für dich triffst, dass du dich gesünder ernähren möchtest, erhältst du in diesem Kapitel handfeste Tipps. Fühle dich frei, diese abzuwandeln, wie es für dich passt.

Die Basis für den Einkauf: das Haushaltsbuch

„Über Geld spricht man nicht." Dieser Satz scheint vor allem in Deutschland fest in vielen Köpfen verankert zu sein. „Geld hat man", und wenn nicht, spricht man erst recht nicht darüber. So viele negative Gefühle wie Scham und unterschiedliche Ängste bis hin zu einem regelrechten Mangelbewusstsein sind mit dem Thema Geld verbunden, einem Thema, das hierzulande so sensibel ist, dass es sogar Arbeitgeber gibt, die fordern, dass ihre Mitarbeitenden über ihr Gehalt bzw. ihren Lohn Stillschweigen bewahren!

Als wir mit Bekannten und anderen Familien völlig wertungsfrei über das Thema Haushaltsbuch sprechen wollten, machten wir die Erfahrung, dass einige sich regelrecht vorgeführt fühlten. Nicht alle wussten, wohin ihr Geld fließt. Mit anderen, die bewusster haushalten, konnte wir Gespräche auf Augenhöhe führen, auch wenn diese nicht ganz so detailliert waren wie unser Haushaltsbuch.

Ich finde das sehr schade. Geld ist doch nichts Schlechtes, Anrüchiges, Negatives. Sondern im Grunde erst einmal ein Tauschmittel, auf das sich die Menschen vor längerer Zeit geeinigt haben. Nicht mehr und nicht weniger. Eine Bedeutung bekommt dieses Tauschmittel erst durch uns, durch unsere Bewertung und die damit verbundenen Gefühle.

Dabei könnten wir so viel voneinander lernen. Schließlich hat jeder Erfahrungen damit – ob gute oder schlechte spielt erst mal keine Rolle. Wir brauchen Geld also nicht als Tabu anzusehen, sondern könnten uns beim Austausch darüber gegenseitig unterstützen. Es wäre ja auch möglich, Anteile zu nennen statt absolute Zahlen. Zum Beispiel: Wie viel Prozent des verfügbaren Einkommens gibst du im Monat für Lebensmittel aus – und darauf aufbauend: Für welche „Lebensmittel" gibst du das *meiste* Geld aus? Bei uns sind es etwa 15 Prozent.

Ein Haushaltsbuch ist zudem sinnvoll, um sich bewusst zu machen, wie viel des Geldes in welche Ausgaben fließen. Im nächsten Schritt kann dann ggf. optimiert werden. Doch dafür braucht es erst einmal die grundlegenden Zahlen. Hast du mal geprüft, wie viel Geld bzw. Prozent du monatlich für Lebensmittel ausgibst? Weißt du, welche Produktkategorie bzw. welche konkreten Produkte du am häufigsten im Supermarkt kaufst, wie viel diese kosten und was darin alles enthalten ist?

Wenn es in deinem Umfeld nicht möglich ist, deine Ausgaben mit denen von anderen zu vergleichen, kannst du das auch ganz einfach online auf einem Portal der Sparkasse[13] machen. So ein Vergleich kann dazu dienen, dir bewusst zu werden, wo du wie viel Geld ausgibst, und

---

13   https://referenzbudgets.beratungsdienst-guh.de

dich gleichzeitig auch dazu anspornen, Optimierungen vorzunehmen. Denn wenn andere das schaffen, kannst du das auch! Eine der zentralen Fragen bei einem Vergleich ist: „Warum hat xy nur Kosten in Höhe von abc - wie macht xy das?"

Ich war schon früh gezwungen, mit wenig Geld über die Runden zu kommen – das ist vielleicht einer der Gründe, warum ich seit vielen Jahren ein Haushaltsbuch führe, in das ich sämtliche Einnahmen und Ausgaben detailliert eintrage. Also auch die Kosten für Lebensmittel und alle anderen Ausgaben – also Energie, Mobilität, Haushalt etc. Das ist für mich der erste Schritt, mir über das Geld bewusst zu werden. Genauer gesagt: wie viel Geld überhaupt da ist und wohin es fließt. Klar ist es erst einmal ein Aufwand, jeden Kassenzettel in das Buch bzw. die Excel-Liste einzutragen. Doch mit der Zeit wird das zur Routine. Es ist natürlich auch möglich, alle Lebensmittel zusammenzufassen und unter dem Punkt „Lebensmittel" einzutragen, so habe ich auch angefangen. Irgendwann wurde ich neugierig, was genau wie viel kostet, und bin weiter ins Detail gegangen. Ein Haushaltsbuch ist nur sinnvoll, wenn ein spezifischer Mehrwert erkannt wird – wenn der Antrieb also nur von außen kommt, wird es keinen Mehrwert für dich bieten. Nur wenn der Antrieb von innen kommt, also intrinsisch ist, dann funktioniert es.

Der nächste Schritt – die Auswertung und davon abgeleitet die Optimierung – geht mit etwas Übung ebenfalls immer schneller. Und sobald die größten Mengen- und/oder Kostentreiber gefunden sind, ist er auch gar nicht mehr so oft nötig.

Über die Jahre habe ich mein mit Excel geführtes Haushaltsbuch optimiert und habe heute die Übersicht, wie viel Geld wir wofür zur Verfügung haben. Außerdem hat mir das Haushaltsbuch dabei geholfen, gerade bei den Lebensmitteln die Kostentreiber zu finden und zu eliminieren. Gleichzeitig ging damit der Wandel zur gesünderen Ernährung nach dem modifizierten NOVA-Konzept einher – so konnte ich die Frage klären, ob es möglich ist, mit dieser Ernährungsweise Geld zu sparen.

So viel sparen wir – Beispiel Brot

Noch vor etwa zwei Jahren haben wir als dreiköpfige Familie pro Mahlzeit im Durchschnitt etwa 500 Gramm Brot gegessen, das wir im Supermarkt oder beim Bäcker gekauft haben. Das waren vor 2021 inklusive Belag (Aufschnitt) im Durchschnitt ca. 3,30 Euro pro Mahlzeit plus Gemüse, das im Preis schwankt. Heute backen wir selbst – bestes Sauerteigbrot – und brauchen pro Mahlzeit zu dritt mit dem inzwischen sechsjährigen Ben zusammen nur noch etwa 300 Gramm Brot. Das selbstgebackene Brot macht einfach schneller satt. Dabei sparen wir nicht nur an den Kosten für das Brot, sondern auch für Streichfett, Belag und Gemüse. Das selbstgebackene Brot inklusive hochwertigem Belag, etwa Butter und Käse aus der regionalen Molkerei, kostet im Jahr 2021 gerade mal 1,25 Euro pro Mahlzeit. Und das, obwohl wir meistens höherwertiges Weizen-, Roggen- und Dinkelmehl aus der regionalen Mühle nehmen. Für weniger Brot brauchen wir natürlich auch weniger Gemüse, das bei uns zusätzlich zum Belag häufig auf die Brotscheiben kommt.

Fürs Brotbacken haben wir uns eine Küchenmaschine angeschafft. Sie hat – mit allen Extras und bewusst ohne Kochfunktion – knapp 700 Euro gekostet. Bei dieser Einsparung hat sie sich definitiv schon bezahlt gemacht. Berechnung ohne Stromkosten: 3,30 Euro je Mahlzeit vor 2021 abzüglich 1,25 Euro je Mahlzeit in 2021 = ca. 2 Euro Kostenreduktion je Mahlzeit. 700 Euro Investitionskosten für die Küchenmaschine geteilt durch 2 Euro Kostenersparnis = 350 Mahlzeiten. Das Jahr hat etwa 360 Tage, das bedeutet, dass die Küchenmaschine sich bereits nach dem ersten Anschaffungsjahr bezahlt gemacht haben kann – inklusive der zusätzlichen Stromkosten ist davon auszugehen, dass die Amortisierung weniger als zwei Jahre, also noch vor Ablauf der gesetzlichen Gewährleistungspflicht des Herstellers dauert.

Zuvor haben wir das Brot mit einer Falttechnik geknetet und gebacken, was auch gut funktionierte. Bei angesetzten zusätzlichen Energiekosten fürs Selbstbacken von 1 Euro Tag und vier Backtagen in der Woche kommen wir auf Mehrkosten von 208 Euro im Jahr. Damit sind wir immer noch günstiger unterwegs, essen gesünder, kaufen regional ein und stärken so die regionale Wirtschaft. Selbst bei 2 Euro je Backtag wären wir immer noch günstiger unterwegs.

Da ich nun schon über viele Jahre ein Bewusstsein und Wissen über meine Ausgaben habe, kann ich sagen: Wer überwiegend frische Zutaten einkauft und Cashback-Programme nutzt, kann ungefähr 20 Prozent, davon 5 Prozent Coupons und Prämienprogramm, einsparen. Doch wir konnten nicht nur die Ausgaben im Verhältnis zu den Vorjahren reduzieren. Anhand des Haushaltsbuchs konnte ich feststellen, dass wir bei allen Ausgaben für Lebensmittel normalerweise eine jährliche Preissteigerung von etwa 15 Prozent haben. Wenn wir diese als weitere Ersparnis nehmen, dann liegen wir sogar bei 35 Prozent Kostenreduktion. Natürlich ist jeder Haushalt anders, mit unterschiedlichen Gewohnheiten und Vorlieben, ganz besonders bei Lebensmitteln, und der Stand der naturnahen Ernährung kann individuell variieren. Daher sind diese Zahlen nicht 1:1 übertragbar.

Tabelle der anteiligen Lebensmittelausgaben nach Kategorien und Einsparungen

Die Tabelle zeigt einen Ausschnitt aus unserem Haushaltsbuch, beginnend mit dem Jahr 2017, also dem ersten vollen Jahr, seitdem wir Eltern geworden sind. Sie zeigt nach Kategorien unterteilt, welche Lebensmittel wir gekauft haben – nach prozentualer Verteilung und nach den konkreten Kosten in Euro je Kategorie. Das Minus vor den Zahlen bedeutet, dass dies Ausgaben waren. 2021 ist das erste komplette Jahr, das unsere Umstellung auf naturnahe Ernährung zeigt (und in dem auch die Ernte sowie die vollständigen Kosten von unserem selbst angebauten Obst und Gemüse enthalten sind). Gleichzeitig sind die Veränderungen dort am größten.

Kategorie	Verteilung (%)					Entwicklung (€)				
	2017	2018	2019	2020	2021	2017	2018	2019	2020	2021
Aufschnitt	16,12 %	16,49 %	14,90 %	12,36 %	9,16 %	-876 €	-1.048 €	-1.113 €	-1.028 €	-615 €
Backwaren	14,36 %	13,73 %	13,02 %	11,49 %	1,98 %	-780 €	-873 €	-972 €	-955 €	-127 €
Backzutaten	0,28 %	0,42 %	0,44 %	0,55 %	5,41 %	-15 €	-27 €	-33 €	-45 €	-385 €
Brotaufstrich	0,56 %	0,58 %	0,36 %	0,91 %	1,64 %	-30 €	-37 €	-27 €	-76 €	-119 €
Cerealien	0,88 %	0,82 %	1,16 %	1,94 %	2,53 %	-48 €	-52 €	-86 €	-161 €	-182 €
Eier	0,60 %	0,75 %	1,82 %	2,50 %	3,60 %	-33 €	-48 €	-136 €	-208 €	-268 €
Fertiggericht	6,39 %	2,03 %	1,77 %	1,71 %	0,86 %	-347 €	-129 €	-132 €	-142 €	-60 €
Fleisch	14,20 %	12,57 %	9,92 %	12,25 %	12,34 %	-772 €	-799 €	-741 €	-1.019 €	-804 €
Getränke	13,22 %	13,40 %	12,45 %	12,42 %	9,78 %	-719 €	-852 €	-930 €	-1.033 €	-644 €
Gewürze	0,55 %	1,97 %	0,77 %	1,19 %	1,86 %	-30 €	-125 €	-57 €	-99 €	-124 €
Milchprodukt	1,92 %	1,90 %	2,20 %	2,54 %	6,52 %	-104 €	-121 €	-164 €	-212 €	-454 €
Nudeln/Pasta	0,52 %	0,22 %	1,62 %	1,20 %	1,14 %	-28 €	-14 €	-121 €	-100 €	-85 €
Nüsse	0,00 %	0,00 %	1,10 %	1,99 %	4,53 %			-82 €	-166 €	-327 €
Obst & Gemüse	10,86 %	12,71 %	16,24 %	21,08 %	25,67 %	-590 €	-808 €	-1.213 €	-1.753 €	-1.771 €
Öle/Fette	2,24 %	2,22 %	2,32 %	3,42 %	4,01 %	-121 €	-141 €	-174 €	-284 €	-282 €
Reis	0,08 %	0,06 %	0,03 %	0,31 %	0,32 %	-4 €	-4 €	-2 €	-26 €	-24 €
Rest/Sonstiges	3,58 %	3,30 %	4,61 %	1,54 %	1,24 %	-195 €	-210 €	-345 €	-128 €	-64 €
Soße	1,06 %	1,12 %	0,89 %	0,99 %	0,33 %	-58 €	-71 €	-66 €	-82 €	-23 €
Süßes	12,58 %	15,73 %	14,38 %	9,62 %	7,07 %	-684 €	-1.000 €	-1.074 €	-800 €	-332 €
Σ	100,00 %	100,00 %	100,00 %	100,00 %	100,00 %	-5.436 €	-6.360 €	-7.468 €	-8.318 €	-6.689 €

Abbildung 5: Auswertung Haushaltsbuch

Welche Schlussfolgerungen ziehe ich aus dieser Tabelle?

- Backwaren beinhalten beim Bäcker und im Supermarkt gekaufte Brote und Brötchen. Die jährlichen Kostensteigerungen konnten wir im Jahr 2021 durch das Selberbacken (Kategorie Backzutaten) deutlich von zuletzt 955 Euro auf 127 Euro senken.

- Zu den Backzutaten gehört alles, was wir zum Backen brauchen – also insbesondere Backtriebmittel, Mehl und Zucker. Ihr Anteil an den Gesamtausgaben ist in den vergangenen fünf Jahren von 0,28 auf 5,41 Prozent gestiegen; im Jahr 2021 haben wir 385 Euro dafür ausgegeben. Das hat damit zu tun, dass wir unser Brot selbst backen, plus Kekse und Kuchen.

- Die Kategorien Aufschnitt, Backwaren, Backzutaten, Brotaufstrich und Süßes können wegen ihrer Nähe – Backzutaten beinhaltet neben den Zutaten für Brot und Brötchen auch die Zutaten für Kekse und Kuchen, also unsere „Süßigkeiten" – zusammen betrachtet werden. Unter dem Strich konnten wir die Kosten von ca. 2.904 Euro im Jahr 2020 auf 1.578 Euro im Jahr 2021 um fast 50 Prozent reduzieren. Nur durch das Selberbacken macht das eine tägliche Ersparnis von etwa 4 Euro aus! Und das, obwohl wir die höherwertigen und somit preisintensiveren Zutaten kaufen und wir im Jahr 2021 für die Back- und Kochbuchserie mehr als üblich gebacken und gekocht haben. Außerdem war die Mehrwertsteuer im zweiten Halbjahr 2020 wegen Corona um 2 bzw. 3 Prozentpunkte niedriger, was die Einsparung im Jahr 2021 umso größer macht. Unsere Strom- und Wasserkosten sind dabei im Jahr

2021 verglichen mit dem weniger koch- und backintensiven Vorjahr nur um 120 Euro gestiegen.

- Unter „Süßes" fallen gekaufte Süßigkeiten und Snacks der Lebensmittelindustrie, also klassische Schokolade, Chips etc. Wir verzichten nicht komplett darauf, sondern sorgen durch das Selberbacken (ebenfalls in den Backzutaten beinhaltet) dafür, diese Ausgaben im Blick zu behalten – mit einer Senkung der Ausgaben um 800 Euro auf derzeit 332 Euro sind wir mit der Entwicklung zufrieden.

- Die Kosten für die Cerealien, also unser gewöhnliches Frühstück, sind gestiegen. Das liegt daran, dass wir hier deutlich höherpreisiger unterwegs sind. Reichte nur für uns zwei Erwachsene früher noch ab und zu eine kleine Portion Cornflakes, Haferflocken oder Müsli, achten wir heute darauf, alle zu frühstücken. Nach langem Suchen nach einem guten und gesunden Frühstück sind wir auf die recht kostenintensiven Frühstücksflocken für unsere Söhne gekommen.

- Unser Eierkonsum und die Kosten dafür sind prozentual gestiegen. Das hat zwei Gründe: Zum einen verbrauchen wir mehr Eier, vor allem, weil wir mehr backen. Zum anderen sind unsere Eier aus der eigenen Region und von dementsprechend hoher Qualität.

- Fertigprodukte und Soßen sind industriell hergestellte Waren, die wir zum Teil auch heute noch in unserer Küche einsetzen. Die Klassiker wie zum Beispiel das Fertigessen, das nur noch aufgewärmt wird, gibt es bei uns nicht mehr. Trotzdem kaufen wir manchmal noch Ketchup, Mayonnaise und Senf – natürlich alles NOVA-konform und ohne Zusatzstoffe. Zudem haben wir uns von Tomatensoße zu Tomatenmark und von Apfelmus zu Apfelmark mit dem Demeter-Siegel (=Öko-Landbau mit strengen Vorgaben entwickelt. All diese Zutaten bereiten wir nicht immer selbst zu – die Mengen, die wir davon verbrauchen, sind einfach zu gering. Wenn die Zutatenliste NOVA-konform ist, ist es für uns okay. Sobald Zusatzstoffe oder zugesetzter Zucker auftauchen, kaufen wir es nicht.

- Unser Fleischkonsum ist prozentual leicht gesunken, die Kosten dafür sind stabil. Dabei kaufen wir nur noch beim regionalen Fleischer ein, dessen Produkte höherpreisiger und hochwertiger sind als die Waren aus dem Supermarktkühlregal. Bemerkenswert ist, dass wir die Kosten im Jahr 2021 im Vergleich zum Vorjahr trotzdem senken konnten.

- Getränke kaufen wir ebenso etwas weniger. Neben Leitungswasser trinken wir auch Mineralwasser. Wir nehmen nur noch das Mineralwasser in Glasflaschen – sind also auch hier qualitativ besser unterwegs.

- Bei den Gewürzen ist die Kostensteigerung nicht so wie gewollt und erwartet. In diesem Bereich sind wir noch in der Findungsphase. Während der Recherche für unsere Bücher hatten wir einige neue Erkenntnisse, die wir ab 2022 umsetzen. Der Ausschlag nach oben im Jahr 2021 ist daher voraussichtlich nur einmalig und bietet zukünftig ein gutes Einsparpotenzial.

- Unsere Ausgaben für Milchprodukte, also Joghurt, Milch, Quark, Sahne usw., sind gestiegen. Das hängt zum einen mit unseren geänderten Frühstücksgewohnheiten zusammen – mehr Cerealien, Müsli etc. Zum anderen verzichten wir auf haltbare Milchprodukte und kaufen die höherpreisigen, überwiegend regionalen Produkte.

- Seit der Geburt unseres ersten Sohnes im Jahr 2016 ist der Anteil von Obst und Gemüse von 10,86 Prozent gestiegen, ohne dass wir das beabsichtigt hätten. Seitdem wir uns naturnah nach NOVA ernähren, gab es einen weiteren Schub, sodass wir jetzt auf einen Anteil von 25,67 Prozent kommen.

- Sonstiges: Hier ist alles enthalten, was wir nicht direkt einer Kategorie zuordnen, beispielsweise Essig und Paniermehl. Oder der Kassenbon lässt eine Zuordnung nicht zu, da zum Beispiel „nur" das Wort „Lebensmittel" draufsteht. Für uns ist dieser kleine Posten okay.

Einkäufe planen

Unsere Erfahrung hat gezeigt, dass es sich lohnt, die Einkäufe zu planen. Das gilt ganz besonders für Lebensmittel: Wenn wir vorher festlegen, was und wie viel wir kaufen, bleibt weniger übrig. Die Statistiken zur Lebensmittelverschwendung in Deutschland sind unglaublich: Jährlich 6,1 Millionen Tonnen Lebensmittel landen laut Landwirtschaftsministerium im Müll von Privathaushalten. Das heißt, dass statistisch gesehen jeder Verbraucher und jede Verbraucherin etwa 75 Kilogramm Lebensmittel im Jahr bzw. 6,25 Kilogramm im Monat oder 208 Gramm jeden Tag wegwirft. Und das nur, weil sie/er zu viel eingekauft hat.

Seitdem wir uns NOVA-orientiert ernähren, werfen wir viel weniger Plastik- und Restmüll weg. Das ist sogar mehreren Nachbarn aufgefallen, die uns darauf angesprochen haben. So haben wir etwa statt zwei bis drei Gelben Säcken meistens nur noch einen alle zwei Wochen – eine schöne Bestätigung für uns, dass wir auf dem richtigen Weg sind. Es gibt uns ein gutes Gefühl, etwas für die Umwelt zu tun. Zusätzlich sparen wir an Müllgebühren. Als dreiköpfige Familie hatten wir für den Restmüll das Mindestvolumen von 90 Litern gebucht. Fast alle Nachbarn unserer Straße lassen ihre Tonnen alle zwei Wochen leeren. Kosten: 115,20 Euro im Jahr. Aktuell haben wir die Abholung alle vier Wochen gebucht und damit schon allein 50 Prozent gespart, also 57,60 Euro. Nach der Geburt unseres zweiten Sohnes haben wir die Personenzahl auf vier angepasst. Seitdem zahlen wir für vier Personen (30 Liter je Person) 73,80 Euro anstelle von 138,00 Euro. Selbst im ersten Corona-Jahr 2020, in dem der Haushaltsmüll (alle Arten) im Durchschnitt um 19 Kilogramm pro Haushalt gestiegen ist, konnten wir den Müll reduzieren. Das zeigt: Frisch zu kochen tut nicht nur dem Geldbeutel, sondern auch der Umwelt gut!

Fertiggerichte verursachen jede Menge Verpackungsmüll und sind mit ein Grund, warum der Verpackungsmüll seit Jahren zunimmt. Was meinst du, wie die angeblich so umweltbewussten Deutschen bei diesem Punkt dastehen? Nicht besonders gut! Nach Zahlen des Umweltbundesamts (UBA) aus dem Jahr 2019 hat jeder Deutsche statistisch gesehen einen Rekordwert von 227,55 Kilogramm Verpackungsmüll verursacht. Das sind 50 Kilogramm über dem europäischen Durchschnitt. Leider wird auch längst nicht alles recycelt: Gerade mal 50,5 Prozent der in gelben Tonnen und Säcken gesammelten Abfälle sind nach Angaben des UBA dem Recycling zugeführt worden. Das Verpackungsgesetz verlange für diese Abfälle eine Recyclingquote von 50 Prozent.

Es lohnt sich also in mehrfacher Hinsicht, schon beim Einkauf weiterzudenken. Wir möchten wertschätzend mit Lebensmitteln umgehen – und dem Geld, das sie kosten. Der erste Schritt dahin ist die Planung unserer Einkäufe.

Damit haben wir alle Ausgaben immer im Blick – und das schon, bevor wir sie tätigen. Weil wir nur einkaufen, was wir brauchen, reduzieren wir unsere Ausgaben und auch den Müll.

Wie genau planen wir?

Am Anfang des Monats steht der große Monatseinkauf an. Vor dem Einkauf gehen wir unsere Vorräte an haltbaren Lebensmitteln durch – Backzutaten (Mehle, Zucker etc.), Cerealien, Nüsse, Honig, Öle, Butter, Reis, Konserven und Tiefkühlprodukte – und erfassen, was wir jenen Monat nachkaufen. Auch unser Haushaltsbuch ist hier hilfreich, da wir damit wissen, wie viel von welchen Produkten wir jeden Monat tatsächlich verbrauchen.

Für diese Lebensmittel bietet unser Supermarkt eine große Auswahl – auch an regionalen Produkten.

Als vierköpfige Familie kostet uns dieser Monatseinkauf zwischen 250 und 350 Euro (im Jahr 2021). Wir nutzen zusätzlich ein Prämienprogramm, da wir mit den Coupons und weiteren Vorteilen bis zu 10 Prozent je Einkauf einsparen können. Sicherlich, Kundenbindungsprogramme dieser Art stehen oft in der Kritik – etwa weil persönliche Daten gesammelt werden und das Einkaufsverhalten analysiert wird. Ich kann mit diesem Deal leben – immerhin bekomme ich hier etwas für meine Daten: nämlich regelmäßige Rabatte. (Außerdem wechselt man in der

Regel den Stamm-Supermarkt nicht so oft, daher besteht allein durch die langjährige Bindung schon grundsätzlich Vertrauen.)

So gut geplant nimmt der Einkauf nur noch relativ wenig Zeit in Anspruch und geht entspannt über die Bühne.

Zusätzlich planen wir einmal in der Woche unseren Speiseplan. Dafür lassen wir uns sowohl von aktuellen Angeboten als auch unseren eigenen Back- und Kochbüchern inspirieren, das sich an dem NOVA-Konzept orientiert.

Jede*r in unserer Familie hat ein Mitspracherecht und die gleiche Stimme. In einer Pattsituation entscheidet, nach Lust und Laune, mal der Nachwuchs, mal die Mama, mal der Papa. Die Wunschgerichte der Kinder sind zu 80 Prozent am Wochenende dran, also dann, wenn die Kinderbetreuung geschlossen und sichergestellt ist, dass die Kinder ihre Wunschgerichte auch bekommen. In den Ferien sieht es meistens anders aus. Aus den geplanten Speisen ergeben sich die Wochen- und Bedarfseinkäufe. Wenn „unsere" Produkte gerade im Angebot sind, kaufen wir diese in der geplanten Monatsmenge ein, wenn sie mehr als 10 Prozent günstiger sind. Bei den Bedarfseinkäufen kaufen wir zwischendurch nur die Produkte, die sich keine Woche lang halten, etwa Beeren, Pilze oder frisches Fleisch. Diese Einkäufe erledigen wir dann häufig bei einem Spaziergang zum Wochen- oder Supermarkt (inklusive Fleischer), oder wir gehen auch mal direkt zum Erzeuger – dem Kartoffellandwirt beispielsweise. Er hat seinen Verkaufsstand einen Kilometer von uns entfernt und liegt auf dem Weg zum Kindergarten. In den umliegenden Dörfern gibt es ebenfalls Verkaufsstellen anderer Landwirte, beispielsweise vom Geflügelhof.

Spontankäufe gibt es in der Regel nicht. Wir gehen immer mit einer Einkaufsliste los und halten uns auch strikt daran. Das bekommen auch unsere Kinder mit, wenn sie beim Einkaufen dabei sind. Schließlich lernen Kinder weniger aus den Worten, die wir ihnen sagen, sondern mehr durch das, was wir ihnen vorleben. Kinder nehmen das auf, was sie in ihrer Umgebung erleben. Eltern sind dabei ihre primären Vorbilder, an denen Kinder ihr eigenes Verhalten ausrichten. Da wir unseren Söhnen diese Konsequenz vorleben, haben sie weniger Anreize, um etwas zu betteln. So lernen sie von Anfang an, zu planen und sich an einmal getroffene Absprachen zu halten. Ab und zu kommt die Frage „Wann ist der nächste Wochen- oder Monatseinkauf?", verbunden mit der Bitte, Produkt A, B, oder C auf die Liste zu schreiben. Wir sind dann eher geneigt, den Wunsch beim Einkaufen zu erfüllen. Außerdem geben wir ihnen ab einem bestimmten Alter Taschengeld, damit sie selbst die Erfahrung machen können, wie es ist, sich vom eigenen Geld etwas zu kaufen.

Noch ein wichtiger Punkt: Wir gehen nicht hungrig einkaufen! Da wir den Speiseplan zusammen festgelegt haben, ist jede*r beteiligt und weiß, wann es was zu essen gibt. So können wir das Kochen besser planen, und es läuft, genauso wie die Einkäufe, ziemlich entspannt und ohne Diskussionen ab. Trotzdem ist es manchmal noch eine Herausforderung, zu einer Einigung zu kommen. Doch wir sind überzeugt: Wenn die Kinder von Anfang an lernen, so strukturiert vorzugehen, dann gelingt es einfacher. Zudem hat ja jede*r das gleiche Mitspracherecht, und so kann sich Ben auf seine heißgeliebten Pfannkuchen am Wochenende freuen, während er die mal mehr, mal weniger beliebte Suppe löffelt.

Früher haben wir in einer Großstadt gewohnt. Da brauchten wir kein Auto – auch nicht für die Einkäufe. U-Bahnen und Busse waren nah genug. Inzwischen wohnen wir in einer Kleinstadt, wo das ÖPNV-Netz nicht so stark ausgebaut ist. Da ist es schon eher eine Herausforderung, auf das Auto zu verzichten. Für das Einkaufen haben wir uns eine einfache Lösung einfallen lassen: Ein großer Bollerwagen – und unsere Beine – ersetzen das Auto. Wenn wir damit durch die Kleinstadt ziehen, zum Beispiel zum weniger als 2 Kilometer entfernten Supermarkt, sorgen wir für Aufmerksamkeit. „Habt ihr kein Auto?", werden wir dann gefragt, oder: „Ihr habt doch ein Auto. Warum benutzt ihr es nicht?" So wird der Einkauf mit der Familie zum Erlebnis und sorgt auch noch dafür, dass wir uns mehr bewegen. Neben der Ernährung ein weiteres Plus für unsere Gesundheit!

BACKE, BACKE KUCHEN – UND BROT!

Brot ist eines der beliebtesten Lebensmittel in Deutschland: Laut der Gesellschaft für Konsumforschung (GfK) pro Jahr circa 1,7 Tonnen Brot über die Ladentheke. Das sind 21,2 Kilogramm Brot pro Kopf oder 60 Gramm Brot täglich bei durchschnittlich 45,5 Brotkäufen. Die GfK erfasst nur das Brot, das zu Hause verzehrt wird; Restaurantbesuche oder unterwegs gekaufte und gegessene Brotsnacks fließen also nicht in die Statistik ein. Alle Arten sind dabei – also lose Ware, wie sie in Bäckereien und an Backstationen verkauft wird, genauso wie abgepacktes Brot. Die beliebteste Sorte ist Mischbrot. Brötchen sind bei diesen Statistiken nicht berücksichtigt.

Kein Wunder also, dass die Lebensmittelindustrie auch beim Brot Produkte anbietet, die schnell gekauft und zubereitet sind – etwa das verpackte Brot in Scheiben (mehr als 3.200 Sorten sind allein im deutschen Brotregister gelistet!). Alle diese Backwaren aus den industriellen Bäckereien sind mit vielen überflüssigen Zusätzen versehen und haben nichts mehr mit dem traditionellen Bäckerhandwerk zu tun. Und teuer sind sie auch noch: Sie kosten aktuell (Ende 2021) ab etwa 2

Euro pro Kilo bis hin zu mehr als 6 Euro. Deshalb kommt dieses Brot bei uns nicht mehr auf den Tisch!

Traditionell stellt jeder Bäckereibetrieb seine eigenen Mehlmischungen selbst her und backt daraus Brot und Brötchen. Leider gibt es inzwischen nur noch wenige dieser Betriebe, und der Trend zu vorgefertigten Backmischungen nimmt zu. Da wäre es nötig, dass der Käufer nachfragt, um zu wissen, was genau im geliebten Brot so alles steckt und woher die Mehle stammen. Bei den Backshops und manchen Filialbäckereien kann man sich auch nicht sicher sein, wie Brot, Brötchen und Co. Entstehen: Manche arbeiten mit Fertigteiglingen, die nicht nur nicht regional, sondern manchmal sogar außerhalb Deutschlands vorgebacken, eingefroren und hierzulande dann nur noch im Ofen fertiggebacken werden – das hat kaum noch etwas mit naturnaher Ernährung nach NOVA zu tun und ist außerdem alles andere als ökologisch und regional.

Aus meiner Kindheit kenne ich noch so einen traditionellen Bäcker, der bis heute besteht und sich gegen die Konkurrenz von Filialen und Backshops durchsetzen kann. Jedes Brot und Brötchen dort ist ein Unikat. Ich erinnere mich, dass es nicht ungewöhnlich war, dass die Backwaren schon am Mittag ausverkauft waren. Das war damals ganz normal. Auch heute, wenn ich mal wieder in meiner alten Heimat bin, ist es noch so: Wer erst gegen Mittag kommt, kann damit rechnen, keine Brötchen mehr zu bekommen – eine Erfahrung, die heutzutage Seltenheitswert hat; die Verbraucher sind nun mal volle Regale und frisch gebackenes Brot bis kurz vor Schließung der Bäckerei gewohnt.

Wir fragten uns also, was zu tun sei, als wir vor der Überlegung standen, wie wir das gekaufte Brot ersetzen können, und haben schließlich angefangen, unser Brot einfach selbst zu backen. Doch Brotbacken ist gar nicht so einfach, und auch uns gelang diese Kunst nicht auf

Anhieb: Viele Monate haben wir geübt, recherchiert, Bücher gekauft und gelesen – nichts hat funktioniert. Der Sauerteig hat zum Beispiel keine Triebkraft entwickelt, die Brote sind oft nicht aufgegangen, und wenn doch, sind sie beim Anschneiden auseinandergebrochen. Auch unterschiedliche Formen brachten keine Besserung – von der Auflaufform über den Römertopf über den Kochtopf bis zum freien Backen ganz ohne Form. Nichts funktionierte. Doch irgendwann hatten wir Glück – in Form einer schicksalhaften Begegnung: Beim Mehlkaufen sind wir zufällig einem Bäckermeister im Ruhestand begegnet. Er gab uns ein Brotrezept mit „Gelinggarantie". (An dieser Stelle möchte ich noch unser allerherzlichstes Dankeschön an diesen unbekannten Bäckermeister aussprechen: Sie haben uns wirklich einen Riesenschritt weitergebracht! Und wer weiß, vielleicht hätten wir sogar frustriert aufgegeben und dieses Buch wäre in dieser Form nie entstanden. Danke!) Ein ganzer Hefewürfel war darin. Als wir das Brot aus dem Ofen holten, sahen wir sofort: Das ist unser erstes Erfolgserlebnis. Endlich! Das Brot war aufgegangen und nicht auseinandergebrochen. Doch uns erwartete eine Enttäuschung: Als das Prachtstück abgekühlt war, schmeckte es nach Hefe und nicht nach Brot. Daher kamen wir auf die Idee, das Rezept des Bäckermeisters anzupassen und die Hefe durch selbst angesetzten Sauerteig zu ersetzen. Das war der Durchbruch. Nun backen wir regelmäßig unsere Brote, und zwar ganz ohne Hefe, ohne Gärkörbchen etc. Zuerst kneteten wir noch mit der Hand, mittlerweile nutzen wir eine Küchenmaschine und unsere Flüssigkristallpolymer (FKP)-Kastenform.

Bei uns kommt nur selbstgebackenes Brot auf den Tisch. Das dafür benötigte Dinkel-, Roggen- und Weizenmehl kaufen wir von einer regionalen Mehlmanufaktur, die das Mehl von einer Mühle bezieht, die ebenfalls primär von Landwirten aus der Region beliefert wird. Das

Grundrezept unseres Sauerteigbrots ist immer gleich, wir wandeln es ab, indem wir je nach Lust und Laune Nüsse und Körner dazutun oder die Anteile der Mehlsorten verändern. Wenn uns nach Krustenbrot ist, formen wir kleinere Laibe und lassen diese länger im Backofen. Bei unserem Brötchenbasisrezept handhaben wir es ähnlich: Auch bei diesem passen wir die Brötchen regelmäßig individuell unseren täglichen Gelüsten an. So weht mehrere Mal die Woche frischer Brot- oder Brötchengeruch durchs Haus. Einfach lecker!

Bei der Auswertung des Haushaltsbuchs habe ich dann festgestellt, dass das frisch gebackene Brot auch viel günstiger ist – weil wir weniger davon essen, da es schneller satt macht, und da selbst die hochwertigen Zutaten zwar preisintensiver sind, unterm Strich der Verbrauch gesunken ist, wodurch wir auch die Kosten reduziert haben. Details dazu habe ich ja im Kapitel *Die Basis für den Einkauf: das Haushaltsbuch* geschrieben. Außerdem lernen unsere Kinder, wie Backwaren entstehen und wenn sie bei leichteren Teigen begeistert mitkneten, wird ihre Motorik geschult. Natürlich ist es aufwendiger, das tägliche Brot selbst zu backen, statt im Supermarkt zur Tüte zu greifen. Doch die Vorteile überwiegen für uns klar.

Einmal in der Woche, meist am Sonntag, backen wir Brötchen. Sie gehören für uns zu einem ausgiebigen Sonntagsfrühstück einfach dazu. Auch dafür geben wir im Vergleich zu den gekauften Aufbackbrötchen und den Brötchen vom Bäcker viel weniger Geld aus. Und der Geschmack ist wirklich um Längen besser! – das haben uns Freunde und Nachbarn schon oft bestätigt, sodass wir nicht selten bewusst mehr backen, um auch andere Haushalte zu versorgen.

Kuchen und Kekse statt Schokolade

Klar haben auch wir und unsere Kinder ab und zu Lust auf Süßes, und das wollen wir uns auch nicht verbieten. Unserer Meinung nach braucht es dafür kein hochverarbeitetes Industrieprodukt wie Schokolade. Nicht nur, weil Schokolade einen NOVA-Score von #4 hat, den wir möglichst vermeiden wollen, sondern auch, weil Schokolade kein regionales Produkt sein *kann* – Kakao wächst nun mal nicht in unseren Breitengraden. Hinzu kommt: Kinder werden auf Süßes geradezu konditioniert, und dabei steht alles mit Schokolade ganz oben auf der Hitliste der Süßigkeiten. Wo wir auch hinschauen, sehen wir, dass viele Kinder nicht nur mit Fertigprodukten (mit zugesetztem Zucker), sondern vor allem auch industriell hergestellten Süßigkeiten geradezu vollgestopft werden. Es gibt in unserem Umkreis zwar viele Eltern, die das nicht tun und deren Kinder zuerst echte Nahrung essen, bevor sie dann mal etwas Süßes kennenlernen. Sie sind weniger oder gar nicht auf Süßigkeiten konditioniert. Doch da sind eben auch diejenigen die man im Zug oder häufig in einer Großstadt trifft, die ihren Kindern unbedacht und oft in großer Menge die Süßigkeiten geben, die die Lebensmittelindustrie ihnen anbietet.

Viki und ich haben entschieden, es anders zu machen und dieser Konditionierung auf industrielle Süßigkeiten nicht zu folgen. Doch wie? Nach der Geburt unseres ersten Sohnes Ben haben wir allen Verwandten mitgeteilt, dass Süßigkeiten als Geschenke nicht gewünscht sind. Stattdessen können Geldgeschenke auf sein Sparbuch eingezahlt werden.

Am Anfang fanden wir uns häufiger in Diskussionen wieder, die wir nicht führen wollen. Die Erwachsenen meinen dann wohlmeinend, dass Süßes „manchmal" doch in Ordnung sei. Ist es auch. Wer kleine

Kinder hat, weiß genau, dass Kinder Süßes lieben. Doch wie oft ist „manchmal"? Und was für Süßigkeiten gibt man den Kindern? Diese Fragen können nur die Eltern beantworten – ganz und gar individuell, und niemand sollte ihnen da reinreden.

Darum: Lasst doch die jeweiligen Eltern entscheiden, wie viel zu viel ist. Wir machen es so: <u>Gelegentlich</u> einen Kinderriegel, einmal die Woche etwas Selbstgebackenes und sonntags Nuss-Nougat-Creme aufs Brot, bzw. Brötchen. Sonntags bedeutet definitiv: nicht jeden Tag. Hier haben wir klare Regeln aufgestellt, weil wir nicht möchten, dass dieses „manchmal" zum „ständig" wird. Das ist leicht passiert, wenn man drei-, viermal die Woche mit den Kindern unterwegs ist oder die Kinder sich unter der Woche ein paarmal mit Freunden treffen.

Jede*r sieht nur einen Ausschnitt: nämlich den aus seiner direkten Umgebung, ähnlich einer Lupe, mit der in ein größeres Gesamtbild hineingezoomt wird. Dabei gerät das Gesamtbild aus dem Blick, das ganz schnell nur noch aus Süßigkeiten besteht. Und ehe man sich versieht, hat man die Kinder auf Süßes konditioniert. Außerdem: Wenn sie nur ab und zu industrielle Süßigkeiten erhalten, ist das dann auch etwas Besonderes. Ich erinnere mich an meine Kindheit und den <u>einen</u> Schokoweihnachtsmann und den <u>einen</u> Schokoosterhasen, über den ich mich umso mehr gefreut habe. Heute bekommen viele Kinder so viele Weihnachtsmänner bzw. Osterhasen geschenkt, dass die einzelne Süßigkeit gar nichts mehr zählt und einfach hinuntergeschlungen wird. Die Freude ist im wahrsten Sinne des Wortes schnell gegessen und das gute Gefühl vorbei. Ganz abgesehen davon, ist Zucker für die Zähne und den ganzen Körper einfach ungesund.

Natürlich meinen es die Schenkenden nur gut – aus unserer Perspektive heraus wäre es wünschenswert, wenn mehr Eltern den Konsum der

Süßigkeiten aktiv steuern würden. Dann bräuchten andere Eltern zu Hause auch nicht in die Verbotshaltung zu gehen, weil die Kinder überall woanders bereits „vollgestopft" werden. Doch wenn Freunde und Verwandte etwas schenken wollen, an dem die Kinder wirklich und auch lange Freude haben, finden wir anderes geeigneter: Neben dem Sparbuch sind das zum Beispiel Bücher, Tierfiguren oder Spielzeugautos. Darüber kann sich das Kind jedes Mal freuen, wenn es damit spielt, und das viele Jahre lang. Alternativ können Großeltern und Co. die Sparschweine der Kinder füttern. Ben bekommt, seitdem er fünf ist, gemäß den derzeit gültigen Empfehlungen der Sparkasse 50 Cent bis 1 Euro pro Woche Taschengeld. Er kann lernen – mit unserer Begleitung – mit dem Geld, das er bekommt, umzugehen.

Wie sieht es bei Dir aus? Bekommt dein Kind von dir/euch täglich Süßes oder nur ab und zu? Hast du im Blick, wie viel Süßes dein Kind tatsächlich täglich, wöchentlich oder monatlich verspeist? Wie viel gibt es zwischendurch von Verwandten und Freunden, bei Besuchen, im Kindergarten oder in der Schule? Wie steht es mit deinem eigenen Zuckerkonsum? Hast du da einen Überblick, wo und wie viel es täglich, wöchentlich, monatlich gibt? Dazu kommt: Ist dir bewusst, wie viel weißer Zucker in den täglich verzehrten (normalen) Produkten steckt? Siehe dazu das Kapitel *Zucker und Zuckeraustauschstoffe*.

Natürlich wissen Viki und ich, dass Zucker nicht gesund ist, ganz darauf verzichten wollen wir trotzdem nicht. Aber auf die industriell hergestellten Süßwaren! Die Lösung? Wir backen in der Regel einfach selbst.

Etwa einmal die Woche schieben wir einen Kuchen oder Kekse in den Ofen, wobei wir meistens einen kleinen Kuchen backen, der dann auch an einem Tag aufgegessen ist. Ich erwähnte sie bereits:

unsere Haferkekse. Sie sind der Hit bei allen, die sie je gegessen haben! Inzwischen sind unser Geschmacks- und Geruchssinn so fein, dass wir sogar den Unterschied schmecken, ob die Kekse mit guter Butter (NOVA-Score #2) oder Margarine (meistens NOVA-Score #3 oder #4) gebacken wurden. Auch erinnere ich mich an Muffins, die als „selbstgebacken" angepriesen wurden und nach Backmischung gerochen haben. Auf der anderen Seite bekommen wir auch von unseren Gästen oft zu hören, dass unsere Kuchen eben nicht nach Backpulver schmecken: Der Unterschied scheint also ziemlich offensichtlich zu sein – auch ohne ausgeprägt feine Geschmackssinne.

Backzutat Mehl

Auf dem Markt sind unterschiedliche Mehlsorten und -typen erhältlich. An der Typenzahl lässt sich der Mineralstoffgehalt ablesen – je höher die Zahl, desto mehr Mineralstoffe enthält das Mehl. Vollkornmehl hat gar keine Typenbezeichnung, weil es nicht so stark verarbeitet ist.

Die Typen stehen indirekt auch für den Verarbeitungsgrad. Denn für helles Mehl werden Keimling und Schale des Getreidekorns entfernt, was einer höheren Verarbeitung entspricht. Nur Vollkornmehl enthält – wie der Name schon sagt – das volle Korn, also den besonders nährstoffreichen Keimling und die Schale und alle natürlichen Mineral- und Nährstoffe.

Laut OpenFoodFacts haben alle gekauften Mehle (Typen- und Vollkornmehle) grundsätzlich den NOVA-Score #1, da hier anscheinend das Getreide gescored wird. Für alle gekauften Mehle wäre in unseren Augen Score #2 richtiger – um den Score #1 zu erhalten, kann man das Getreide zu Hause selbst mahlen: Mehl mit einer Getreidemühle herzustellen, sorgt für die allerbeste Qualität. Frischer geht es nicht! Wenn man viel verbraucht, lohnt sich das.

Diese folgenden Mehle nutzen wir:

Typen- und Spezialmehl

- Roggen Type 1150: klassisches Mehl für Brote und Brötchen, zum Ansetzen vom Sauerteig
- Weizen Tipo 00: italienisches Spezialmehl, zum Beispiel zum Backen von Pizza
- Weizen Type 405: gängigstes Mehl zum Backen von Keksen und Kuchen
- Weizen Type 550: sehr hoher Glutenanteil (Klebereiweiß) zum Backen von Brot und Brötchen

Vollkornmehl

- Dinkel-,
- Roggen-
- und Weizenvollkornmehl nutzen wir für Mischbrote aller Art.

Für Baguette, Brioche, Kuchen und Kekse eignet sich helles Weizenmehl am besten. Für die süßen Backwaren nehmen wir natürlich auch Zucker.

Backzutat Zucker

Beim Zucker wird die NOVA-Klassifikation zu Recht kritisiert, da Zucker (Kristallzucker und Rohrohrzucker) als gering verarbeitetes Lebensmittel einen NOVA-Score von #2 hat. Damit kann der Eindruck entstehen, dass Zucker gesund sei und unbedenklich genossen werden könne. Dabei wird den meisten von uns klar sein, dass Zucker ungesund und daher nur in kleinen Mengen zu verzehren ist. (Mehr dazu im Kapitel *Zucker und Zuckeraustauschstoffe*.)

Der Vorteil, wenn wir Kuchen und Kekse selbst backen: Wir können die Zuckermenge selbst bestimmen, was bei den gekauften, oft überzuckerten Süßigkeiten, die zudem in der Regel NOVA #4 sind, nicht möglich ist. Wenn wir selbst backen, nehmen wir Rohrohrzucker. Rohrohrzucker schmeckt süßer, sodass wir die Zuckermenge nach einigen Versuchen deutlich reduziert haben. Außerdem enthält Rohrohrzucker mehr Nährstoffe und ist damit ein wenig gesünder. Ein kleiner Trick: Um die Süße zu erhöhen, kannst du eine Prise Salz nehmen. Das Salz wirkt also wie ein Geschmacksverstärker, indem es dafür sorgt, dass die Geschmackspapillen auf der Zunge angeregt werden und so der Geschmack moduliert wird.

GETRÄNKE – WASSER IST LEBEN

Unser Körper braucht Flüssigkeit – ganz klar. Und die nehmen wir zu einem guten Teil übers Essen auf. Käse und Fisch zum Beispiel haben einen Wasseranteil von bis zu 50 Prozent, Rindfleisch kommt sogar auf 75 Prozent. Gemüse und Obst liegen noch darüber; an der Spitze stehen die Salatgurke (97 Prozent), die Wassermelone (96 Prozent) und die Tomate (95 Prozent). Die Deutsche Gesellschaft für Ernährung empfiehlt gesunden Erwachsenen, mindestens 1,5 Liter täglich zu trinken. Der Körper verliert Flüssigkeit, etwa beim Schwitzen und Atmen. Wer körperlich aktiver ist, trinkt bestenfalls mehr. Auch bei Hitze empfiehlt es sich, öfter zum Wasserglas zu greifen. Tee und Kaffee – ohne Zucker – sind ebenfalls gute Durstlöscher und zählen zu den 1,5 Litern.

Zu wenig trinken birgt Risiken. Denn wenn der Körper zu wenig Flüssigkeit erhält, entzieht er diese dem Gewebe. Die Folgen: Das Blut wird dicker, Kopfschmerzen, Konzentrationsmangel, Müdigkeit, Schwäche und Verstopfung.

Man kann auch zu viel trinken: Das fängt bei 3 Litern täglich an. Dann scheidet der Körper zu viel Salz aus und kann darauf ebenfalls mit Kopfschmerzen und Schwindel bis hin zu Übelkeit reagieren.

Wer sich mit naturnaher Ernährung beschäftigt, wird früher oder später vom Essen auf die Getränke kommen. Was wohl der Neandertaler sagen würde, wenn er in einen Getränkemarkt der heutigen Zeit geraten würde? Das Wasser, das er sich aus natürlichen Quellen holt, würde er kaum noch wiedererkennen. Rot, braun, orange, rosa, blau – schon allein die Farbenvielfalt auf den Etiketten und bei den Getränken zeigt, was heute möglich ist. Die Nahrungsmittelindustrie freut's: Sie hat es zum Beispiel geschafft, nur durch Anreicherung mit Kohlensäure und geschicktem Marketing aus stinknormalem Leitungswasser ein Sprudelgetränk zu machen und teuer zu verkaufen.

Erfrischungsgetränke

Seit der US-amerikanische Apotheker John Stith Pemberton einen selbstentwickelten Sirup, gemischt mit Sodawasser, unter dem Namen Coca-Cola in den Handel brachte, begann der Siegeszug der süßen, farbigen Brausen. Sie enthalten vor allem viel Zucker bzw. in der „Light"-Variante Zuckeraustauschstoffe und Aromen, die nicht gesünder sind. Mit einer gesunden und naturnahen Ernährung haben Cola und Co. nichts zu tun – so bunt sie auch sein mögen.

Wasser, Tee und Kaffee

Den Verlockungen, die die farbenfrohen Flaschen in den Supermarktregalen versprechen, bin ich glücklicherweise nie erlegen. Das hat sicherlich auch etwas mit meiner Erziehung zu tun: Zu Hause gab es ganz einfach – Leitungswasser. Das ist bis heute mein liebstes Getränk. Mir schmeckt es, und preiswert und leicht verfügbar ist es obendrein. Außerdem verdient nicht die Ernährungsindustrie daran, sondern der kommunale Versorger. Und ich brauche mir keine Gedanken über den NOVA-Score zu machen. Auch meine Söhne kennen von Anfang an Leitungswasser. Zur Abwechslung und weil meine Frau Viki Leitungswasser nicht mag, haben wir auch stilles Mineralwasser in Glasflaschen zu Hause.

Manche Menschen haben Bedenken, das Wasser aus der Leitung zu trinken – das ist vollkommen unnötig. Das Wasser aus der Leitung unterliegt in Deutschland (und auch Österreich und der Schweiz) strengen Vorgaben und Kontrollen, um als Trinkwasser gelten zu dürfen und gilt daher als das am besten kontrollierte Lebensmittel überhaupt! Möglich macht das in Deutschland die Trinkwasserverordnung, in der Grenzwerte für u. a. Verunreinigungen festgelegt sind. Die Gesundheitsämter überwachen deren Einhaltung. Das Umweltbundesamt hat in einer großen Studie alle behördlichen Trinkwasseranalysen zwischen 2014 und 2016 ausgewertet. Das Ergebnis: Das Leitungswasser ist überall in Deutschland von sehr guter Qualität und kann bedenkenlos getrunken werden.

In Deutschland stammt das Leitungswasser zu etwa 70 Prozent aus Grund- und Quellwasser, der Rest aus Flüssen, Seen, Talsperren und fluss- und seenahen Brunnen. In den Wasserwerken wird daraus Trinkwasser: Es wird analysiert und bei Bedarf aufbereitet, bevor es über die Rohrleitungen der Wasserversorger bis zum Hausanschluss fließt. Bis dorthin greift die Trinkwasserverordnung, wird also für die hohe Qualität gebürgt.

Wer (öfter) das Trinkwasser aus der Leitung statt aus der gekauften Flasche trinkt, spart viel Geld: Leitungswasser ist etwa hundertmal preiswerter als das gekaufte Wasser. Bei uns in der Region kostet ein Kubikliter (1.000 Liter) Frisch- und Abwasser 2,21 Euro plus 7 Prozent Mehrwertsteuer (auf Getränke im Handel fallen dagegen 19 Prozent Mehrwertsteuer an). Damit kostet 1 Liter Wasser aus der Leitung gerade mal 0,0024 Euro. Abwasser kostet 3,30 Euro je Kubikliter und ist mehrwertsteuerfrei, das macht pro Liter 0,0033 Euro. Zusammengenommen kostet 1 Liter Wasser aus der Leitung ca. 0,0057 Euro. Oder anders gesagt: 10 Liter kosten weniger als 6 Cent. Hinzu kommen die Kosten für die Wasserzähler, die sowieso jeder Haushalt über die Wohnkosten zu entrichten hat.

Auch unterwegs ist es ganz einfach, mit einer Flasche Leitungswasser auszukommen – sogar bei längeren Ausflügen: Die App bzw. Website https://refill-deutschland.de verzeichnet Stellen, an denen die Flasche mit Trinkwasser aufgefüllt werden kann – und das kostenfrei. Außerdem ist es in Deutschland erlaubt, in Restaurants Leitungswasser zu bestellen, das in der Regel nicht berechnet wird.

Ein weiterer Pluspunkt: Leitungswasser kommt aus der Region und ist damit viel ökologischer. Nach Angaben der Verbraucherzentrale ist die Klimabelastung durch Mineralwasser in Deutschland fast 600-mal höher als bei Leitungswasser!

Wer Mineralwasser kaufen möchte, findet dank der zahlreichen Mineralwasserquellen in Deutschland immer ein regionales Produkt. Damit kann die Klimabilanz wenigstens ein wenig verbessert werden. Umso unverständlicher ist es, dass trotzdem Wasser aus anderen Ländern, allen voran Frankreich, in Deutschland verkauft wird. Die Konzerne Danone (Wassermarken Evian und Volvic) und Nestlé (Wassermarken Perrier und Vittel) stehen schon seit einigen Jahren in der Kritik. Wer mehr dazu wissen möchte, dem sei die Dokumentation „Bottled Life"[14] aus dem Jahr 2012 empfohlen.

Seit einigen Jahren ist aromatisiertes Wasser im Handel erhältlich. Die Bilder von Apfel und Co. suggerieren ein natürliches Produkt – ein geschickter Schachzug der Nahrungsmittelindustrie: Der Geschmack kommt aus dem Labor, nicht aus der Frucht. Auch Süßungsmittel sind oft enthalten.

Wer partout kein Wasser mag und trotzdem ein möglichst natürliches Getränk zu sich nehmen will, für den gibt es eine einfache Lösung: Tee ist in vielen Sorten in Beuteln oder lose erhältlich und hat – sofern unverarbeitet – den offiziellen NOVA-Score #1. Aber Achtung! Auch hier lohnt sich genaues Hinsehen: Vielen Tees, vor allem Früchtetees, werden Aromen zugesetzt. Das hat mit naturnaher Ernährung nach NOVA bzw. VAS nichts zu tun.

Noch schlimmer verhält es sich bei den Teezubereitungen aus der Flasche: „Eistee mit Ingwer", „Grüner Tee Limette-Minze" oder „Wasser mit Tee und Pfirsichgeschmack" – was sich auf den Flaschen so vollmundig liest, ist in Wirklichkeit ein hochverarbeitetes Produkt der Lebensmittelindustrie und alles andere als „natürlich": Konzentrat, Aromen, Säuerungsmittel und Zucker sind nur einige der Zutaten, die sich in den schick und geschickt designten Flaschen oder Getränkekartons finden.

Andere Möglichkeiten, dem Wasser auf natürliche Weise Geschmack zuzufügen und dabei sogar noch Kosten zu reduzieren, sind:

---

14 „Bottled Life – Das Geschäft mit dem Wasser", Schweiz, Deutschland (2012), Regie: Urs Schnell

- Eine frische Ingwerwurzel oder frische Pfefferminze mit heißem Wasser übergießen. 4 Gramm Ingwer reichen für 1 Liter Tee oder Wasser.

- Tiefkühl-Heidelbeeren, Gurke und/oder andere Kräuter wie Basilikum in kühles Wasser legen und auftauen bzw. einige Minuten ziehen lassen.

- Ein Spritzer Zitronensaft in heißem oder kaltem Wasser sorgt ebenso für frische Abwechslung.

Heute nehme ich immer eine Thermoskanne mit *meinem* Tee mit zur Arbeit – der ist einfach, schnell, günstig und zu 100 Prozent selbstgemacht!

Auch beim Kaffee lohnt sich die frische Zubereitung – Gaumen und Geldbeutel freuen sich. Eine Tasse Filterkaffee kostet nach meiner Berechnung weniger als 0,05 Euro (inklusive Filter, exklusive Wasser). Meiner Meinung nach geht nichts über einen Filterkaffee, aufgebrüht in einem Porzellanfilterhalter. Die Temperatur des Wassers von 90 bis 96 °C ist das Geheimnis guten Kaffees[15]. Es braucht keinen Druck, nur frisch aufgekochtes Wasser, das direkt aus dem Wasserkocher über das Kaffeepulver gegossen wird. Das geht schnell, ist günstig und schmeckt hervorragend.

Zudem hat Filterkaffee gegenüber den anderen Zubereitungsarten einen entscheidenden Vorteil: Im Papierfilter bleibt ein hoher Anteil von zwei fettähnlichen Substanzen Cafestol und Kaherol hängen, die das „böse" LDL-Cholesterin und die Blutfette erhöhen können. Wer also

---

15 https://www.planet-wissen.de/gesellschaft/trinken/kaffee/ pwiewiebrueheichdenperfektenkaffee100.html#:~:text=Die%20ideale%20 Temperatur%20f%C3%BCr%20das,sich%20die%20Aromastoffe%20zu%20schnell

auf seine Blutfettwerte achtet, für den empfiehlt es sich, auf Filterkaffee umzusteigen. (Oder auch, wer es gar nicht erst so weit kommen lassen möchte, dass der Blutstoffwechsel „entgleist".)

In den letzten Jahren sind Fertigkaffeegetränke aus dem Becher à la „Caffè Latte Vanilla" modern geworden. Sie haben genauso wenig mit einer naturnahen Ernährung zu tun wie das Pulver für Cappuccino und Co. zum Anrühren. Übrigens gehören diese Getränke streng genommen nicht in die Kategorie „Kaffee", sondern „Milchgetränke", da sie größtenteils aus Milchprodukten bestehen.

Saft

Wie wird Saft hergestellt? Wie viel Frucht ist noch im Saft erhalten? Als ich mich mit diesen Fragen auseinandersetzte, führte das zu interessanten Erkenntnissen:

Die meisten Säfte bestehen aus Konzentrat. Das heißt, dass die ursprünglichen Früchte – etwa Orangen – gepflückt, gepresst und zu Konzentrat eingedampft werden. Das Konzentrat wird dann ins Abfüllland – etwa Deutschland – geliefert und dort mit Wasser aufgefüllt. Dieser Saft darf als „Obstsaft aus 100 Prozent Frucht" deklariert sein, allerdings mit dem Hinweis „aus Fruchtsaftkonzentrat".

Die Bearbeitungsformen Trocknen und Pressen von frischen Lebensmitteln ergeben im NOVA-Konzept trotzdem den offiziellen Score #1, die Säfte werden also wie ein unverarbeitetes Lebensmittel gewertet. Wie ich schon sagte: Ich finde es wichtiger, eine gesunde Ernährung nach NOVA grundsätzlich verstanden zu haben, als 1:1 einem Konzept zu folgen. Der Aha-Effekt war für mich die naturnahe Ernährung aus frischen, unverarbeiteten Lebensmitteln.

Es liegt auf der Hand, dass bei Verarbeitung und Transport Aroma und Vitamine verloren gehen. Passt ein solches Produkt zu einer naturnahen Ernährung? Wir haben für uns beschlossen: Nein! Und deshalb gibt es bei uns nur Orangensaft aus frisch gepressten Orangen. Es ist immer ein kleines Happening: Orangen halbieren, nach und nach pressen und – genießen. Da ein Netz Orangen nur etwa, bzw. bis zu einen Liter Saft ergibt und dieser damit kostenintensiver als der Konzentrat-Saft ist, kommt er bei uns nicht ganz so häufig auf den Tisch. Dafür bleibt der Saft auch etwas Besonderes, und wir wissen ihn noch mehr zu schätzen.

Wer nicht selbst pressen möchte, kann Obst zu einer Mosterei bringen, die es überall gibt. Dort werden auch die Äpfel, Birnen und Co. von Privatleuten verarbeitet – und das sogar sehr gern. Wer keinen eigenen Garten mit Obstbäumen hat, wird eventuell auf Streuobstwiesen fündig. Auch diese gibt es in vielen Regionen, und zumindest bei Bäumen im Eigentum der Kommune ist es häufig erlaubt, das (heruntergefallene) Obst einzusammeln und für den eigenen Gebrauch mitzunehmen. Auf der Internetseite https://mundraub.org sind diese Bäume auf einer Karte eingetragen. Trotzdem empfiehlt es sich, vorher bei der Kommune nachzufragen, welche Regeln für welche Bäume und Sträucher gelten.

Milch

Auch wenn die weiße Flüssigkeit ziemlich gleich aussieht – ob aus der Flasche, Tüte oder Milchkanne: Milch ist nicht gleich Milch! Zum einen gibt es große Unterschiede bei der Art der Verarbeitung (mehr dazu gleich). Hier ist der NOVA-Score eher ungenau, denn Milch ist nach Open Food Facts NOVA-Score #1 – unabhängig vom Verarbeitungsgrad. Zum anderen ist die Qualität der Milch abhängig davon, was die Kühe gefressen haben. Am wertvollsten gilt Milch aus Weidehaltung. Die Kühe verbringen viel Zeit freilaufend auf der Weide und fressen dort frisches Gras. Diese Milch enthält gesunde Omega-3-Fettsäuren und gut verfügbares Eiweiß.[16] Daher lohnt es sich, bei Milch auf das Etikett zu achten. Was gar nicht immer so einfach ist, denn der Begriff „Weidemilch" ist nach Angaben der Verbraucherzentrale lebensmittelrechtlich weder definiert noch geschützt. Es gibt lediglich ein Urteil des Oberlandesgerichts Nürnberg aus dem Jahr 2017, demzufolge die Bezeichnung „Weidemilch" zumindest nicht irreführend ist, wenn die Kühe an mindestens 120 Tagen im Jahr für mindestens sechs Stunden täglich auf der Weide stehen. Andersherum heißt das: Selbst wenn die Kühe die restlichen 245 Tage des Jahres ausschließlich im Stall stehen, darf ihre Milch als Weidemilch verkauft werden. Es braucht auch nirgends angegeben werden, ob und was zugefüttert wird, wenn kein oder nicht genügend frisches Gras zur Verfügung steht. Meist ist das Heu und/oder Kraftfutter, das oft aus Soja besteht. Bei Soja kann der Anbau bedenklich sein – etwa wenn die Sojabohnen in Südamerika angebaut und/oder gentechnisch verändert wurden.

Bio-Milch stammt oft, aber nicht immer aus Weidehaltung. Unabhängig von der Haltungsform ist die Weide in der kalten Jahreszeit oft nur eingeschränkt oder gar nicht nutzbar.

Ein wenig Sicherheit geben die Label „Pro Weideland" und „Für mehr Tierschutz" des Deutschen Tierschutzbunds in der Premium-Stufe (zwei Sterne). Sie garantieren zumindest den Weidegang von Frühjahr bis Herbst.

---

16 Quelle: Dr. med. Matthias Riedl: Mein Weg zur gesunden Ernährung. Aktuelle Antworten auf die 100 wichtigsten Ernährungsfragen. ZS Verlag 2020

Für Milch gibt es verschiedene Bearbeitungsstufen und Verfahren zur Haltbarkeitsmachung. Rohmilch ist die Milch „direkt von der Kuh", also vollkommen unbearbeitet. Der Genuss wird wegen der möglicherweise noch enthaltenen krankmachenden Keime (u. a. Listerien und Salmonellen) nicht für alle Menschen empfohlen. Für Schwangere, chronisch Kranke und Kleinkinder sind Rohmilchprodukte tabu.

Die meiste Milch wird zur Haltbarmachung pasteurisiert, also erhitzt, und für eine einheitliche Konsistenz homogenisiert, indem das Fett unter Druck in einer feinen Düse zerkleinert wird. Milch gilt im Lebensmittelrecht übrigens nicht als Getränk.

Hier erhältst du einen Überblick über die verschiedenen Milchsorten nach Frische und Verarbeitungsgrad (in Anlehnung an Dr. Watson alias Autor Hans-Ulrich Grimm):[17]

1. Rohmilch bzw. Vorzugsmilch

Rohmilch wird nur gekühlt und ist unverpackt nur direkt beim Bauern oder der Molkerei erhältlich. Sobald die Rohmilch abgepackt ist, wird sie vorher zusätzlich zur Kühlung filtriert. Dann wird die Rohmilch zur Vorzugsmilch. Vorzugsmilch wird nach dem Melken filtriert und auf 4 °C gekühlt. Sie ist maximal 96 Stunden lang haltbar.

2. Pasteurisierte (Bio-)Milch

Jeder kann sich umschauen, welche regionalen Molkereien es in der näheren Umgebung gibt. Auch im Supermarkt und selbst bei vielen Discountern ist regionale Milch zu finden.

---

17 https://food-detektiv.de/lexikon/?lex_search=Milch

Meine persönlichen Empfehlungen für einen Teil von Niedersachsen (ggf. gibt es regionale Unterschiede bei Preis und Verfügbarkeit):

- „Tagesfrische Vollmilch" von Hemme, 1,25 Euro/Liter (Norddeutschland) (2021)
- „BIO Frische Vollmilch" von Schwarzwaldmilch, 1,79 Euro/Liter (2021)
- „Frische Vollmilch" von Paul Söbbeke in Demeter-Qualität, 1,89 Euro/Liter (2021)

3. Pasteurisierte und homogenisierte Milch

Die wohl größte Produktkategorie mit zahlreichen Marken und Preisen, im Handel als „Frischmilch" oder „Frische Vollmilch" zu finden, manchmal auch als „traditionell hergestellte Frischmilch". Sie wurde bei geringeren Temperaturen und/oder kürzere Zeit pasteurisiert und ist daher nach Kauf und Anbruch nur wenige Tage haltbar.

4. ESL-Milch

ESL-Milch (englisch für „Extended Shelf Life", also „längere Haltbarkeit im Regal") ist in Deutschland seit 1990 erhältlich. Zur Konservierung werden die Mikroorganismen mechanisch abgetrennt, danach wird ESL-Milch erhitzt – stärker als pasteurisierte Milch, aber nicht so stark wie H-Milch.

ESL-Milch ist erkennbar an Bezeichnungen wie „länger frisch", „längerfrische Milch", „extra lange frisch", „länger haltbar" auf dem Etikett.

- „Frische Vollmilch" von REWE Bio, 1,09 Euro/Liter (2021)
- „Frische Weidemilch" von Hansano, 1,35 Euro/Liter (2021)
- „Frische Landmilch" von Landliebe, 1,59 Euro/Liter (2021)

5. H-Milch

H-Milch kam in den 1960er-Jahren in den Handel. Sie wird nicht pasteurisiert, sondern ultrahocherhitzt – das heißt, sie wird wenige Sekunden auf eine hohe Temperatur von 135 bis 150 °C erhitzt und sofort wieder auf 4 bis 5 °C heruntergekühlt. Dadurch ist sie verschlossen länger haltbar als die anderen Milchsorten, bis zu einem halben Jahr. H-Milch verliert durch diese Verarbeitung an Geschmack und Vitaminen.

Im zweiten Verarbeitungsschritt wird H-Milch homogenisiert. Meistens wird sie dann in Getränkekartons abgefüllt.

H-Milch gibt es von vielen Herstellern und als Eigenmarke. Mit etwa 0,75 Euro/Liter (2021) ist sie sehr billig.

6. Dosenmilch/Kondensmilch, Milchpulver

Damit aus der Milch die Kondensmilch aus der Dose oder dem Päckchen wird, sind noch mehr Verarbeitungsschritte nötig – ebenso beim Milchpulver: Die Milch wird unter anderem eingedampft, wodurch ihr das Wasser entzogen wird. Danach wird sie homogenisiert und abgepackt. In der Verpackung folgt die Sterilisation, das heißt, sie wird bei sehr hohen Temperaturen erhitzt. Die so gewonnene Milch ist weit vom Ursprungsprodukt entfernt und folgerichtig NOVA #4.

7. Kindermilch (Säuglingsmilch und Folgemilch)

Am weitesten entfernt von natürlicher Milch (in diesem Fall: Muttermilch) sind die diversen Milchpulver, die die Industrie für die Ernährung von Babys und Kindern anbietet. Ob Folgemilch überhaupt nötig ist, ist umstritten. So findet etwa die Weltgesundheitsorganisation (WHO) diese „unnötig und unangemessen". Sie führe zu unausgewogener Ernährung der Kleinen und zu einer „höheren Proteinzufuhr und einer geringeren Zufuhr von essenziellen Fettsäuren, Eisen, Zink und B-Vitaminen als von der WHO für ein angemessenes Wachstum und eine angemessene Entwicklung von Säuglingen und Kleinkindern empfohlen."[18]

Im Jahr 2014 äußerte das Bundesinstitut für Risikobewertung (BfR) in einem Abschlussbericht zum Thema Kindermilch seine Bedenken: Die Kindermilch führe „zu unnötigen oder sogar unerwünscht hohen Nährstoffaufnahmen" und zudem werde durch die zugesetzten industriellen Aromen „bei Kleinkindern die Geschmacksprägung gestört".[19]

Eines ist klar: Naturnah ist keines der industriell hergestellten Produkte. Vielmehr ähnelt die Zutatenliste einem „Chemiebaukasten", wie Dr. Watson alias Hans-Ulrich Grimm (a. a. O.) schreibt. Fast unnötig zu erwähnen, dass diese Produkte unter NOVA #4 fallen.

Mehr zur Ernährung von Kindern erfährst du im Kapitel *Kinderernährung – Was bekommen die Kleinen für einen guten Start ins Leben?*.

---

18 https://food-detektiv.de/lexikon/?lex_st=0&lex_search=Kindermilch
19 https://www.bfr.bund.de/cm/343/aromastoffe-in-saeuglingsnahrung.42803907.pdf

GÄRTNERN – KÜBELWEISE GEMÜSE

Wer wirklich wissen will, wie die eigenen Lebensmittel angebaut und behandelt werden, dem bleibt fast nur eines: selbst gärtnern! Das ist nicht mal aufwendig – wenn du weißt, wie's geht!

Was Gärtnern angeht, habe ich in meiner Kindheit eher schlechte Erfahrungen gemacht – Gärtnern war für mich gleichbedeutend mit „Unkraut jäten". Für Kinder keine besonders spannende Tätigkeit und zudem wenig ergebnisorientiert.

Deshalb war ich am Anfang auch etwas zurückhaltend, als es um die Frage ging, was wir mit unserem 1.800 Quadratmeter großen Grundstück machen. Klar war, dass die Pflanzen, die zu den bestehenden Apfel-, Kirsch- und Nussbäumen dazukommen, pflegeleicht sein sollen – doch welche, dazu konnten wir uns lange nicht entscheiden. So kam es, dass wir unseren großen Garten viele Jahre lang als Spielwiese nutzen, ohne irgendeinen Aufwand zu haben (das Mähen übernahm seit Bens Geburt der Mähroboter). Irgendwann juckte es uns dann doch in den Fingern, mehr zu machen, und wir legten Hochbeete an, die wir mit Erdbeeren bepflanzten. An sich eine schöne und leckere Sache, die allerdings einen Haken hatte: Die Erdbeeren waren viel später reif als die Früchte aus dem Supermarkt oder vom Erdbeerfeld, denen wir nicht widerstehen konnten. Und gegen Ende der Erdbeersaison hatten wir dann nicht mehr so viel Appetit auf die süßen Früchte. Außerdem blieb nicht aus, die Erde alle paar Jahre auszuwechseln, und das war immer ganz schön aufwendig.

Schließlich machte ich bei einem Freund eine interessante Entdeckung: Er baute sein Gemüse in großen Maurerkübeln an. Da machte es bei mir klick – ich wollte das Hochbeet durch ein Kübel-Beet ersetzen, sozusagen ein Mini-Hochbeet! Gedacht, getan. Mittlerweile stehen weitere Kübel an vielen Stellen auf unserem Grundstück, und ein paar Pflanzsaisons später können wir sagen: Es hat sich gelohnt. Statt „nur" Erdbeeren probieren immer mal wieder Neues aus, was wir kinderleicht in unseren Kübeln anbauen können: Gurken, Möhren, Paprika, Radieschen, Romanasalat, Tomaten und Zwiebeln, also Gemüse, das uns schmeckt und wovon wir viel verbrauchen. Dazu frische Kräuter – in unseren Kübeln gedeiht sogar das anspruchsvolle Basilikum!

Früher dachte ich, dass es schwierig ist, das eigene Gemüse anzubauen. Doch die Erfahrung hat gezeigt: Das Gärtnern in Kübeln ist unkompliziert und macht wenig Arbeit. Die Erde wird, wie auch zuvor im reinen Erdbeer-Hochbeet, ab und zu ausgetauscht. (Wichtig ist es, auf die Fruchtfolge zu achten, also in frischer Komposterde zuerst starkzehrendes Gemüse, ein Jahr später mittelzährendes und dann im dritten Jahr schwachzehrendes anzubauen.) Dabei bekommt nicht jeder Kübel jedes Jahr neue Erde. Pflanzenschutzmittel gibt es bei uns nicht. Manche Pflanzen haben wir bei uns aus den Samen vorgezogen, manche als Setzlinge gekauft (auch um auszuprobieren, welche besser wachsen). Ist das angehende Gemüse erst einmal im Kübel, gibt es nicht mehr zu tun, als es einmal täglich zu gießen. Gesiebter Kompost, den wir auch als Erde nutzen, ist gleichzeitig der Dünger. Das spart uns das Düngen in der Gartensaison. Bei der Gartenarbeit macht unser großer Sohn schon mit Begeisterung mit – ob es das Kompostsieben, das Aussäen, das Wässern, das Ernten oder das erneute Kompostieren ist. Wir achten darauf, dass unsere Kinder das schöne Ergebnis sehen. Außerdem lernen und erleben sie, wie Pflanzen wachsen und was sie am Ende der Saison Leckeres ernten können. So lernen sie den kompletten Kreislauf der Natur kennen. Unser Ben zupft gerne das Unkraut – ganz ohne Druck von uns, sondern einfach, weil er will, dass das Gemüse gut wächst. Schließlich wird es eines Tages auf unseren Tellern landen. Ben hat schon verstanden (und Luke wird sicher schon bald verstehen), dass im Boden Nährstoffe sind, die die Pflanzen zum Wachsen brauchen, und dass Unkraut ein Teil der Nährstoffe „klaut" und dass Gemüse nicht nur vom Super- oder Wochenmarkt kommt.

Die Kübel stehen bei uns im Garten, die meisten unter freiem Himmel. Nur die regenempfindlichen Tomaten und Gurken brauchen ein Dach – etwa ein Terrassendach, damit der Regen nicht direkt auf die Pflanzen fällt. Dann ist selbst für diese Pflanzen weder Folie noch ein Gewächshaus nötig. Rein aus Interesse habe ich kalkuliert, ob sich ein Gewächshaus lohnen würde: In einem Gewächshaus ist zwar ein etwas höherer Ertrag zu erwarten, weil die Pflanzen weniger den Wetterschwankungen ausgesetzt sind. Außerdem wird die Erntezeit so um etwa einen bis zwei Monate verlängert. Ein richtiges, qualitativ hochwertiges Gewächshaus, das für unseren Garten bzw. uns infrage käme, kostet 10.000 Euro an Anschaffungskosten. Das rentiert sich nicht. Selbst eine Variante aus dem Baumarkt, die nicht gleich beim ersten Wind zusammenfällt, schlägt immer noch mit fast 1.000 Euro zu Buche. Diese Kosten wären erst nach zehn Jahren wieder drin. Ob das Gewächshaus so lange hält, wage ich zu bezweifeln. (Mittlerweile haben wir für unsere Tomaten ein Tomatenhaus gebaut.)

Unsere Mörtelkübel und Pflanzcontainer (Pflanzcontainer kommen schon fix und fertig mit Löchern – die muss man bei den Mörtelkübeln erst noch reinbohren) kosten zwischen 6 und 15 Euro und haben ein Volumen von jeweils etwa 65 Liter. Die Mörtelkübel sind etwas günstiger in der Anschaffung, wegen der schwarzen Farbe erwärmen sie sich bei Sonnenschein allerdings schneller. Deshalb brauchen die Gemüsepflanzen darin mehr Wasser. Vom Ertrag her macht es keinen Unterschied, ob das Gemüse in Mörtelkübeln oder Pflanzcontainern gezogen wird – es gedeiht in beiden bestens und ist gleichzeitig vor Wühlmäusen (von denen wir hier viele haben) geschützt. Ein weiterer Vorteil: Der Austausch der Erde alle ein bis drei Jahre geht schnell und einfach über die Bühne. Fürs Kübelgärtnern brauchst du theoretisch nicht mal einen Garten – eine Terrasse oder ein Balkon genügen.

Es ist also kein Wunder, dass das Gärtnern mit Kübeln in den letzten Jahren zum Trend geworden ist. Zu Recht. Kübelgärtnern ist ganz einfach und lohnt sich! Und wenn du die Sache entspannt angehst und dir keinen Druck machst, wirst du damit viel Freude haben. Mit dieser Einstellung praktizieren auch wir das Gärtnern: Selbst wenn etwas mal nicht so gut wächst, haben wir eine Erfahrung gesammelt, aus der wir lernen und mit der wir einen neuen Versuch starten können.

Kleiner Tipp: Ein Hochbeet ist prinzipiell ein großer Kübel. Wer etwas mehr Platz zur Verfügung hat, kann auch ein Hochbeet bauen.

Urban Gardening und Co.

Wie du gemerkt haben dürftest, bin ich vom Kübelgärtnern richtig begeistert, und es funktioniert bestens für uns. In den letzten Jahren gibt es weitere Trends in Richtung Eigenanbau – und somit viele

Möglichkeiten, das eigene Gemüse zu ziehen und genau zu wissen, wo es herkommt und ob es behandelt worden ist.

Der wahrscheinlich aktuellste Trend ist „Urban Gardening", also das städtische Gärtnern: Auf Flächen, die derzeit nicht genutzt werden – etwa wenn die Stadt noch nicht abschließend entschieden hat, was nach einem Abriss mit der entstandenen Freifläche passieren soll –, werden Hochbeete angelegt. Warum Hochbeete? Ganz einfach, Hochbeete haben den Vorteil, dass sie flexibel sind, also an den nächsten Ort weiterziehen können, wenn die Fläche, auf der sie stehen, wieder anderweitig genutzt bzw. neu bebaut wird.

Der gute alte Schrebergarten hat noch nicht ausgedient und liegt vor allem in Großstädten auch bei den jüngeren Generationen wieder voll im Trend. In einigen Regionen gibt es Landwirte, die auf einem Teil ihrer Felder Gemüse säen und Pflanzen und parzellenweise fürs Gärtnern vermieten. Wenn das nur für jeweils eine Saison erfolgt und die Parzellen im Folgejahr neu vergeben werden, heißt dieses Modell „Saisongärten". Manchmal gehören neben Gemüse auch Blumen und Obst zum Angebot.

Andere Modelle nennen sich Gemeinschaftsgärten, Stadtteilgärten oder auch solidarische Landwirtschaft. Auch Initiativen wie die „Essbare Stadt" verfolgen den Ansatz, in der Stadt Gemüse und Obst zu ernten. Viele Städte unterstützen die diversen Modelle.

Bei vielen Formen des modernen Gärtnerns geht es nicht nur darum, gute und günstige Lebensmittel zu ernten. Der Gemeinschaftsgedanke ist dabei mindestens genauso wichtig – ganz besonders bei den selbstorganisierten Projekten. Das kann etwa bedeuten, sich gegenseitig zu unterstützen und voneinander zu lernen. Der ökologische Gedanke, regional und oft in Bio-Qualität anzubauen, kommt noch hinzu.

Dich juckt es nun im grünen Daumen? Wenn dich dieser Gemeinschaftsgedanke reizt und/oder du keine Möglichkeit hast, im eigenen Garten oder auf dem Balkon für frisches Gemüse und Obst zu sorgen, schau dich doch im Internet nach Initiativen in deiner Nähe um. Bekannte Anbieter mit überregionalem Angebot sind zum Beispiel „Meine Ernte" (https://www.meine-ernte.de/garten-mieten/) und „Ackerhelden" (https://www.ackerhelden.de).

KINDERERNÄHRUNG – WAS BEKOMMEN DIE KLEINEN FÜR EINEN GESUNDEN START INS LEBEN?

Unzählige Ratgeber zum Thema Kinderernährung, sich ständig ändernde „Moden" bei der Kinderernährung (nur ein Beispiel: Stillen!), die verführerische Werbung der Lebensmittelindustrie mit ihren angeblich so praktischen Produkten, die auch vor Kindergartenkindern nicht Halt macht, um Kaufentscheidungen und Geschmack zu beeinflussen – wie sollen Eltern da noch wissen, was gut ist für ihr Kind?

Im Mutterleib

Das heranwachsende Kind kommt im Mutterleib zum ersten Mal mit Nahrung in Kontakt. Dass Alkohol, Zigaretten und andere Drogen ungesund sind und das Kind schädigen, hat sich inzwischen hoffentlich überall herumgesprochen. Doch wie sieht es aus mit industriell hochverarbeiteter Nahrung, die die werdende Mutter zu sich nimmt?

Die sogenannte pränatale Programmierung beeinflusst schon ganz am Anfang das spätere Leben des Kindes in vielen Bereichen: Geschmack – darüber später mehr – Gewichtsregulation, Leistungsfähigkeit des Gehirns, die Widerstandsfähigkeit gegen Krankheiten und Stress bis hin zum Verhalten: Die Basis für ein ganzes Leben wird schon in den ersten neun Monaten gelegt. Selbst für Krankheiten, die erst im Erwachsenenalter auftreten.

Schon lange ist bekannt, dass der sogenannte Neuralrohrdefekt (im Volksmund wird eine der möglichen Folgen „offener Rücken" genannt) oft in einem direkten Zusammenhang mit dem Ernährungsstatus der werdenden Mutter steht: Wenn sie sich unausgewogen ernährt, steigt das Risiko auf diese Fehlbildung. Derselbe Zusammenhang wurde für angeborene Herzfehler und Hyperaktivität festgestellt. Lange Zeit hat sich die Medizin auf einzelne Nährstoffe wie die Folsäure oder Vitamin D festgelegt. Die Werbung (und mit ihr viele Ärzte) empfiehlt zwar bis heute, Folsäure „ab dem Kinderwunsch" zu nehmen, doch es mehren sich die Hinweise, dass der Fokus auf nur einen Nährstoff nichts bringt oder sogar schädlich sein kann. Viel wichtiger ist dagegen eine abwechslungsreiche Ernährung mit viel Gemüse und Obst, Vollkornprodukten, gesunden Fetten und wenig Fleisch. Dazu wenig Zucker und keine Zuckeraustauschstoffe. Vitamine aus der Retorte sind bei einer gesunden werdenden Mutter gar nicht nötig. Bei Vitamin D hat sich sogar herausgestellt, dass Tabletten entweder gar nichts bringen oder sogar einen gegenteiligen Effekt haben – nämlich ein erhöhtes Risiko für Heuschnupfen oder eine Kuhmilchallergie für das Kind.

Ein heranwachsendes Kind im Mutterleib braucht selbstverständlich viele verschiedene Nährstoffe, um gut zu wachsen und zu gedeihen. Bestenfalls funktioniert der natürliche Mechanismus noch: Fehlt einer der Nährstoffe, die Mutter und Kind benötigen – etwa Folsäure –, bekommt die Schwangere Appetit auf Lebensmittel mit viel Folsäure: grünes Blattgemüse, Rosenkohl, Eigelb, Leber. Und das Kind erhält die Versorgung, die es braucht. So läuft es bestenfalls. Leider ist der natürliche Appetit durch die Industrienahrung und mit ihr die verführerische Werbung oft so beeinflusst, dass dieser natürliche Mechanismus gestört ist.

Über diesen und weitere Zusammenhänge zwischen Industrienahrung und Gesundheit des werdenden Kindes gibt es einige Erkenntnisse, die sich anscheinend nicht durchgesetzt haben. Ansonsten wären nicht nur auf Alkoholflaschen, sondern auch auf Cola-Flaschen Warnhinweise für Schwangere.

Warum Cola? Die süße Brause hat gleich mehrere Nachteile für das werdende Kind: Zum einen wird es schon im Mutterleib auf „süß" programmiert. Das gilt natürlich nicht nur für Cola, sondern für alles, was viel Zucker enthält. Das zweite Problem dabei ist die Fruktose – wie der zweite Baustein des weißen Haushaltszuckers neben der Glukose. Zu viel Fruktose erhöht Forschern der Universität Texas zufolge das Risiko für Fettleibigkeit und Bluthochdruck und kann sogar die Gehirnentwicklung verändern und ein möglicher Faktor für Autismus sein. Zu diesen Ergebnissen kamen die Forscher 2016 bei einer Studie mit trächtigen Ratten und Mäusen.

Zudem erhöht eine Ernährung mit viel Zucker sowie allen Produkten, die den Blutzuckerspiegel schnell ansteigen lassen, das Risiko für Diabetes Typ 4 – den sogenannten Schwangerschaftsdiabetes. Der nicht nur unangenehme Folgen für die Frau, sondern auch für das Kind haben kann: Es wird regelrecht von Zucker überflutet. Das stört zum einen viele der wichtigen Vorgänge im Wachstum. Zum anderen sind Kinder von Frauen mit Schwangerschaftsdiabetes später eher übergewichtig, oft schon im Kindesalter. Zu den verhängnisvollen Produkten mit einer hohen glykämischen Last gehören viele der Industrieprodukte, die aus Weißmehl hergestellt sind, wie Chips, Cornflakes, und auch die gesüßten Getränke. Zwar weisen auch einzelne, frische Lebensmittel wie Kartoffeln und Reis eine hohe glykämische Last auf. Diese sinkt jedoch, wenn mehrere Lebensmittel miteinander kombiniert und/oder Ballaststoffe in Vollkornprodukten, Obst und Gemüse verzehrt werden. Daher ist bei einer abwechslungsreichen, naturnahen Ernährung das Risiko für Diabetes Typ 4 (oder auch 2) geringer.

Wer nun meint, einfach zu Drinks mit Süßstoffen à la Cola Light zurückgreifen zu können, irrt leider. Besonders der synthetische Süßstoff Aspartam hat dieselben negativen Auswirkungen wie Zucker. Und nicht nur das: Einer dänischen Studie aus dem Jahr 2010 zufolge erhöht eine Light-Limonade pro Tag das Risiko für Frühgeburten um 38 Prozent. Bei vier Limonaden steigt das Risiko sogar um 80 Prozent!

Hinzu kommt: Phenylalanin, ein Bestandteil von Aspartam, steht im Verdacht, die Gehirnentwicklung des Ungeborenen zu beeinflussen. Phenylalanin kommt auch ganz natürlich in vielen Lebensmitteln vor, denn es ist ein Eiweißbaustein, eine sogenannte Aminosäure. Während der Verdauung spaltet der Körper Aminosäuren auf und nutzt sie als „Baumaterial". So weit, so natürlich. Wer viele Light-Limos trinkt oder Aspartam in anderer Form zu sich nimmt, steigert damit signifikant die Konzentration von Phenylalanin im Blut – weit über das natürliche und für den Körper verträglich Maß hinaus, und der Körper ist dann mit dem Abbau schlicht überfordert. Bei Schwangeren, die eine größere Menge Light-Limos bzw. Aspartam konsumiert haben, wies der US-amerikanische Forscher Louis L. Elsas nach, dass sich die Phenylalanin-Konzentration im Blut verdreifacht hat – von normalerweise 50 auf

150 Mikromol. In der Plazenta ist die Konzentration nochmal doppelt bis vierfach so hoch – bis zu 1.200 Mikromol wurden hier gemessen. Im Tierversuch stellte er fest, dass eine solch hohe Konzentration viele Nervenzellen der Ungeborenen tötet. Daher liegt der Verdacht nahe, dass auch die Gehirnentwicklung der Ungeborenen beeinträchtigt wird. Die mögliche Folge: Mikrozephalie – eine Fehlentwicklung, bei der Kopf und Gehirn verkleinert sind. Kinder, die damit geboren werden, bleiben meist geistig zurück und/oder leiden an weiteren Geburtsdefekten. Übrigens können auch Drogen wie Alkohol und die Droge Crystal Meth zu einer Mikrozephalie führen.

Es ist also ratsam, besonders während der Schwangerschaft auf Süßstoffe zu verzichten. Ein Blick auf die Zutatenliste kann hilfreich sein: Wenn ein Lebensmittel die Süßstoffe Aspartam (E 951), Neotam (E 961) oder Aspartam-Acesulfamsalz (E 962) enthält, sind diese anzugeben. Zusätzlich ist der Hinweis „enthält eine Phenylalaninquelle" auf der Verpackung Pflicht – nicht nur zum Schutz von Ungeboren, sondern auch für Menschen mit der angeborenen Stoffwechselstörung Phenylketonurie (PKU). Sie können Phenylalanin wegen einer genetischen Veränderung nicht abbauen. Und das reichert sich dann im Körper an und kann ohne entsprechende Behandlung zu schweren Entwicklungsstörungen führen.

Außerdem: Nicht nur für die Gesundheit, sondern auch für den Geschmack werden in der Schwangerschaft die Weichen gestellt – und das schon früh: Spätestens in der 14. Schwangerschaftswoche sind die Geschmacksknospen des Fötus voll funktionsfähig. Er nimmt über das Fruchtwasser Stoffe aus der Ernährung der Mutter auf. Das ist die Vorbereitung auf die Umwelt, in der das Kind später lebt. Es passt sich also schon im Mutterleib an die Ernährungsgewohnheiten an. Und womit ist es wohl besser fürs Leben gerüstet? Mit einer abwechslungsreichen Ernährung, die natürlicherweise alle nötigen Nährstoffe enthält? Oder mit Industrieprodukten, eventuell flankiert von ebenso unnatürlichen Vitaminpillen?

Die ersten 1.000 Tage sind prägend

Mit der Geburt ist die Prägung natürlich noch nicht vorbei. Die Ernährungswissenschaft geht davon aus, dass die ersten 1.000 Tage – inklusive der Zeit im Mutterleib – entscheidend sind für die Geschmacksvorlieben und die Gesundheit des Kindes.

Auch nach der Geburt entwickeln sich Geschmacks- und Geruchssinn des Kindes weiter. Und natürlich ist es weiterhin entscheidend, was der oder die Kleine bekommt.

Muttermilch gilt seit den 1970er-Jahren in der westlichen Welt (wieder) als das Nonplusultra für die ersten Lebensmonate. Sie enthält alles, was der kleine Körper zum Wachsen und Gedeihen braucht. Zudem schützt sie vor Allergien und anderen Krankheiten. Später wird das Stillen durch Beikost ergänzt.

Das Bundesinstitut für Risikobewertung und die Nationale Stillkommission empfehlen (Stand: 2015):[20]

- Säuglinge (mit und ohne Allergierisiko) mindestens bis zum Beginn des 5. Monats ausschließlich zu stillen;
- auch nach Einführung von Beikost – frühestens mit Beginn des 5. Monats, spätestens mit Beginn des 7. Monats – Säuglinge weiter zu stillen.

---

20 https://www.mri.bund.de/fileadmin/MRI/Themen/Stillkommission/ Stellungnahme_2015_s3-Leitlinie_Allergiepraevention.pdf

- Ab wann ein Säugling innerhalb des genannten Zeitfensters zusätzlich Beikost benötigt, ergibt sich individuell in Abhängigkeit vom Gedeihen und der Essfähigkeit des Kindes.
- Die Stilldauer insgesamt bestimmen Mutter und Kind.

Der letzte Satz mag ein Hinweis darauf sein, niemanden unter Druck zu setzen und dass sich die Moden in Sachen Stillen durch die Zeit, Regionen und Schichten gewandelt haben: In den oberen Schichten des 19. Jahrhunderts galt Stillen als „unschicklich". Wer es sich leisten konnte, bezahlte dafür eine Amme. In manchen Gegenden – vor allem in Süddeutschland – hatten die Bäuerinnen wegen der vielen Arbeit auf dem Feld gar keine Gelegenheit, ihre Kinder zu stillen. Vor dem gleichen Problem standen die Arbeiterinnen, die zu Beginn der Industrialisierung in den Fabriken schufteten. Die Folge war eine hohe Kindersterblichkeit, die zu dieser Zeit nicht mal mit der schlechten Ernährung – etwa mit Brot, unhygienisch gewonnener und oft von Tuberkulose belasteter Kuhmilch und Ei – in Verbindung gebracht wurde.

Da kam die Erfindung der Kindermilch durch Nestlé und ein ähnliches Produkt durch Justus von Liebig – die „Suppe für Säuglinge" – in den 1860er-Jahren gerade recht. Sie war eine Verbesserung gegenüber den selbstgemischten Mixturen. Die Kindersterblichkeit ging zurück – wohl auch, weil sich in der Bevölkerung allmählich das Wissen um den Zusammenhang zwischen der richtigen Ernährung von Säuglingen und Kleinkindern und deren Gesundheit verbreitete.

An die Nahrung von Säuglingen und Kleinkindern werden heute hohe Anforderungen gestellt. Sie unterliegt der Diätverordnung, die EU-weit gültig ist. So ist in der „EU-Verordnung 609/2013 über Lebensmittel für spezielle Verbrauchergruppen" etwa die Zusammensetzung, erlaubte Zusatzstoffe, die Höhe von Rückständen wie Pestiziden, die Kennzeichnung und die Aufmachung der Verpackung genau geregelt. Diese Verordnung wurde aktualisiert, und die Hersteller sind seit Februar 2021 unter anderem verpflichtet, sich an neue Mindest- und Höchstmengen für Vitamine, Mineralstoffe und Eiweiß zu halten.

Auch Informationen über die Ernährung von Säuglingen und Kleinkindern und Werbung unterliegen Bestimmungen. So dürfen Kennzeichnung, Aufmachung und Werbung für Säuglingsnahrung und Folgenahrung weder Kinderbilder noch andere Bilder oder einen Wortlaut haben, der den Gebrauch dieser Nahrung idealisieren könnte. Das Ziel dieser Bestimmungen: Die Mütter nicht vom Stillen abhalten.

Die Lebensmittelindustrie ist kreativ darin, neben der sogenannten Pre-Milch – die ja für die Kinder von Frauen, die nicht stillen können oder wollen, die einzige Alternative ist – weitere Produkte zu entwickeln. Allen voran die „Folgemilch", die auf die ersten Monate mit dem ersten Muttermilchersatz folgt. Ob diese wirklich nötig ist, ist umstritten.

Wer den Werbeversprechen und Aufmachungen der Säuglings- und Kinderprodukte erliegt, greift vielleicht auch noch zu Kindertees, Kindermüsli, Quetschobst und Kinderkeksen. Dass vor allem die Tees wegen des hohen Zuckergehalts schon lange in der Kritik sind – wegen der Karies durchs „Dauernuckeln" –, hat jahrzehntelang niemanden davon abgehalten, sie zu produzieren. Erst im Mai 2020 beschlossen Bundesregierung und Bundesrat ein Verbot von Zucker und anderen süßenden Zutaten in Säuglings- und Kleinkindertees mit exakter Altersangabe in Deutschland. Außerdem ist für diese Produkte nun ein Hinweis Vorschrift, dass bei der Zubereitung kein Zucker zugesetzt werden darf. Ob die Hersteller das Verbot einfach umgehen, indem sie die genaue Altersangabe streichen, wird sich zeigen.

Im Dezember 2018 kündigte die Bundesregierung zudem an, sich bei der Überarbeitung der Vorgaben für sogenannte Getreidebeikost – darunter fallen zum Beispiel Kinderkekse und Kinderzwieback – für möglichst niedrige Gehalte an zugesetztem Zucker auszusprechen. Eine 2019 durchgeführte Untersuchung zeigte, dass in Deutschland angebotene Kinderkekse für Kleinkinder ab sechs Monaten bis zu 26 Gramm Zucker pro 100 Gramm enthalten. Bis zum Regierungswechsel Ende 2021 ist in dieser Richtung noch nichts geschehen.

Ein weiteres, wohl nicht mehr wegzudenkendes Produkt auf dem lukrativen Markt der Kinderernährung: Brei in Gläschen. Auch für diesen gelten strenge gesetzliche Regelungen – zum Beispiel, was Verunreinigungen betrifft. Doch ob das, was am Ende aus dem Glas kommt, gesund ist? Babygläschen sind bis zu zwei Jahre lang haltbar. Wie ist eine solch lange Haltbarkeit von Lebensmitteln zu schaffen? Die Breie werden meist mehrfach gekocht und am Ende noch sterilisiert – also bei hohen Temperaturen erhitzt. Das tötet alle Keime. Bei solch einer alles andere als schonenden Verarbeitung werden auch die hitzeempfindlichen Vitamine zerstört. Zudem können bei der starken Erhitzung schädliche Stoffe entstehen – etwa Acrylamid, auch als „Krebsgift" bekannt, und Furan. Letztes bemängelte die Zeitschrift „Öko-Test" in den Jahren 2019 und 2021. Das Bundesinstitut für Risikobewertung stuft Furan als möglicherweise krebserregend ein. Trotzdem gibt es keine gesetzlichen Grenzwerte. Von solchen Stoffen steht natürlich nichts auf dem Etikett.

Die sterilen Breie bringen weitere Probleme mit sich: Wenn das Immunsystem nicht mit Keimen in Kontakt kommt, wird es nicht trainiert, zu reagieren. Krankheiten und Allergien können die Folge sein. Zudem sind die Gläschen insgesamt wenig abwechslungsreich. „Öko-Test" bemängelte 2019 einen zu geringen Gemüseanteil von unter 70 Prozent in vielen Breien. (Beim Nachfolgetest 2021 hatte sich das immerhin verbessert.)

Insgesamt hat Breikost weniger Nährwerte – oft nur die Hälfte eines selbstgekochten Breis, wie eine britische Studie aus dem Jahr 2013 belegt. Der typische Geschmack und Geruch, ähnlich der industriellen Dosennahrung, trainiert nicht die Geschmacksknospen, sondern programmiert schon die Kleinsten auf industrielle Nahrung und Süßes. Schon im Alter von einem Jahr bringen die Kinder, die überwiegend die Gläschenkost „genossen" haben, mehr auf die Waage als ihre Altersgenossen, bei denen naturnahe Lebensmittel auf den Tisch kommen – trotz gleicher Kalorienzufuhr beider Gruppen. Das belegten nordamerikanische Wissenschaftler. Die Gläschen-Kinder verlangen zudem eher nach Fast Food und Süßem und legen dadurch weiter an Körpergewicht zu.

Bei diesen vielen Fakten, die gegen Gläschennahrung sprechen, wundert es mich sehr, warum sie offiziell als gesund gilt. Vermutlich war die jahrzehntelange Beeinflussung durch die Werbung sehr erfolgreich. Zudem sind die Gläschen natürlich praktisch – für alle, die nicht selbst frisch kochen und deshalb auch nicht wissen, wie sie schnell und einfach wirklich gesundes Essen für ihr Baby und Kleinkind zubereiten können.

Dazu kommt: Die Nahrung aus dem Glas ist teuer. Bis zu fünfmal mehr kostet ein „Gericht" aus dem Glas als aus dem Kochtopf. Dabei geht es doch viel einfacher: Für unseren Jüngsten Luke pürierten wir unser eigenes, noch ungewürztes Essen. Das dauert auch nicht länger, als ein Gläschen aufzuwärmen.

Werbung und Sponsoring – so werden schon die Kleinen zu eifrigen Konsumenten

Wenn sich schon viele Erwachsene nicht der verführerischen Werbung für Pizza, Pommes, Cola und Co. entziehen können – wie können dann Kinder dazu fähig sein? Kinder sind noch leichter zu beeinflussen und treffen zudem schon viele Entscheidungen in Sachen Einkauf mit. Außerdem sind sie die erwachsenen Konsumenten von morgen. Bei den steigenden Übergewichts- und Adipositasraten wird die gezielte Werbung für Kinderpudding, Frühstücksflocken oder Überraschungseier immer mehr zum Problem.

Das erkannte auch die Politik. Auf Initiative der EU unterzeichneten Lebensmittelunternehmen im Jahr 2007 eine Selbstverpflichtung. Im sogenannten EU-Pledge sicherten sie zu, bestimmte Regeln für das Marketing für Produkte, die sich an Kinder richten, einzuhalten. Zunächst waren elf Konzerne aus dem Lebensmittelbereich dabei (Burger King, Coca-Cola, Danone, Ferrero, General Mills, Kellogg, Kraft Foods, Mars, Nestlé, PepsiCo und Unilever). Bis 2020 kamen noch einige mehr dazu, darunter die European Snack Association (Estrella-Maarud, Intersnack, Lorenz Snack-World, Unichips und Zweifel Pomy-Chip), McDonald's, Royal Friesland Campina, Arla und Lindt & Sprüngli. Die aktuell 23 Unternehmen decken nach eigener Aussage mehr als 80 Prozent der Werbeausgaben für Lebensmittel und Getränke in der EU ab.

Die beiden zentralen Punkte der Selbstverpflichtung sind:

1. Keine Werbung für Nahrungsmittel und Getränke an Kinder unter zwölf Jahren in TV, Print und Internet – außer, die Nahrungsmittel erfüllen gängige Ernährungskriterien. Als „an

Kinder unter zwölf Jahren gerichtete Werbung" definiert die Selbstverpflichtung alle Medien, bei denen Kinder unter zwölf Jahren mindestens 35 Prozent der Zuschauer ausmachen.

2. Keine Produktwerbung in Grundschulen, außer wenn sie explizit erbeten wird oder von der Schulleitung zu Bildungszwecken genehmigt ist.

Das klingt auf den ersten Blick gut. Doch der Teufel liegt wie so oft im Detail: Welche „gängigen Ernährungskriterien" angewandt werden, wurde nicht festgelegt. Das wurde dann auch von Organisationen wie foodwatch e. V. kritisiert. Foodwatch zog einen Vergleich mit dem Nährstoff-Profiling, in dem die WHO Anfang 2015 gesunde, für Kinder geeignete Lebensmittel definierte. Daraus folgte, welche Produkte für eine Vermarktung an Kinder freigegeben werden und welche nicht. Ein zentrales Ergebnis: Die Nährwertgrenzen, wonach ein Produkt als ungesund gilt, sind im Vergleich zu den Nährwertkriterien der WHO zu hoch. Beispielsweise beim maximalen Zuckergehalt von Frühstücksflocken (30 Prozent beim EU Pledge zu 15 Prozent bei den WHO-Empfehlungen) und Joghurts (13,5 Prozent zu 10 Prozent). Danones Fruchtzwerge sowie zahlreiche Nestlé-Frühstücksflocken, die zu etwa einem Viertel aus Zucker bestanden, durften weiter an Kinder beworben werden. Insgesamt hätten nach den WHO-Kriterien nur 10 Prozent der von foodwatch untersuchten Produkte an Kinder beworben werden dürfen.

Immerhin haben sich die Unternehmen bewegt und seit dem ursprünglichen Pledge mehrfach Änderungen vorgenommen, indem sie zum Beispiel das Alter auf 13 Jahre erhöht und auch die Nährwertkriterien verschärft haben – zuletzt mit Wirkung zum 1. Januar 2022. Es wird sich zeigen, ob sich die Werbung dann ändert.

Auf Bundesebene ist das Kindermarketing auch ein Teil der „Nationalen Reduktions- und Innovationsstrategie". So haben nach Angaben der Bundesregierung Wirtschaftsverbände zugesagt, über Sensibilisierungs- und Ausbildungskampagnen das Problembewusstsein bei den Unternehmen zu schärfen.

Die neue Ampelkoalition wird ein wenig konkreter. So heißt es im Koalitionsvertrag: „An Kinder gerichtete Werbung für Lebensmittel mit hohem Zucker-, Fett- und Salzgehalt darf es in Zukunft bei Sendungen und Formaten für unter 14-Jährige nicht mehr geben." Was genau ein „hoher Zucker-, Fett- und Salzgehalt" ist, wird hoffentlich noch festgelegt – sonst wird dieses Vorhaben keine Wirkung entfalten.

Schulmarketing – ein riesiges Geschäft

Werbung in pädagogischen Einrichtungen wie Krippen, Kindergärten und Schulen hat nochmal einen anderen Geschmack als die im Fernsehen, im Internet und in gedruckten Medien. Meiner Meinung nach liegt es im Interesse aller, diese Bildungs- und Förderungsinstitutionen frei von Werbung zu halten – zumal von Werbung, die sich an Kinder und Jugendliche richtet.

Doch leider ist das nicht so. Lediglich aus dem Jugendschutzgesetz ergeben sich einige Einschränkungen für Werbung, die sich an Minderjährige richtet – egal an welchem Ort. Verboten ist Werbung für Tabak- und Alkoholprodukte sowie Medikamente, gewaltverherrlichende und diskriminierende Werbung, Werbung mit religiösen oder politischen Inhalten und Werbung, die gegen rechtliche Bestimmungen, gegen das Ortsrecht oder das öffentliche Wohl verstößt.

Die Kassen der Schulträger sind leer. Wohl deshalb ist das Sponsoring inzwischen in den meisten Bundesländern erlaubt. Gleichzeitig finden Firmen in Schulen eine riesige und durchaus solvente Zielgruppe: Schülerinnen und Schüler in Deutschland haben eine jährliche Kaufkraft von 20 Milliarden Euro. Firmen und Verbände können hier ohne Streuverluste für ihre Produkte und Dienstleistungen werben und erfahren noch einen Vertrauensbonus, gilt in der Schule doch ein besonderes Vertrauens- und Autoritätsverhältnis zwischen Schülern, Lehrpersonal und anderen Institutionen. Es gibt sogar Agenturen, die sich aufs Schulmarketing spezialisiert haben und genau wissen, welche Art der Werbung wo und wie erlaubt ist.

Die Verbraucherzentrale sieht Schulmarketing grundsätzlich kritisch und fordert ein generelles Verbot – das es früher gab. In einem Positionspapier aus dem Jahr 2020 heißt es, dass im Jahr 2017 22 von 30 DAX-Unternehmen Unterrichtsmaterialien angeboten haben. Einer Studie der Universität Augsburg zufolge haben 77 der 500 umsatzstärksten Unternehmen in Deutschland insgesamt 6.600 frei erhältliche Unterrichtsmaterialien für Schulen erarbeitet. Beispiele: Ein Cerealienhersteller bietet Materialien an, die den Anbau von Hafer und dessen Rolle für ein gesundes Frühstück bewerben. Konsumgüterkonzerne – etwa Autofirmen – erstellen Materialien zum Thema Nachhaltigkeit, die ihre Produkte in grünem Glanz erscheinen lassen.

Für die Regulierung von Werbung und Sponsoring an Schulen sind in Deutschland die Bundesländer zuständig. Immerhin sind die Gesetze im Bereich der direkten Produktwerbung an Schulen in fast allen Bundesländern deutlich restriktiver als im Bereich Sponsoring. In den meisten Bundesländern bestehen Regeln, die Produktwerbung und

Schulsponsoring erlauben, wenn diese den Bildungsauftrag unterstützen und von der jeweiligen Schulleitung und/oder dem Schulträger genehmigt worden sind. Diese Kriterien sind meiner Meinung nach sehr breit gefasst. Wer oder was unterstützt den Bildungsauftrag? Ist eine Ausstellung zum Thema Milch von einer Molkerei in Ordnung, deren Produkte im Schulkiosk erhältlich sind? Außerdem: Sind die Kassen leer, wird die Schulleitung vielleicht eher ein Auge zudrücken. Die unterschiedlichen und nicht immer klar formulierten Regelungen und Zuständigkeiten im Föderalismus machen es leicht, Schlupflöcher zu finden.

Niedersachsen erlaubt Werbung an Schulen, sofern diese ein „anerkennenswertes pädagogisches Ziel" haben. Daraus folgt, dass Kampagnen für Ausbildungsplätze zulässig sind, Werbung für Getränke oder Versicherungen hingegen nicht. Solch klare Regelungen gibt es in kaum einem anderen Bundesland.

Zudem gibt es kaum Zahlen darüber, wer wofür an wie vielen Schulen wirbt, da diese Statistiken nicht zentral erhoben und gesammelt werden. In einer in 14 Bundesländern durchgeführten Studie der Universität Hamburg gaben 43 Prozent der 643 teilnehmenden Schulleiter an, Sponsoring zu nutzen. Dabei machte Sponsoring durch Lebensmittelunternehmen etwa 14 Prozent aller Sponsoring-Aktivitäten aus und fiel dementsprechend auch unauffälliger aus. Knapp 14 Prozent der Schulen gaben an, dass Werbung an ihrer Schule durchgeführt wurde. Davon entfielen 8 Prozent auf die Lebensmittelbranche.

Im Jahr 2013 einigte sich die Kultusministerkonferenz im Beschluss „Verbraucherbildung an Schulen" auf den Grundsatz, dass der Kompetenzerwerb frei von wirtschaftlichem Interesse und unternehmensunabhängig zu sein hat.

Neben den Gesetzen und Beschlüssen gibt es – wieder mal – freiwillige und daher unverbindliche Selbstverpflichtungen von Industrie und Verbänden. So besagt ein Verhaltenskodex der Wirtschaftsvereinigung Alkoholfreie Getränke e. V. (wafg) zu Energy-Drinks, dass diese in Schulen weder beworben noch direkt verkauft werden dürfen. Zudem dürfen in unmittelbarer Nähe von Schulen und vergleichbaren Einrichtungen keine Gratisproben von Energy-Drinks verteilt werden. Außerdem hat die wafg im Rahmen der „Nationalen Reduktions- und Innovationsstrategie" angekündigt, keine Werbung oder Marketingaktivitäten für Erfrischungsgetränke an Grundschulen zu betreiben.

Der Qualitätsstandard der Deutschen Gesellschaft für Ernährung (DGE) für die Schulverpflegung enthält Empfehlungen zum Sponsoring an Schulen. Diese erlauben außerschulische Partnerschaften nur, wenn sie nicht mit kommerzieller Werbung einhergehen.

Außer der Schule gibt es noch weitere Orte, an denen Kinder und Jugendliche zusammenkommen. Für Kindergärten, Sport- und Freizeiteinrichtungen gibt es keine verbindlichen Regelungen zu Werbung und Sponsoring in diesem Umfeld. Nur eine – wieder mal – unverbindliche Rahmenvereinbarung, die der sogenannte Koordinierungskreis „Qualitätssicherung in der Ernährungsberatung und Ernährungsbildung" 2005 verabschiedet hat (Aktualisierung 2019). In diesem Koordinierungskreis haben sich zwölf Verbände und Institutionen zusammengeschlossen, die direkt oder indirekt mit Ernährung zu tun haben – vom „Berufsverband Hauswirtschaft" über den „Verband der Diätassistenten", die „Deutsche Akademie für Ernährungsmedizin" und die „Deutsche Gesellschaft für Ernährung" (DGE) bis hin zum Verbraucherzentrale-Bundesverband. Firmen, etwa aus der Lebensmittelindustrie, sind nicht dabei.

Die Rahmenvereinbarung besagt, dass „Ernährungsbildung (…) eine finanzielle Vorteilnahme durch Produktwerbung, Handel oder Vertrieb von Produkten und/oder die Kopplung an einen Produktverkauf"[21] ausschließt. Sie gilt auch für Kindertagesstätten.

Viel scheint diese Rahmenvereinbarung nicht zu bewirken: Selbst bei den Kleinsten sind schon Marketingagenturen aktiv, die mit Malheften, Überraschungsboxen und Plakaten mit wenig Aufwand direkt an die Kinder – und deren Eltern – rankommen. So beginnt die Beeinflussung schon früh. Da Werbung und Sponsoring in Kindertagesstätten völlig unreguliert sind, gibt es hier erst recht keine Transparenz und keine Zahlen darüber, welche Firmen auf welche Weise dort aktiv sind. Schon gar nicht, wie viele Lebensmittelfirmen den direkten Kontakt zu den kleinen und großen Konsumenten pflegen. Presseberichten zufolge ist kommerzielle Werbung in Betreuungseinrichtungen generell weit verbreitet. Hier hilft wohl nur: Augen auf bei der Kindergartenwahl!

Verpflegung und Ernährungsbildung in Kindergarten und Schulen

Seit dem Ausbau der Betreuungsplätze – vor allem in Westdeutschland – gibt es immer mehr Einrichtungen, an denen die Kinder und Jugendlichen eine warme Mahlzeit bekommen können. Grundsätzlich gibt es drei Möglichkeiten, wie warmes Essen in Kindergärten und Schulen zubereitet wird: Wenn es eine eigene Küche gibt, ist es möglich, dort die gesamten Mahlzeiten frisch zuzubereiten. Ohne eigene Küche kommen Catering-Firmen ins Spiel, von denen es inzwischen viele auf dem Markt gibt. Daneben besteht auch noch die Möglichkeit, dass Großküchen aus Trägerschaften wie zum Beispiel AWO, Caritas, DRK, etc. das Essen zubereiten. Ob nun Catering-Firma oder Großküche aus

---

21 https://www.dge.de/fileadmin/public/doc/fb/19-04-29-KoKreis-EB-RV.pdf

einer Trägerschaft, sie liefern das fertige Essen servierbereit oder fertig zum Aufwärmen. Auch dafür braucht es dann die entsprechenden Gerätschaften, eine komplette Küche ist dabei nicht notwendig.

Woher kommt das Essen, und wie ausgewogen ist es? Wird vor Ort frisch gekocht oder höchstens aufgewärmt? Wie steht es um die Themen Nachhaltigkeit und Regionalität? Und eng damit verbunden: Was lernen die Kinder über Lebensmittel, Kochen und Ernährung?

Dazu gibt es eine aktuelle Studie für das Land Nordrhein-Westfalen, erstellt an der Universität Münster im Auftrag der Landtagsfraktion von Bündnis 90/Die Grünen. Unter dem Titel „NRW isst besser! – Wegweiser zu einem nachhaltigeren Ernährungssystem in NRW"[22] wurde untersucht, woher das Essen für Kindergärten und Schulen sowie Mensen, Kantinen und Seniorenheime kommt und wie gesund und nachhaltig es ist. Einige zentrale Ergebnisse:

- Nur in rund 30 Prozent der Kindergärten und in 14 Prozent der Schulen wird frisch vor Ort gekocht.
- Qualitätsstandards der Deutschen Gesellschaft für Ernährung (DGE) werden in der Regel unterschritten. Vor allem Fleisch und Wurstwaren werden zu viel, pflanzliche Lebensmittel wie Gemüse und Obst zu wenig angeboten.
- Es fehlen bislang häufig konkrete Nachhaltigkeitskriterien, zum Beispiel zur Verwendung saisonaler und regionaler Produkte. Zudem bereitet die Umsetzung bereits bestehender

---

22 https://docplayer.org/220502634-Nrw-isst-besser-wegweiser-zu-einem-nachhaltigeren-ernaehrungssystem-in-nrw-prof-dr-guido-ritter-cand-b-sc-kirsten-reichardt-m-sc.html

Nachhaltigkeitskriterien dem Personal in Küche und Beschaffung oft Schwierigkeiten.

- Ernährungsbildung findet in Kindergärten und Schulen nur punktuell statt, hängt oft vom persönlichen Engagement des Personals ab und basiert zum Teil auf unzureichendem Alltagswissen.

- ==Es fehlt Fachpersonal für Verpflegung und Ernährungsbildung, auch durch die mangelnde Verankerung in der Ausbildung.==

- Es gibt einzelne Leuchtturmprojekte wie die Initiative „Schüler/-innen kochen für Schüler/-innen", es fehlen Standards für die gesunde und nachhaltige Ernährung.

Daraus folgen unter anderem diese Forderungen:

- Erstellung einer NRW-Ernährungsstrategie, die die Ernährungspolitik strategisch ausrichtet und steuert

- DGE-Qualitätsstandards für Kindergärten und Schulen sowie Nachhaltigkeitskriterien als Mindeststandards etablieren

- Fortbildungen zum Themenfeld „nachhaltige Beschaffung" durchführen

- Kostenlose gesunde und nachhaltige Verpflegung in allen Kindertageseinrichtungen und Schulen anbieten

- Schulen und Kindertageseinrichtungen so breit wie möglich mit Küchen zur Selbstversorgung sowie mit Schulgärten ausstatten, um Ernährungsbildung auch in der Praxis zu ermöglichen

- Systematische Integration von Ernährungswissen und -kompetenzen in den Lehrplänen der pädagogischen Mitarbeiter

- Kommunale und regionale Strukturen aufbauen und weiterentwickeln, dazu gehören unter anderem die Beratung von Kindergärten und Schulen und die Vermarktung von regionalen Produkten

Die Ergebnisse aus dem einwohnerstärksten Bundesland Nordrhein-Westfalen sind zwar nicht repräsentativ, dafür sicherlich in einigen Punkten auf andere Länder übertragbar – vor allem auf die „alten" Bundesländer, die noch Aufholbedarf haben, da die Ganztagsbetreuung in den Krippen, Kindergärten und Schulen der damaligen DDR der Standard war und nach der Wiedervereinigung weitgehend beibehalten wurde.

Wünschenswert wäre natürlich, dass jeder Kindergarten und jede Schule eine eigene Küche hat, in der täglich wirklich frisch gekocht wird. Damit Kinder die Chance haben, dort richtiges und gesundes Essen kennenzulernen, das sie für die richtige Konzentration und Entwicklung brauchen. Vielleicht würde sich dann ihr Geschmackssinn in Richtung natürlich und weniger süß ausrichten.

Doch eine Küche in jeder Einrichtung ist wohl utopisch. Umso mehr sind wir Eltern in der Verantwortung, genau hinzuschauen, woher das Essen für unsere Kinder kommt. Und was drin ist. Die Catering-Firmen sind verpflichtet, Listen mit den verwendeten Zusatzstoffen zu liefern. Für Kinder besonders schädliche Stoffe – etwa Phosphate (schlecht für die Knochen), Zitronensäure (schlecht für die Zähne) oder Glutamat bzw. Hefeextrakt (als Dickmacher in Verdacht) – sind bestenfalls nicht auf den Listen zu finden. Auf Aroma, das den Geschmackssinn schon früh durcheinanderbringt und ihn auf Industrienahrung eicht, können die Kleinen ebenso gut verzichten.

DER NUTRI-SCORE – ODER: WIE EIN ZUCKERHALTIGER KINDERJOGHURT ALS GESUND VERKAUFT WIRD

Im Supermarkt auf einen Blick erkennen, ob ein Produkt gesund ist – wäre das nicht praktisch? Ein Label mit Farben von Grün bis Rot und Buchstaben von A bis E verspricht genau das: A und Dunkelgrün – sehr gesund – mehr davon, E und Dunkelrot – ungesund und Finger weg. Ein gelbes C steht in der Mitte. Daher kommt auch der Name „Ampelkennzeichnung" für diese Art Label.

Der sogenannte Nutri-Score (von Nutrition = Ernährung) prangt seit 2020 auf immer mehr Verpackungen in Deutschland, Österreich und der Schweiz. Er ist dazu da, den Verbraucherinnen und Verbrauchern die Auswahl gesunder Lebensmittel zu erleichtern, indem er einen einfach nachzuvollziehenden Vergleich bietet. So jedenfalls lauten die lobenden Worte derer, die für die Einführung des Nutri-Scores geworben haben: das Bundesministerium für Ernährung und Landwirtschaft und Teile der Lebensmittelindustrie (Nestlé und

Danone an vorderster Front). „Das leicht verständliche System macht verarbeitete Lebensmittel vergleichbar, indem es die Nährwertqualität einfach mit einem Buchstaben und einer Farbe anzeigt", heißt es etwa auf der Internetseite von https://www.bewussterernaehren.de – die von Danone betrieben wird. Und weiter: „Nutri-Score setzt sich für die Entwicklung von gesundheitsbewussteren Ess- und Trinkgewohnheiten ein. Es ist unabhängig, wissenschaftlich abgesichert und leicht verständlich. Vor allem: Es hat bereits den Praxistest bestanden, weil es Verbraucher zu einer gesünderen Produktauswahl bewegt." Das erste Produkt, auf dem das farbige Label zu finden war, waren übrigens die „Fruchtzwerge" von – Danone.

Was meinst du, welche Nutri-Score-Bewertung dieser süße, hochverarbeitete Kinderquark bekommen hat?

So funktioniert der Nutri-Score

Grundlage des Nutri-Scores sind überwiegend die Nährwerte, die in der EU sowieso schon nach der Lebensmittel-Informationsverordnung verpflichtend auf allen Verpackungen von Lebensmitteln – mit Ausnahmen für Direktvermarkter und Kleinproduzenten – stehen:

- Energiegehalt in Kilokalorien und/oder Kilojoule
- Eiweiß/Proteine
- Kohlenhydrate inklusive Zucker
- Salz bzw. Natriumchlorid
- Fette inkl. gesättigter Fettsäuren

Unter bestimmten Umständen kommen hinzu:

- Ballaststoffe
- Vitamine
- Mineralstoffe

In die Nutri-Score-Bewertung fließen zudem ggf. Gemüse, Früchte, Nüsse und gesunde Öle ein. Die „guten" werden mit den „schlechten" Nährwerten gegengerechnet.

Ungünstig wirken sich aus:

- Energiegehalt (bei einer hohen Energiedichte – wenn das Produkt also viele Kalorien hat)
- Zucker
- gesättigte Fettsäuren
- Salz (Natriumchlorid)

Jedem dieser Punkte wird ein Wert von 0 bis 10 zugeteilt – je nachdem, wie viel davon im Endprodukt enthalten ist.

Günstig wirkt sich der Gehalt von

- Eiweiß/Proteinen,
- Ballaststoffen,
- Obst, Gemüse und Nüssen zusammengenommen in Prozent

aus, immer gemessen auf 100 Gramm eines Produkts. Jedem dieser Werte wird ein Punkt von 0 bis 5 zugeordnet, abhängig davon, wie viel davon jeweils enthalten ist.

Für die Berechnung des Nutri-Scores werden die Punkte aus den beiden Tabellen miteinander verrechnet. Daraus ergibt sich eine Gesamtpunktzahl zwischen -15 und +40. Je kleiner die Zahl, desto besser der Score – also näher an dem dunkelgrünen A.

Die problematische Berechnung des Nährwerts

Es ist also vorgeschrieben, dass auf jedem Lebensmittel die genannten Nährwerte und die Zutaten angegeben sind. Das regelt die EU-Verordnung Nr. 1169/2011 betreffend die Information der Verbraucher über Lebensmittel. Ausnahmen gibt es für Produkte, die nur aus einer Zutat oder Zutatenklasse bestehen, wie Obst und Gemüse, Mehl und Reis, Kräuter, Gewürze, Kräuter- und Früchtetees sowie Getränke mit mehr als 1,2 Volumenprozent Alkohol (außer Bier) und Mineralwasser.

Doch wie überhaupt kommt ein Produkt zu seinen Nährwerten?

Auf diese Frage bin ich eher zufällig gestoßen, als ich eine Mühle bei mir in der Nähe besucht habe – siehe das Kapitel *Regionales*. Dort habe ich mir die Nährwertangaben der einzelnen Mehle näher angesehen. Dabei fiel mir auf, dass überall Zucker angegeben war. Von der Betriebsleiterin erfuhr ich zum einen, dass der Zucker von Natur aus in dem Getreide enthalten ist, also nicht extra zugesetzt wurde. Zum anderen, dass die genaue Menge der einzelnen Nährstoffe in einem Naturprodukt unterschiedlich ist und sich sogar von Feld zu Feld unterscheiden kann. Daher sind die Angaben auf den Verpackungen immer nur Näherungswerte, die zudem auf vorhandenen statistischen Mittelwerten beruhen (können). Eigene Analysen in engen Intervallen durchzuführen, wäre nicht für jeden Betrieb, insbesondere kleinere Familienbetriebe, wirtschaftlich.

Auch meine Nachfrage an der Redaktion der beliebten Sendung „Ernährungs-Docs" ergab, dass die Nährwertangaben der Rezepte auf „statistischen Angaben, meist des BLS", beruhen. „BLS" bedeutet Bundeslebensmittelschlüssel. Auf der Internetseite dieser Datenbank heißt es: „Er wurde als Standardinstrument zur Auswertung von ernährungsepidemiologischen Studien und Verzehrserhebungen in der Bundesrepublik Deutschland entwickelt. Im BLS sind die durchschnittlichen Nährstoffwerte von fast 15.000 Lebensmitteln, die auf dem Markt erhältlich sind, weitestgehend erfasst.

Die Grundlage für die Nährstoffdaten des BLS bilden die Untersuchungsergebnisse des Max Rubner-Instituts und der nationalen Kooperationspartner, wie zum Beispiel Bundesinstitute und -ämter, Landesanstalten, Unternehmen der Lebensmittelwirtschaft und Verbände. Ergänzend wird Datenmaterial aus der wissenschaftlichen Literatur und internationalen Nährstoffdatenbanken erfasst und in ihrer Qualität bewertet."[23]

Der Artikel 31 der EU-Verordnung Nr. 1169/2011 betreffend die Information der Verbraucher über Lebensmittel hat die Berechnung der Nährwerte zum Thema. Dazu heißt es:

„(4) Die angegebenen Zahlen sind Durchschnittswerte, die je nach Fall beruhen auf

a) der Lebensmittelanalyse des Herstellers,

b) einer Berechnung auf der Grundlage der bekannten oder tatsächlichen durchschnittlichen Werte der verwendeten Zutaten oder

c) einer Berechnung auf der Grundlage von allgemein nachgewiesenen und akzeptierten Daten."[24]

---
23 https://www.blsdb.de/bls
24 https://eur-lex.europa.eu/legal-content/DE/TXT/?uri=CELEX:32011R1169#d1e2284-18-1

Rechtlich ist es also zulässig, dass Nahrungsmittelhersteller und Rezeptentwickler wie die „Ernährungs-Docs" oder auch die Weight Watchers auf „allgemein nachgewiesene und akzeptierte" Daten zurückgreifen, etwa aus dem BLS.

Da frage ich mich: Wenn die Nährwerte immer nur Durchschnittswerte und von statistischer Natur sind – wie aussagekräftig sind diese dann überhaupt? Davon abgesehen, dass die ursprünglichen, also natürlichen Lebensmittel in ihren Nährwerten naturgemäß Schwankungen ausgesetzt sind. So ist es etwa für die Qualität der Milch nicht egal, welches Futter die Kühe bekommen.

Welchen Einfluss die Bearbeitung auf die ursprünglichen Lebensmittel hat, ist bei solchen Durchschnittswerten auch nicht klar.

Die nächste daraus folgende Frage: Was nützt der Nutri-Score, wenn er auf so ungenauen Daten beruht? Die Lebensmittelhersteller können zwar auch selbst Analysen durchführen lassen, um den Nährwert ihrer Produkte zu bestimmen. Das ist sicherlich sehr aufwendig, und außerdem tut sich auch hier die Frage auf, wie genau eigene Analysen sein können bzw. genommen werden.

Auch der Verbraucherzentrale-Bundesverband bemängelt das seit 2016 geltende Gesetz: „Es muss klare Toleranzwerte für festgestellte Abweichungen von den deklarierten Nährwerten geben, unabhängig von der Datenquelle (Nährwerttabelle, Analyse), damit die Lebensmittelüberwachung eine verlässliche Grundlage für Beanstandungen hat. Sonst wird die Nährwertinformation zu einer Falschinformation für Verbraucher."[25]

---

25 https://www.vzbv.de/sites/default/files/hintergrundpapier_naehrwertangaben_final.pdf

Beispielrechnungen – guter Nutri-Score, schlechter NOVA-Score

Danone gibt selbst zu, den Zucker- und Fettgehalt des Kinderquarks „Fruchtzwerge" seit der Einführung im Jahr 1981 signifikant reduziert zu haben – zuletzt im Jahr 2018. Insgesamt schreibt Danone, dass verglichen mit 1981 die Fruchtzwerge seitdem 37 Prozent weniger Zucker, 68 Prozent weniger Fett und 44 Prozent weniger Energie (Kalorien) haben. Ob die letzte Reduktion etwas mit der Einführung des Nutri-Scores in Frankreich 2017 zu tun hatte, darüber kann nur spekuliert werden. Es gibt Quellen, die dies behaupten. Klar ist: Die Fruchtzwerge haben den zweitbesten Nutri-Score B.[26] Wie dieser vor der letzten Reduktion von Zucker ausgefallen wäre, ist nicht näher bekannt. Der NOVA-Score beträgt #4 – also der schlechteste. Das kommt nicht von ungefähr: Die Fruchtzwerge gelten in der NOVA-Klassifikation als hochverarbeitetes Lebensmittel. Aromen, färbende Konzentrate und zugesetztes Vitamin D sind eben alles andere als naturnah.

Ziemlich abstrus wird es bei einem anderen Beispiel: Milchreis im Becher.

---

26 https://www.fruchtzwerge.de/fruchtzwerge/nutri-score.html

	Milchreis Schoko - ja!		Milchreis Classic - Landfein	
Pro 100 g	Menge	Pkt.	Menge	Pkt.
Energie (kcal)	116	1	117	1
Zucker (g)	11,9	2	10	2
ges. Fettsäure (g)	1,6	1	1,9	1
Natrium (g)	0,6		1	1
ZW 1 ∑		4		5
Punkte je 100 g	Menge	Pkt.	Menge	Pkt.
Protein (g)	3,3	-2	3,5	-2
Ballaststoffe (g)			0,2	
Obst, Gemüse (%)				
ZW 1 ∑		-2		-2
∑	B	2	C	3

Abbildung 6: NUTRI Beispielrechnung[27]

Zum Vergleich habe ich unterschiedliche Sorten auf openfoodfacts.org herausgesucht und miteinander verglichen. Außerdem habe ich selbst nachgerechnet, um zu prüfen, ob die Nutri-Score-Angaben stimmen. Das erstaunliche Ergebnis:

Der Milchreis „Classic" von „Landfein" schneidet schlechter ab als der Schoko-Milchreis von „ja!".

Dabei hat der Classic-Reis weniger Zutaten und keine Schokolade. Trotzdem kommt er am Ende auf einen Nutri-Score von C, während der Schoko-Milchreis ein B erreicht.

Wie meine eigene Berechnung zeigt, liegt das wohl daran, dass in dem Classic-Milchreis mehr von den als ungünstig gewerteten Zutaten Salz und gesättigte Fettsäuren stecken. Klar: Es wird ja auch ausschließlich Vollmilch verarbeitet, während im ja!-Milchreis Vollmilch und

---

27 Open Food Facts - Deutschland https://de.openfoodfacts.org/

Buttermilch steckt. Vollmilch hat etwa 4 Gramm Fett/100 Gramm, Buttermilch nur 0,5 Gramm. Weniger Fett, weniger gesättigte Fettsäuren. Ein Schelm, wer glaubt, dass hier getrickst wird …

Dafür hat der Classic-Reis viel weniger Zucker pro 100 Gramm (11,9 Gramm vs. 10 Gramm) und ein wenig mehr Eiweiß (3,3 Gramm vs. 3,5 Gramm). Doch das reicht offenbar nicht, um gegen den Schoko-Milchreis anzukommen.

Es geht sogar noch weiter auseinander: Es gibt Produkte mit dem besten Nutri-Score und der schlechtesten NOVA-Klasse. Beispiel: Kartoffelpüree aus gekochten Kartoffeln von Pfanni. Das „Trockenprodukt", wie es schon auf der Verpackung heißt, hat mit der rundlichen Knolle nicht mehr viel gemein. Daher gilt auch das Kartoffelpüree als hochverarbeitetes Industrieprodukt. Außerdem sind Aromen enthalten. Von den reinen Nährstoffen her ist das Kartoffelpüree dagegen nach der Nutri-Score-Bewertung so günstig, dass es ein A bekommt. Kein Wunder: Kartoffeln enthalten wenig Kalorien und ebenfalls wenig der sich ungünstig auswirkenden Zutaten Zucker, Fett und Salz – wobei Salz sogar noch extra dazugegeben wird.

Da machen wir unsere Sättigungsbeilage, das Kartoffelpüree bzw. unseren Kartoffelstampf (was den Unterschied ausmacht, erfährst du in unserer Back- und Kochbuchserie) doch lieber selbst! Wir nennen unser Gericht „Stampfkartoffeln", da es etwas weniger fein als Püree ist. Stampfkartoffeln sind nicht schwieriger zuzubereiten als ein Fertigpüree. Doch es schmeckt viel besser, und das ganz ohne Aromen! Wir verwenden neben qualitativ hochwertigen Kartoffeln (siehe das Kapitel *Regionales*) eine Kombination aus Milch und Butter.

Tipp: Wer etwas Aroma haben möchte, kann eine ausgekratzte Vanilleschote in die Kartoffeln einarbeiten.

Ein weiteres Beispiel, bei dem sich jeder fragen kann, ob der Nutri-Score wirklich zu einer gesünderen Ernährung beiträgt: Vegetarischer Erbseneintopf von Erasco.[28] Laut Zutatenliste enthält die 800-Gramm-Dose 46 Prozent Erbsen, 7 Prozent Gemüse (Möhren, Porree, Sellerie) und 4,1 Prozent Kartoffeln. Knapp 60 Prozent Gemüse – das klingt zunächst ziemlich gesund. Auch der umstrittene Hefeextrakt, Aroma und zwei unterschiedliche Zucker (Zucker und Dextrose) sind in der Zutatenliste zu finden. Das allein zeigt, dass dieser Eintopf alles andere als naturnah und gesund ist. Oder wer würde sich schon Traubenzucker (Dextrose) und Aroma in den selbstgemachten Eintopf streuen? Davon abgesehen: Wie viele Vitamine kann eine Dose, die durch starkes Erhitzen haltbar gemacht worden ist, noch enthalten? Da trägt das Gemüse höchstens noch über die Ballaststoffe ein wenig zur Gesundheit bei.

Trotzdem: Der Erbseneintopf hat laut Nutri-Score eine günstige Nährwertzusammensetzung und deshalb den besten Score von A. Bei NOVA ist die Sache eindeutig: Ein Doseneintopf ist ein hochverarbeitetes Lebensmittel und hat mit naturnaher Ernährung nichts zu tun. Daher hat er nur die schlechteste Kategorie #4 „verdient".

Die Geschichte des Nutri-Score

Der Nutri-Score basiert auf einem System, das die beiden Ernährungswissenschaftler Professor Serge Hercberg (Paris) und Professor Mike Rayner (Oxford) entwickelt haben. Im Jahr 2005 erstellte Professor Rayner mit Kollegen im Auftrag der britischen

---

28 https://world-de.openfoodfacts.org/produkt/4037300104004/vegetarischer-erbsen-eintopf-erasco

Food Standards Agency – u. a. eine Prüfbehörde für Lebensmittel – ein Berechnungssystem für Nährwertprofile. Daraus ergab sich die erste Art der Ampelkennzeichnung, die in Großbritannien eingeführt wurde. Professor Hercberg und sein Team entwickelten aus dieser ersten Ampelkennzeichnung ab 2014 den Nutri-Score. Im Oktober 2017 führte auch die französische Regierung den Nutri-Score ein – auf freiwilliger Basis. Daher ist das Label dort schon länger auf Lebensmitteln im Handel zu finden.

Markeninhaberin des Nutri-Scores ist die dem französischen Gesundheitsministerium nachgeordnete Behörde Santé Publique France (SPF). Wenn Unternehmen Inhalt und Design des Nutri-Score nutzen wollen, ist es Bedingung, dass sie sich dort registrieren. Die Nutzung des Labels ist kostenlos.

Auf EU-Ebene und auch in Deutschland war die Einführung solch einer Ampelkennzeichnung jahrelang in der Diskussion. Lange hatten sich Teile der Ernährungsindustrie dagegen gewehrt – allen voran der Lebensmittelverband Deutschland, nach eigener Darstellung „Spitzenverband der Lebensmittelwirtschaft" mit u. a. 250 Mitgliedsunternehmen. Der Verband meinte noch 2008 u. a., dass die Einteilung in rot – gelb – grün unwissenschaftlich sei, da einzelne Lebensmittel nicht pauschal in „gut" oder „schlecht" eingeteilt werden könnten. Vielmehr sei die Kombination verschiedener Lebensmittel entscheidend für eine gesunde Ernährung. Zudem sei der Nutzen einer solchen Ampelkennzeichnung, die es zu diesem Zeitpunkt schon in Großbritannien gab, nicht belegt.

Im April 2019 schien die Ablehnung einer Kennzeichnung zu bröckeln. Der Lebensmittelverband Deutschland sprach sich für ein anderes Kennzeichnungsmodell statt einer Ampel aus: ein Kreismodell, in dem die Nährwerte pro 100 Gramm oder Milliliter und deren Anteil an der empfohlenen täglichen Zufuhr angezeigt werden. Dieses Modell ist auf manchen Verpackungen bis heute zu sehen.

Im Dezember 2019 gab es dann wieder eine andere Position des Lebensmittelverbands Deutschland, der mit Datum vom 3. Dezember 2019 auf seiner Internetseite schreibt:

„Der Lebensmittelverband Deutschland hat die Idee einer erweiterten, visuell arbeitenden Nährwertkennzeichnung für die Verpackungsvorderseite, die für Verbraucher:innen eine Orientierungshilfe darstellt, von Beginn an unterstützt und möchte deshalb nun die Entwicklung des Nutri-Scores als empfohlenes Modell der Bundesregierung konstruktiv begleiten."[29]

Gleichzeitig stellt der Lebensmittelverband Deutschland weitere Forderungen – etwa, dass der Nutri-Score freiwillig bleibt und sein Nutzen durch Studien noch nachzuweisen sei sowie, dass unterschiedliche Verzehrmengen in die Bewertung einfließen. Die Verzehrmengen sind heute schon Teil der Lebensmittelkennzeichnung – und dürfen von den Unternehmen selbst festgelegt werden. Dafür stehen sie in der Kritik: Wer schafft es schon, zum Beispiel nur 30 Gramm Chips zu essen? Der Verdacht liegt nahe, dass dies im Falle des Nutri-Score auch so gehandhabt werden würde. Bei einer Berechnung nach Verzehrmenge statt 100 Gramm bzw. 100 Milliliter würden die jetzigen, von der Santé Publique France festgelegten Kriterien aufgeweicht und gleichzeitig die Produkte noch schwerer vergleichbar.

---

29 https://www.lebensmittelverband.de/de/verband/positionen/20191203-nutri-score-rahmenbedingungen-anpassungen

Nach einem Treffen mit EU-Ministerinnen und -Ministern im Februar 2020 wertete es der Lebensmittelverband Deutschland als Erfolg, dass die Politik auf einige der Punkte eingegangen war. Unter anderem soll die Berechnungsgrundlage des Nutri-Score auf europäischer Ebene von einem Gremium unabhängiger Wissenschaftler beraten werden. Begründung: „Um Widersprüche zu allgemeinen Ernährungsempfehlungen aufzulösen."[30] Was genau das bedeutet und wer wie worüber zukünftig berät, bleibt unklar.

Wieso wehrte sich der Lebensmittelverband Deutschland so lange gegen eine Ernährungsampel und fordert weiterhin Verbesserungen?

Vermutlich befürchtete er (und tut es noch), dass durch eine einfachere Kennzeichnung wie beispielsweise der NOVA-Score die Konsumentinnen und Konsumenten mehr (vermeintlich) gesündere Produkte kaufen und Müsliriegel, Chips, Gummibärchen und weitere industriell hochverarbeitete Produkte zum Ladenhüter werden.

Doch es tut sich was. Langsam bröckelt der Widerstand gegen den Nutri-Score, wobei der Lebensmittelverband Deutschland nach wie vor dafür ist, dass der Nutri-Score für die Firmen freiwillig bleibt. Auch auf EU-Ebene macht der Lobbyverband FoodDrinkEurope deshalb Druck auf die Politik. In einer aktuellen Antwort an die Europäische Kommission im Spätsommer 2021 forderte FoodDrinkEurope außerdem „portionsbezogene Ansätze"[31] und lehnt farblich gekennzeichnete Angaben ab.

---

30 https://convenienceshop.de/industrie/3782-lebensmittelverband-deutschland-einigung-bei-nutri-score-als-erfolg-gewertet.html
31 https://www.foodwatch.org/de/aktuelle-nachrichten/2021/protestaktion-industrielobby-muss-farbe-bekennen

Die von 2018 bis 2021 zuständige Ministerin für Ernährung und Landwirtschaft, Julia Klöckner (CDU), die dem Nutri-Score zunächst negativ gegenüberstand, ließ später eine Studie zu Verständnis und Akzeptanz von vier verschiedenen Kennzeichnungssystemen durchführen: Im Jahr 2019 veröffentlichte ihr Ministerium die Studie, für die 1.600 Deutsche befragt worden waren. Der Gewinner: der Nutri-Score! 90 Prozent der Befragten werteten den Nutri-Score als „schnell und intuitiv verständlich". 85 Prozent waren der Meinung, dass er „gut beim Vergleich verschiedener Produkte" hilft. So trug der Nutri-Score mit einer Mehrheit von 57 Prozent den Sieg über die anderen drei Modelle davon.

Ende 2020 gab Klöckner schließlich mit einer dafür notwendigen Verordnung grünes Licht für die Einführung des Nutri-Scores in Deutschland. Nach aktuell geltendem (2021) EU-Recht ist es nicht möglich, den Nutri-Score verpflichtend zu machen. Dafür müsste die EU-Verordnung über Lebensmittelinformationen (LMIV) angepasst werden. Also haben Unternehmen die Wahl, ob sie ihn für ihre Produkte verwenden wollen oder nicht. Und ebenso, für welche Marke(n) sie ihn anmelden. Immerhin verpflichtet sich ein Unternehmen, das eine oder mehrere seiner Marken anmeldet, den Nutri-Score auf allen Produkten dieser Marke(n) abzudrucken.

Ein Jahr nach der Einführung hatten sich laut Bundesministerium für Ernährung und Landwirtschaft 244 Unternehmen mit 470 Marken für die Verwendung des Nutri-Score-Logos auf Lebensmitteln registriert – darunter auch Handelsunternehmen wie Aldi, Kaufland und Rewe für einige ihrer Eigenmarken. Rewe schreibt den Nutri-Score sogar mit auf das Preisschild am Lebensmittelregal.

Übrigens setzten sich medizinische Fachgesellschaften, die WHO und Verbraucherschutzorganisationen wie Foodwatch und die Verbraucherzentrale für eine Ampelkennzeichnung ein: So schreibt etwa Foodwatch auf seiner Internetseite:

„Im Supermarkt können Verbraucherinnen und Verbraucher nicht auf einen Blick erkennen, wie ausgewogen ein Lebensmittel ist. Denn die Nährwerttabellen mit Angaben zu Zucker, Fett, Salz oder Kohlenhydraten finden sich in der Regel im Kleingedruckten auf der Rückseite der Verpackung. Für den Laien sind sie kaum verständlich. Die Nährwertqualität verschiedener Produkte lässt sich so nur schwer miteinander vergleichen. Das trägt dazu bei, dass Fehlernährung weit verbreitet ist – und mehr als die Hälfte der Erwachsenen sowie etwa jedes fünfte Schulkind in der EU übergewichtig oder sogar fettleibig sind. Wissenschaftliche Studien belegen, dass der Nutri-Score die verständlichste Form der Nährwertkennzeichnung ist. Er hilft Verbraucherinnen und Verbrauchern dabei, gesündere Kaufentscheidungen zu treffen."[32]

Foodwatch und die Verbraucherzentrale sprechen sich zudem dafür aus, den Nutri-Score verpflichtend zu machen mit der Begründung, dass dann alle Lebensmittel miteinander vergleichbar seien und es somit für die Verbraucherinnen und Verbraucher leichter sei, gesündere Produkte zu erkennen. Außerdem stünden nicht immer alle Angaben auf der Verpackung, die in die Berechnung einfließen – etwa der Ballaststoffgehalt oder der Gemüseanteil. Die Verbände empfehlen daher, diese Angaben verpflichtend zu machen.

---

32 https://www.foodwatch.org/de/informieren/ampelkennzeichnung/mehr-zum-thema/nutri-score-die-wichtigsten-fragen-antworten

Trägt der Nutri-Score wirklich zu einer gesünderen Ernährung bei?

Der Nutri-Score hat also viel Lob von allen möglichen Seiten erhalten, u. a. weil er laut einer französischen Studie zu einer „gesünderen Produktauswahl" beiträgt.

Ich frage mich, ob was wirklich so ist – aus diversen Gründen:

1. Der Nutri-Score wird nur für verarbeitete Produkte vergeben. Mit gesunder, naturnaher Ernährung hat dieses System also nichts zu tun. So sind viele Produkte NOVA #4 – auch die, die einen günstigen Nutri-Score von A oder B haben.

2. Vitamine, Mineralstoffe oder Zusatzstoffe wie Geschmacksverstärker und Aromen, die für die Beurteilung, ob ein Produkt gesund ist, ebenfalls wichtig sind, werden vom Nutri-Score nicht berücksichtigt.

3. Der Nutri-Score kann leicht missverstanden werden:

- Wer weiß schon, dass damit nur Produkte der gleichen Kategorie vergleichbar sind? Etwa Tiefkühlpizza A gegen Tiefkühlpizza B. Nicht jedoch eine Tiefkühlpizza gegen zum Beispiel eine Fertiglasagne aus dem Tiefkühlregal.

- Verbraucherinnen und Verbraucher könnten meinen, dass Produkte der Kategorien A und B generell gesund sind und in unbegrenzter Menge verzehrt werden können – das ist aus den zuvor genannten Gründen keineswegs der Fall.

- Der Nutri-Score hilft nicht dabei, eine möglichst vielfältige Ernährung zusammenzustellen, wie sie allgemein als gesund gilt (zum Beispiel laut der Deutschen Gesellschaft für Ernährung).

- Der Nutri-Score sagt nichts über Qualität, Herstellung und Herkunft der Produkte aus. Ob Pflanzenschutzmittel, Käfig- oder Massentierhaltung – all das ist dem Score „egal".

4. Der Nutri-Score ist eine freiwillige Angabe – anders als die Nährwertangaben und die Liste der Inhaltsstoffe. Somit ist weniger Vergleichbarkeit zwischen den Produkten gegeben, wenn nicht alle Unternehmen mitmachen.

5. Da die weniger günstigen mit den günstigen Inhaltsstoffen gegengerechnet werden, ist es möglich, den Score dadurch zu verbessern – etwa einen erhöhten Gehalt an zugesetztem Zucker mit einem relativ hohen Gehalt an Eiweiß und/oder Ballaststoffen auszugleichen. In meinen Augen ein recht fragwürdiges Vorgehen…

Hinzu kommt: Die Berechnung sagt nichts aus über die Qualität der einzelnen Nährwerte aus. Die ungesünderen gesättigten Fettsäuren stehen immerhin auf der „Negativ-Seite". Dafür fehlen die gesunden mehrfach ungesättigten Fettsäuren bzw. werden höchstens indirekt und zu einem geringen Teil bei den Nüssen berücksichtigt. Gesunde Pflanzenöle mit einem hohen Anteil von ungesättigten Fettsäuren erhalten wegen des hohen Fettgehalts pauschal sogar einen schlechteren Score von C oder D.

Immer mehr Studien weisen etwa darauf hin, dass Eiweiß nicht gleich Eiweiß ist.

Welche verschiedenen Zucker und/oder Zuckeraustauschstoffe im Produkt sind, verrät weder die Nährwerttabelle noch der Nutri-Score. Dabei gibt es auch hier große Unterschiede, wie welche Zuckerart auf den Körper wirkt (dazu mehr im Kapitel *Zucker und Zuckeraustauschstoffe*).

Und dass Vollkornprodukte die gesündesten Kohlenhydrate bieten, ist auch nicht erst seit gestern bekannt und breiter Konsens in der Ernährungswissenschaft.

6. Man fragt sich schon, warum Teile der Lebensmittelindustrie, die sich zuerst vehement gegen eine Ampelkennzeichnung gewehrt haben, plötzlich pro Nutri-Score sind. Darüber lässt sich natürlich nur mutmaßen. Sicher ist, dass Unternehmen wie Danone und Nestlé den Nutri-Score geschickt für ihre Marketingaktivitäten nutzen und sich in der Öffentlichkeit positiv darstellen – so heißt es etwa auf einer Internetseite von Nestlé: „Um Verbrauchern eine Orientierungshilfe beim Einkauf zu geben, hat sich Nestlé freiwillig dazu entschieden, für alle Produkte den Nutri-Score einzuführen. Das erleichtert es Ihnen, sich ausgewogener und bewusster zu ernähren."[33]

7. Es ist nicht klar, auf wen die Nährwertberechnung zugeschnitten ist. Vermutlich auf einen durchschnittlichen Erwachsenen. Dass für Kinder, Jugendliche und auch manche Erwachsene – Unter- und Übergewichtige, Schwangere, chronisch Kranke etc. – eine andere Nährwertzusammensetzung günstiger ist, wird beim Nutri-Score nicht beachtet. Das ist besonders ungünstig bei den Produkten, die auf Kinder zugeschnitten sind – wie die „Fruchtzwerge". Auch wenn der Zuckergehalt, je nach Sorte, von rund 10 Gramm pro 100 Gramm als „gemäßigt" gilt, kommen Kinder schneller an die Grenze. Laut DGE macht Zucker bei Kindern im Durchschnitt 17,5 Prozent der täglichen Energiezufuhr aus. Die Weltgesundheitsorganisation empfiehlt, dass Kinder weniger als 10 Prozent ihrer täglichen Energiezufuhr durch Zucker abdecken. Besser noch sei eine Energiemenge von unter

---

33 https://ernaehrungsstudio.nestle.de/ernaehrungwissen/naehrwertkennzeichnung-und-nutri-score

5 Prozent. Der Berufsverband für Kinder- und Jugendärzte rechnet vor: 10 Prozent sind maximal 25 Gramm Zucker pro Tag, eine Menge von knapp sechs kleinen Teelöffeln. Mit zwei Bechern „Fruchtzwerge" (Packungsgröße: 300 Gramm/6 Stück) hat ein Kind bereits rund 10 Gramm Zucker aufgenommen.

8. Apropos Zucker: Zuckeraustauschstoffe gehen auch nicht in die Bewertung ein – obwohl diese mindestens genauso ungesund sind wie Zucker, siehe das Kapitel *Zucker und Zuckeraustauschstoffe*. Das führt dazu, dass Cola light den Nutri-Score B hat, naturtrüber Apfelsaft ohne zugesetzten Zucker oder Süßstoff hingegen C. Außerdem könnten die Hersteller auf die Idee kommen, in ihren Produkten Zucker durch Süßstoff zu ersetzen, um dadurch einen günstigeren Nutri-Score zu erreichen.

9. Der alleinige Fokus auf die Nährwerte ergibt ein weiteres Problem: Wie weiter oben erläutert beruhen diese auf Durchschnittswerten. Diese (bestenfalls) Näherungswerte als Grundlage für die Berechnung und Beurteilung zu nehmen, wie gesund ein Produkt ist, halte ich für sehr fragwürdig.

Je näher ich mich mit dem Nutri-Score beschäftigt habe, desto eher bin ich zu der Meinung gekommen: So einfach, wie das System auf den ersten Blick aussieht, ist es nicht. Es mag dabei helfen, vergleichsweise weniger ungesunde Produkte zu finden – etwa den Menschen, die sich nicht mit gesunder Ernährung auseinandersetzen und nicht selbst frisch kochen können oder wollen.

Eine wirklich gesunde Ernährung ist mit dem Nutri-Score aus den genannten Gründen nicht möglich. Um wirklich beurteilen zu können, ob ein Produkt gesund ist, ist es wichtig, dass sich die Verbraucherinnen und

Verbraucher mit gesunder Ernährung, der Lebensmittelkennzeichnung und der Berechnung des Nutri-Scores auseinandersetzen. Damit hat der Nutri-Score das von Politik, Wissenschaft und Industrie ausgerufene Ziel, ein einfaches System für die gesündere Produktauswahl zu bieten, meiner Meinung nach komplett verfehlt.

Ein einfaches System ist dagegen der NOVA-Score. Wenn das System auch seine Schwächen im Detail hat, so ist die Basis klar: Je unverarbeiteter ein Lebensmittel ist, desto gesünder. Dieser Grundsatz ist einfach nachzuvollziehen, ohne dass man sich mit den einzelnen Nährwerten oder anderen Inhaltsstoffen auseinanderzusetzen braucht. Und nachweislich gesünder ist es dazu auch noch.

WAS IST EIGENTLICH „DIE LEBENSMITTELINDUSTRIE"?

In diesem Buch ist immer wieder von der Lebensmittel- bzw. Ernährungsindustrie die Rede. Dass ich sie kritisch sehe, dürfte dir schon aufgefallen sein. Warum? Dazu liefere ich dir hier ein paar Daten und Fakten.

Vom Feld bzw. Schlachthof in die Fabrik in die Supermarktregale – das ist, salopp gesagt, die Arbeit der Lebensmittelindustrie. Die Unternehmen verarbeiten also einen wesentlichen Teil der landwirtschaftlichen Erzeugnisse für die Ernährung und sorgen zusammen mit dem Handel dafür, dass wir die küchenfertigen Produkte in haushaltsüblichen Mengen kaufen können.

Ursprünge der Lebensmittelindustrie in Deutschland und Europa

Wie ist die Lebensmittelindustrie eigentlich entstanden? Und wie kam es, dass die Menschen die neuen Produkte bereitwillig kauften?

Technische, politische und soziologische Entwicklungen begünstigten die Entstehung dieser neuen Industrie, und um zu verstehen, wie sie so groß werden konnte – insbesondere in Deutschland –, habe ich mir ihre Entwicklungsgeschichte näher angeschaut. In der folgenden Chronologie erfährst du wichtige Meilensteine.

Wie der Name schon sagt, war eine gewisse Industrialisierung Voraussetzung dafür, dass sich eine Industrie rund um Lebensmittel bilden konnte– so ist die Entwicklung neuer Techniken und Geräte eng an die der Lebensmittelindustrie gekoppelt. Dabei lag nicht immer die gesamte Gesellschaft als Kunde im Fokus, sondern ebenso Soldaten sowie die eher schlecht ernährte Arbeiterschaft in der damaligen Phase der Industrialisierung, die kaum Zeit und Raum zum Selbstkochen hatte.

- Der erste Schritt zur Lebensmittelindustrie waren neue Methoden der Konservierung, nachdem die Haltbarmachung von Lebensmitteln durch Salz, Rauch, Zucker oder einfache Trocknung schon lange bekannt war: Anfang des 19. Jahrhunderts wurde die Konservendose erfunden. Damit konnten Obst, Gemüse und Fleisch erstmals über mehrere Jahre hinweg haltbar gemacht werden. Während die erste Konservenfabrik bereits im Jahr 1812 in Großbritannien eröffnet wurde, begann die Massenproduktion in Deutschland erst um 1890. Kurz darauf nahmen die gerade entstandenen Warenhäuser Konserven in ihr Sortiment auf, was ihnen zum Durchbruch verhalf. Im Jahr 1958 waren in Deutschland die ersten Ravioli aus der Dose im Supermarkt erhältlich.

- Ein weiterer Schritt war die Industrialisierung der Zuckerherstellung. Im Jahr 1802 errichtete der deutsche Naturwissenschaftler Franz Carl Achard die erste funktionsfähige Rübenzuckerfabrik der Welt in Cunern (Schlesien). Er hatte die Technik zur Herstellung von Zucker aus Zuckerrüben statt aus Zuckerrohr entwickelt. In der Folge entwickelte sich die Zuckerherstellung zu einer expandierenden Industrie. Sie war Basis für verschiedene Produktionsprozesse des beginnenden Maschinenzeitalters, die auch in anderen Industriezweigen angewendet werden konnten.

- Louis Pasteur wurde 1867 für seine Methode, Wein durch Erhitzen haltbar zu machen, auf der Weltausstellung in Paris ausgezeichnet. Die Technik der Pasteurisierung – also die Entkeimung von flüssigen Lebensmitteln durch kurzzeitiges Erhitzen auf Temperaturen knapp unter 100 °C – war ein weiterer Meilenstein der Haltbarmachung. Das Einmachglas mit Gummiring folgte 1892 und löste eine neue Mode in den Küchen vieler Haushalte aus: das Einwecken.

- Aus der Schweiz kam 1866 Kondensmilch von Anglo-Swiss Condensed Milk Co. auf den Markt, 1867 die erste Ersatzmilch für Kinder: „Kindermehl" – ein Pulver aus Zwieback und Milch – von Nestlé. „Beste Schweizermilch enthaltend" hieß es auf einem Werbeplakat. Damals war die Kindersterblichkeit in Europa sehr hoch – 15 bis 25 Prozent starben vor ihrem fünften Geburtstag. Nur etwa 15 Prozent der Babys wurden überhaupt gestillt. Damals zogen die Menschen, mit Ausnahme der Wissenschaftler, noch keinen Zusammenhang zwischen der hohen Sterblichkeit und der Ernährung ihrer Babys und Kleinkinder. Das Stillen galt in der besseren Gesellschaft als „unschicklich". In der Arbeiterschicht dagegen konnten die Mütter ihre Babys oft aus zeitlichen oder gesundheitlichen Gründen nicht stillen. Die Alternativen zum Stillen waren unzureichend und unhygienisch, weshalb die Kleinen häufig krank wurden. Durchfall war damals eine häufige Todesursache. Das „Kindermehl" war hygienisch, einfach zuzubereiten und hatte einen vergleichsweise hohen Nährwert. Es wurde schnell zum weltweiten Erfolg und gilt heute als eine der ersten Marken.

- Im Jahr 1901 entwickelte der japanische Wissenschaftler Satori Kato in Chicago den Instantkaffee, den Nestlé ab 1938 im industriellen Maßstab herstellte.

- Der Berliner Koch Johann Heinrich Grüneberg erfand 1867 den Vorläufer der Tütensuppe: die „Erbswurst", eine Rolle aus Erbsenmehl, Fett, Speck, Zwiebeln und Gewürzen. Aus einer Scheibe dieser „Wurst" entsteht mit heißem Wasser aufgegossen eine Erbsensuppe. Der preußische Staat kaufte Grünbergs Erfindung, baute eine Fabrik und rüstete seine Soldaten für den deutsch-französischen Krieg (1870/71) mit „Erbswurst" aus. 1889 übernahmen die Brüder Knorr aus dem süddeutschen Heilbronn die Produktion der „Erbswurst". Zu dieser Zeit wurde in der Fabrik bereits „Knorr Haferschleim" und die „Patentsparsuppe Victoria" hergestellt. Später wurde die „Erbswurst" in zwei Varianten hergestellt und die Zusammensetzung der Zutaten deutlich verändert: Neben Erbsenmehl, geräuchertem Speck, Palmöl, Speisesalz sowie geräucherter Hefe, Raucharoma und anderen Aromen kamen vor allem Geschmacksverstärker zum Einsatz. Zum 31. Dezember 2018 stellte Knorr die Produktion wegen zu geringer Nachfrage ein.

- Auch die Erfindung der Margarine hatte mit dem Krieg zu tun: Napoleon III. suchte nach einem preiswerten Butterersatz für die Verpflegung seiner Truppen. Im Jahr 1869 stellte der Chemiker Hippolyte Mège-Mouriès seine Erfindung vor, die er zunächst beurre économique (französisch „preiswerte Butter") und später margarine Mouriès nannte. Dafür wurden Milch, Wasser, Nierenfett, Lab oder zerstoßene Kuheuter vermischt. Mège-Mouriès hatte wenig wirtschaftliches Geschick und veräußerte sein Patent 1871.

- Ebenfalls 1871 eröffnete die erste Margarinefabrik in Deutschland, in Köln. Zahlreiche Konkurrenten kamen hinzu – 1885 gab es allein in Deutschland 45 Margarinefabriken!

- 1888 wurde Margarine in Deutschland mit einem 30-prozentigen Schutzzoll belegt. Um den deutschen Markt nicht zu verlieren, eröffneten die niederländischen Unternehmer Jurgens und van den Bergh Produktionsstätten in Kleve und Goch am Niederrhein und produzierten dort Marken wie „Rama butterfein" und „Schwan im Blauband". In der Folgezeit kam es zu einer starken Konzentration im Margarinegeschäft. Auf dem europäischen Markt wurden Jurgens und van den Bergh die dominierenden Kräfte. Durch ihre Aufkäufe und Fusionen entstand 1927 die Firma Margarine Unie N. V. mit Sitz in Rotterdam. Aus einem Zusammenschluss der britischen Firma Lever Brothers mit der Margarine „Unie" entstand 1930 die Firma Unilever. Die Brotaufstrichsparte (mit den Marken Rama, Sanella, Lätta und Becel) wurde 2017 an den Finanzinvestor KKR verkauft und firmiert nun unter dem Namen Upfield Holdings. Der zweitgrößte deutsche Hersteller sind die 1903 in Hilter am Teutoburger Wald gegründeten „Walter Rau Lebensmittelwerke" (Deli Reform, Buttella, Vitareform, Sana, Sonja, Marina), seit 2008 Eigentum der weltweit tätigen US-Firma Bunge Limited.

- Julius Maggi, der zunächst Müller war, begann in den 1880er-Jahren Experimente mit anderen Mehlen. Laut Darstellung auf der Maggi-Website war es sein Ziel, die Ernährung für die oft mangelernährte Arbeiterschicht zu verbessern und ihr sowohl nährstoffreiche als auch preiswerte Lebensmittel anzubieten. Im Jahr 1884 kam ein Mehl aus Hülsenfrüchten auf den Markt, 1886 folgten die erste Suppe aus Erbsen- und Bohnenmehl und die bekannte Würze. Ab 1900 führte Maggi den Suppenwürfel, den Soßenwürfel und den Fleischbrühwürfel ein. Ein Fleischbrühwürfel war Anfang des 20. Jahrhunderts etwa 30-mal günstiger als ein Kilo Suppenfleisch. Jahrzehnte später (1974) brachte Maggi mit „Gulasch fix" das erste „Fix"-Produkt auf den Markt, 1979 folgte die „5-Minuten-Terrine".

- Im Jahr 1889 gründete der Hannoveraner Hermann Bahlsen, der als Zuckerhändler in London gearbeitet und dort die englischen Cakes kennengelernt hatte, die „Hannoversche Cakesfabrik H. Bahlsen". 1891 stellte Hermann Bahlsen seinen Butterkeks vor, den er etwa zehn Jahre später in einer innovativen Verpackung verkaufte, die die Kekse frisch hielt. Eine weitere technische Innovation war das Fließband, das ab 1905 in der Cakesfabrik lief – als erster Fabrik Europas und acht Jahre vor Henry Ford in den USA!

- 1888 wurden Wort und Bild von „Theekanne" als Schutzmarke eingetragen – als eines der ältesten und bis heute gültigen deutschen Warenzeichen. Im ersten Weltkrieg lieferte die Firma portionierte Teeportionen in Mullbeuteln – der Vorgänger des Aufgussbeutels –, die weiterentwickelt und ab 1929 verkauft wurden: Statt in Mull waren die Teeportionen in geschmacksneutralem Spezialpergamentpapier verpackt.

- Dr. August Oetker bot sein Backpulver „Backin" ab 1891 an. Neu waren zum einen, dass das Backpulver in Tütchen abgepackt war, die für ein Pfund Mehl reichten. Zum anderen, dass als Werbemaßnahme schon früh Rezepte veröffentlicht wurden, in denen das Backpulver eine wichtige Zutat war.

- 1921 erfand der Bonner Unternehmer Hans Riegel die Gummibärchen, die zunächst „Tanzbären" hießen, bevor die „Goldbären" daraus wurden.

- Der Schweizer Fritz Thomi-Schaad verkaufte ab 1934 Senf in Tuben – einer Verpackung, die bis dahin nicht für Lebensmittel genutzt worden war. Damals wurde Senf offen aus Steinguttöpfen verkauft. Heute gehört die Senf- und Mayonnaisemarke Thomy zu Nestlé.

- In der Schweiz wurde 1961 die erste Verpackungsanlage zur aseptischen Abfüllung von keimfreier Milch vorgestellt. Das war gleichzeitig Startschuss für die Verpackungsfirma Tetra Pak.

- In der zweiten Hälfte der 1960er-Jahre folgte die erste ultrahocherhitzte und ohne Kühlung haltbare Milch – die H-Milch.

- In den 2000er-Jahren erobern Produkte, die einen Zusatznutzen versprechen, den Markt – allen voran probiotischer Joghurt. Ebenso sind Margarine mit cholesterinsenkenden Stoffen oder Drinks mit zusätzlichen Mineralstoffen seitdem in den Regalen zu finden.

Als die Technik in die Küchen kam

In der heutigen westlichen Welt sind Kühlschrank, Tiefkühltruhe, Herd und Mikrowellenherd selbstverständlich. Sie erleichtern das Lagern und Zubereiten von Lebensmitteln bzw. Fertigprodukten – ein technischer Fortschritt, der nach und nach in die Häuser und Wohnungen einzog und die Zeiten, in denen der Herd noch mit Holz betrieben wurde und gleichzeitig als Heizung diente, zur Geschichte machte. Die moderne Technik macht es auch möglich zu „kochen", ohne wirklich zu kochen: Das Fertiggericht wird einfach in den Ofen oder die Mikrowelle geschoben, und nach kurzer Zeit ist die warme Mahlzeit fertig.

Grundlage der modernen Kühltechnik ist die Kompressions-Kältemaschine, die der deutsche Ingenieur Carl von Linde im Jahr 1876 erfand. Eine bahnbrechende Neuerung, denn nun konnte Eis ganzjährig und industriell hergestellt werden. Die Kompressions-Kältemaschine wurde zunächst industriell in Kühlhäusern eingesetzt, in denen Lebensmittel länger gelagert werden konnten. Kurze Zeit später erhielten Frachtschiffe Kühlräume, wodurch es möglich wurde, zum Beispiel Frischfleisch aus Südamerika nach Europa zu transportieren.

Von Lindes erste Kompressions-Kältemaschine wurde noch mit Ammoniak betrieben. Diese Substanz ist giftig, ätzend und verursachte nicht nur Lecks, sondern auch einen üblen Geruch. Darum waren Kühlschränke auch erst seit den 1920er-Jahren – seit der Entwicklung von Ersatzchemikalien – für den Hausgebrauch geeignet. In den 1930er-Jahren wurde er in den USA und Kuba zur Grundausstattung privater Haushalte, und bereits 1937 hatte jeder zweite amerikanische Haushalt einen Kühlschrank.

Auch in Deutschland fanden – mit einer gewissen Verzögerung, die unter anderem dem Zweiten Weltkrieg geschuldet war – immer mehr Haushaltsgeräte ihre Verbreitung. Ende der 1950er-Jahre hatten 20 Prozent der Haushalte einen Kühlschrank. Mitte der 1960er-Jahre waren es bereits 60 Prozent. Das Angebot in den Supermärkten, die immer mehr der traditionellen „Tante-Emma-Läden" ablösten, änderte sich und damit auch das Einkaufsverhalten: Immer mehr Getränke und Convenience-Produkte[34] fanden ihren Weg in die Regale – von Cola über Fruchtjoghurt bis Frischkäse.

Die Tiefkühlung wurde in den 1930er-Jahren im Rahmen des nationalsozialistischen Vierjahresplanes mit hohen staatlichen Mitteln unterstützt, und mit erheblicher Verspätung erreichte die Tiefkühlkost die deutschen Haushalte: Im Jahr 1955 wurde sie zum ersten Mal auf der Ernährungsmesse Anuga (Allgemeine Nahrungs- und Genussmittel-Ausstellung) ausgestellt, und zwei Jahre später fand sie sich dann erstmals in Deutschlands Tiefkühltruhen wieder. Zu den Produkten der ersten Stunde gehörten Spinat und Fischstäbchen. Ein wichtiger Teil der industriellen Verarbeitung zu den beliebten Stäbchen beginnt schon sofort nach dem Fang auf Fabrikschiffen. In der damaligen DDR waren Fischstäbchen erst ab 1970 zu haben. Sie wurden dort nicht als Massenware produziert. In Westdeutschland kam 1970 die erste Tiefkühlpizza in den Supermarkt, und zehn Jahre später waren es schon mehr als 400 Tiefkühlprodukte.

Die erste tiefgefrorene Fertigmahlzeit, das sogenannte „TV-Dinner", war bereits in den 1950er-Jahren in den USA entwickelt worden. Es bestand

---

34 Convenience-Produkte = Lebensmittel mit dem Zusatznutzen „Bequemlichkeit". Mehr dazu auf Convenience-Produkte (rlp.de): https://www.ernaehrungsberatung.rlp.de/Internet/global/themen.nsf/b88da5989d640fd2c12570350050d941/78559b3a80661f56c12570e6002efafa?OpenDocument

aus Truthahn mit Kartoffeln und Erbsen auf einem Aluminiumtablett, das direkt im Ofen warm gemacht werden konnte. Es kostete rund einen Dollar und ging allein im ersten Jahr zehn Millionen Mal über den Ladentisch.

Ab den 1980er-Jahren kam die Mikrowelle (bereits in den 60er-Jahren in den USA erfunden) in die westdeutschen Haushalte – und mit ihr viele neue Fertiggerichte.

Die Lebensmittelindustrie heute

Das Statistische Bundesamt erhebt für Deutschland Daten über die Ernährungsindustrie. In dessen Klassifikation ist der Bereich „Herstellung von Nahrungs- und Futtermitteln" wie folgt definiert: „Diese Abteilung umfasst die Verarbeitung von Erzeugnissen der Landwirtschaft, Forstwirtschaft und Fischerei zu Nahrungs- und Futtermitteln sowie die Herstellung verschiedener Halbwaren, die keine Nahrungs- oder Futtermittel darstellen. Häufig entstehen auch Nebenerzeugnisse von mehr oder weniger hohem Wert (zum Beispiel Häute aus der Schlachtung oder Ölkuchen aus der Ölerzeugung).

Die einzelnen Unterteilungen stellen auf die verschiedenen hergestellten Erzeugnisse ab: Fleisch, Fisch, Obst und Gemüse, Öle und Fette, Milcherzeugnisse, Mühlenerzeugnisse, Futtermittel und sonstige Nahrungsmittel."[35]

Zum Bereich „Getränkeherstellung" gibt es ebenfalls statistische Erhebungen.

---

35 https://www.wz-codes.de/index.php?wzcode=10.62.0

(Übrigens: Auch die Aromenindustrie gehört gemäß der eigenen Darstellung zur Ernährungsindustrie: „Wie die Ernährungsindustrie insgesamt ist auch die Aromenbranche in den letzten Jahren stetig gewachsen und erwirtschafte 2017 einen Umsatz von 450 Millionen Euro. Das sind etwa 0,25 Prozent des Umsatzes der gesamten Ernährungsindustrie. Die rund 5.000 Beschäftigten der Branche verteilen sich auf über 60 Unternehmen, die im gesamten Bundesgebiet verteilt und zu über 75 Prozent klein- und mittelständisch geprägt sind. Viele Firmen haben weniger als 100 Mitarbeiter und es gibt sogar einige Kleinbetriebe mit weniger als zehn Angestellten."[36])

Die Bundesvereinigung der Deutschen Ernährungsindustrie (BVE) nimmt diese Daten des Statistischen Bundesamts als Basis für ihren jährlichen Bericht. Demzufolge stellt jedes achte Industrieunternehmen in Deutschland Lebensmittelprodukte inklusive Getränke her. Die Branche ist hierzulande der viertgrößte deutsche Industriezweig und mit einem jährlichen Umsatz von rund 185 Milliarden Euro führend in Europa. 614.036 Beschäftigte arbeiten in 6.163 Betrieben. 90 Prozent sind nach der Definition der Europäischen Kommission kleine und mittelständische Betriebe – haben also 21 bis 250 Mitarbeitende.[37]

Diese Produkte bieten die industriellen Unternehmen an – in absteigender Reihenfolge in Prozent nach dem Gesamtumsatz von 185,3 Mrd. Euro (Quellen: BVE und Statistisches Bundesamt, Jahr 2020), ohne Tiernahrung:

---

36 http://aromenverband.de/wirtschaftsfaktor-aroma
37 Noch kleinere Unternehmen wie Fleischereien, Bäckereien und Konditoreien etc. mit weniger als 20 Beschäftigten pro Betrieb gehören in Deutschland traditionell zum „lebensmittelherstellenden Gewerbe" und werden daher nicht der Industrie zugerechnet – sie gehen also auch nicht in diese Statistik ein.

- Fleisch und Fleischprodukte (24,3 Prozent)
- Milch und Milchprodukte ohne Speiseeis (15,5 Prozent)
- Brot und andere Backwaren (9,4 Prozent)
- Süßwaren, Speiseeis (7,8 Prozent)
- verarbeitetes Obst und Gemüse (6,3 Prozent)
- Fertiggerichte, sonstige Gerichte (6,3 Prozent)
- Alkoholische Getränke (5,8 Prozent)
- Erfrischungsgetränke und Mineralwasser (4,6 Prozent)
- Mühlen und Stärke (3,6 Prozent)
- Öle und Fette (3,2 Prozent)
- Kaffee und Tee (2,3 Prozent)
- Würzen und Soßen (2,3 Prozent)
- Fisch und Fischprodukte (1,3 Prozent)
- Zucker (1,1 Prozent)
- Teigwaren (0,3 Prozent)

Hinzu kommen die oben erwähnten 0,25 Prozent (Jahr 2017) bzw. 450 Millionen Euro, die die Aromenindustrie als Teil der Ernährungsindustrie umsetzt.

Da die kleinen Betriebe wie der Bäcker und Fleischer „ums Eck" nicht zur Industrie zählen, also in dieser Statistik nicht vorkommen, finde ich diese riesigen Zahlen umso erstaunlicher. Auch der Fakt, dass Fertiggerichte einen eigenen Punkt in dieser Statistik erhalten und dieser mit 6,3 Prozent vom Gesamtumsatz relativ weit oben steht, ist bemerkenswert.

Was bringt es der Lebensmittelindustrie, mehr oder weniger verarbeitete Produkte herzustellen und zu verkaufen? Ganz klar: Geld. In unserem Marktsystem ist es nun mal so, dass Produkte an Wert gewinnen, wenn sie verarbeitet werden. Das kannst du ganz einfach am Supermarktregal feststellen: Wie viel kosten eine halbe Packung Mehl und ein Päckchen Hefe bzw. Sauerteigansatz? Und wie viel ein fertig gebackenes Brot? (Natürlich kannst du jetzt einwenden: „Okay, klar spare ich hier Geld. Aber das Brot backt sich schließlich nicht allein. Ich muss also Zeit investieren." Natürlich hast du damit völlig recht! Ich kann da nur sagen: Ein selbstgebackenes Brot macht schneller satt und bleibt länger frisch. Du weißt also nicht nur ganz genau, was du isst, sondern sparst dir obendrein auch die Zeit, mehrmals die Woche Brot kaufen zu müssen…)

Nun ist an sich natürlich nichts Schlechtes am Geldverdienen. Schon gar nicht, wenn das Brot nach alter Tradition gebacken und mit dem Brotkauf ein Handwerk unterstützt wird. Die Wertschöpfung ist ein wichtiger Teil des Sozialprodukts und damit unserer gesamten Wirtschaft. Beim abgepackten Brot sieht das meiner Meinung nach schon wieder anders aus. Hast du da schon mal die Preise verglichen? Ich finde es erstaunlich, wie viel für ein Industrieprodukt verlangt wird, das – bestenfalls – aus nicht viel mehr als Mehl und einem Triebmittel, beispielsweise dem Sauerteig besteht. Und dessen Produktion nichts mit der Qualität eines in traditionellem Handwerk hergestellten Produkts zu tun hat.

Das Brot ist nur ein Beispiel von vielen, in denen deutlich wird, was die Industrie uns auftischt – und zu welchem Preis. Da die Produkte ihre Zeit brauchen, um von der Fabrik in die Supermärkte zu kommen, und auch zu Hause noch eine Weile haltbar sein sollen, können sie kaum wirklich frisch und naturnah sein. Wenn nötig, werden die Produkte künstlich haltbar gemacht. Es ist unumgänglich, dass die ehemals frischen, einzelnen Zutaten bei der Verarbeitung und beim Transport an Geschmack verlieren. Dass es uns am Ende dennoch schmeckt, dafür sorgen Aromastoffe und Geschmacksverstärker. Natürlich gehen bei der Verarbeitung auch Vitamine und andere gesunde Inhaltsstoffe verloren. Hinzu kommt, dass Zucker als Geschmacksträger und Füllstoff eingesetzt wird. Von der Verpackungsmisere ganz zu schweigen.

Weniger Nährstoffe bei gleichbleibender oder höherer Energiezufuhr (in Form von Kalorien) – da stellt sich doch die Frage: Wie gesund – für uns und unsere Umwelt – kann ein hochverarbeitetes Produkt aus der Fabrik überhaupt sein?

Natürlich zwingt uns niemand, das riesige Angebot der Industrie anzunehmen. Das ist auch ein gern geäußertes Argument: Der Verbraucher ist doch mündig und kann selbst entscheiden, was er kauft und was nicht! Das ist im Grunde richtig. Doch Industrie und Handel machen es uns durch Werbung, niedrige Preise und geringe Aufklärung sehr einfach, zu den verpackten Produkten zu greifen. Leider stehen Kochen und gesunde Ernährung nicht standardmäßig auf dem Lehrplan unserer Schulen, und auch zu Hause gibt es nur in sehr wenigen Familien für Kinder die Gelegenheit, mal in die Kochtöpfe zu blicken oder Mama oder Papa beim Kochen zur Hand zu gehen – es fehlt also das Bewusstsein dafür, wie etwas zubereitet wird, was schmeckt und wie gesund bzw. ungesund das Essen ist. Da hat die Industrie natürlich leichtes Spiel. Zumal sie uns mit geschickter Werbung zusätzlich verführt.

Ein weiterer Aspekt: Global gesehen gibt es ein paar wenige Großkonzerne, die einen Großteil des Angebots an Fertigprodukten herstellen und unter ihren bekannten Marken verkaufen. Ihnen wird vorgeworfen, dass sie ihre Marktmacht ausnutzen und die Preise kontrollieren. Das erschwere es kleineren Anbietern, überhaupt in den Markt zu kommen bzw. andere Preise durchsetzen zu können.

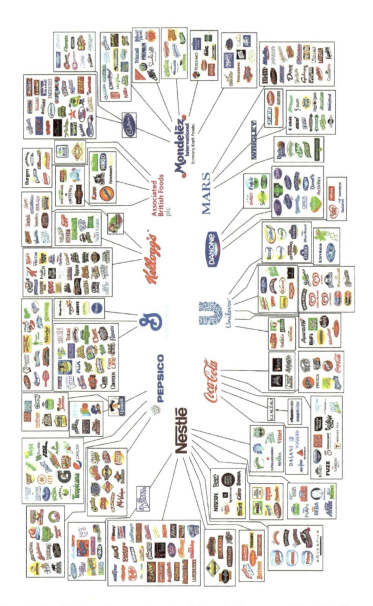

Abbildung 7: Diese Marken gehören zu den großen Lebensmittelkonzernen. (Jahr: 2015)[38]

---

38 Quelle: https://www.visualcapitalist.com/illusion-of-choice-consumer-brands auf der Basis eines Berichts von Oxfam, mit freundlicher Genehmigung von Oxfam

Schau doch mal, welche Marken sich in deinem Vorratsschrank verbergen. Hättest du gedacht, dass hinter vielen eine der global agierenden Firmen steckt? Ich war jedenfalls erstaunt darüber, wie konzentriert auf wenige große Konzerne die Lebensmittelindustrie ist. Außerdem fällt beim Blick auf die Grafik auf: Mit Ausnahme der Mineralwassermarken handelt es sich größtenteils um hochverarbeitete Produkte. Von der Babymilch über den Schokoriegel bis hin zur Limo – die bekanntesten Marken gehören fast ausnahmslos zu einem der wenigen Konzerne.

In den Supermärkten und Discountern sind viele Eigenmarken zu finden, von denen viele ebenfalls von den Konzernen produziert werden. Es ist allerdings gar nicht so einfach, herauszufinden, welche Firmen die günstigeren Produkte herstellen, denn die größeren Hersteller befürchten, dass ihre teureren Marken dann nicht mehr gekauft werden. Anhaltspunkte geben Seiten im Internet wie https://www.wer-zu-wem.de/handelsmarken/no-name-suche.

Die Industrie hat natürlich grundsätzlich ihre Daseinsberechtigung. Nicht alle Produkte sind regional und durch kleinere Hersteller verfügbar. Einige der Produkte braucht es auch für die Zubereitung einzelner frischer Lebensmittel – zum Beispiel Senf fürs Dressing, und dann meist nur in kleinen Mengen. Solche Produkte immer wieder selbst aus Senfkörnern herzustellen, wäre manchmal zu aufwendig und würde den Nutzen übersteigen. Auch wenn solche Produkte in der offiziellen NOVA-Klassifikation #3 sein können, bin ich zu dem Schluss gekommen, dass kleine Mengen davon, unregelmäßig verwendet, in einem ansonsten frisch zubereiteten Gericht okay sind. Wenn wir diese Zutat regelmäßig brauchen, haben wir eventuell einen Kosten- oder Mengentreiber gefunden, und das Selbermachen lohnt sich dann eher.

Dies ist ein Beispiel von mehreren, an denen NOVA seine Grenzen hat, und einer der Gründe, warum wir unseren eigenen Score entwickelt und für den wir zum Beispiel solche Lebensmittel einer neuen Bewertung unterzogen haben.

Fazit: Wer viele verarbeitete Lebensmittel kauft, kommt an den großen Konzernen nicht vorbei. Kleinere Mengen sind okay, wenn der Aufwand des Selbermachens oder des Suchens nach einem regionalen Anbieter zu aufwendig für die Menge wäre. Wenn auch du die Wahl triffst, die Industrie nicht oder zumindest weniger unterstützen zu wollen, hast du einfache Möglichkeiten:

- Möglichst frische, einzelne und regionale Zutaten einkaufen (und/oder selbst anbauen) und damit backen und kochen (auch Kuchen und Kekse für die Naschkatzen);
- Säfte, Tee oder Limonaden selbst machen und Leitungswasser trinken oder Mineralwasser aus einer regionalen Quelle von einem kleineren Anbieter kaufen.

Wir alle haben die Wahl: Wollen wir unser Geld für Essen ausgeben, das uns wirklich nährt? Und wen wollen wir unterstützen: die Industrie und mit ihr die jetzt schon riesigen Konzerne, oder lieber regionale Kleinbetriebe? Mehr dazu im Kapitel *Regionales*.

Aromenindustrie – oder: Geschmack aus dem Labor

Noch eine direkte Folge der Lebensmittelverarbeitung: Die Produkte verlieren an Geschmack. Zudem haben echte Lebensmittel, die für einen echten Geschmack in einem Produkt sorgen könnten, meist Nachteile: Beeren etwa sind aufwendiger zu transportieren und halten einer Verarbeitung nur schwer stand. Leicht verderblich sind sie darüber hinaus. Schlecht für das „Shelf Life", also das – möglichst lange – Leben im Supermarktregal. Da ist es einfacher, in den sogenannten Fruchtjoghurt (höchstens) ein paar Gramm einer nicht näher definierten Fruchtzubereitung zu geben – für die Optik und Sensorik. Für den Geschmack, etwa nach Erdbeeren, ist etwas anderes zuständig: der Aromastoff. Künstlich hergestellt, in den Laboren der Lebensmittelchemie, kommt heute kaum ein verarbeitetes Produkt ohne sie aus.

Die Aromen können so besser gesteuert werden und damit für einen einheitlichen Geschmack sorgen. Natürliche Lebensmittel wie Erdbeeren sind dagegen natürlichen Schwankungen unterworfen. Auch ist ihr Geschmack wenig konzentriert. Es bräuchte also viele Erdbeeren – mehr als die paar Prozent, die auf der Verpackung stehen –, um den Erdbeergeschmack in den Joghurt zu bekommen. Außerdem: Es gibt schlichtweg nicht genügend Früchte, um die Nachfrage nach dem Joghurt zu decken. Die weltweite Ernte würde gerade mal für 5 Prozent reichen. Daher dürfte es kaum einen konventionell hergestellten Erdbeerjoghurt geben, bei dem „Aroma" nicht in der Zutatenliste auftaucht. Ich habe jedenfalls keinen gefunden.

Aromastoffe, die Lebensmitteln zugesetzt werden, sind schon lange Teil der Gesetzgebung. Früher regelte in Deutschland die sogenannte Aromaverordnung deren Verwendung. Etwa, welche Aromen erlaubt waren. Es gab künstliche, naturidentische und natürliche Aromastoffe. Als solche wurden sie zwingend auch auf der Verpackung deklariert. Später wurden die Aromen mit einer erstmals im Jahr 2008 erlassenen „Verordnung Nr. 1334/2008 über Aromen und bestimmte

Lebensmittelzutaten mit Aromaeigenschaften zur Verwendung in und auf Lebensmitteln" zu EU-Recht. Dafür führte die Europäische Behörde für Lebensmittelsicherheit (EFSA) nach genau festgelegten Kriterien Sicherheitsbewertungen für rund 3.000 Aromastoffe durch. Daraus wurde eine sogenannte Positivliste erstellt. Sie umfasst in der 2013 veröffentlichten Version 2.100 zulässige Aromastoffe. Seit Ende einer Übergangsfrist am 22. Oktober 2014 dürfen nur noch Aromen in Verkehr gebracht werden, die aus den in dieser Unionsliste aufgeführten Stoffen hergestellt werden. Diese durchlaufen zudem ein Zulassungsverfahren. Aktuell (Ende 2021) sind in der online abrufbaren Liste 2.547 zulässige Aromen aufgezählt. Diese Liste wird jährlich aktualisiert.[39]

Das bedeutet also: Es werden offenbar immer mehr Aromastoffe in der EU zugelassen. 2.100 waren der Aromenindustrie wohl nicht genug.

Das Gesetz schreibt immer noch vor, dass Aromen auf dem Etikett angegeben werden, wobei es die Unterscheidung zwischen künstlichen oder naturidentischen Aromen nicht mehr gibt. Dabei war das noch ehrlicher, denn letztendlich sind fast alle Aromastoffe künstlich hergestellt – selbst, wenn sie mithilfe von natürlichen Mitteln wie Hefen entstanden sind.

Nach der besagten „Verordnung Nr. 1334/2008 über Aromen und bestimmte Lebensmittelzutaten mit Aromaeigenschaften zur Verwendung in und auf Lebensmitteln" darf die Lebensmittelindustrie nur Aromen verwenden, die „nach den verfügbaren wissenschaftlichen Daten keine Gefahr für die Gesundheit der Verbraucher darstellen",

---

39 https://webgate.ec.europa.eu/foods_system/main/?event=substances.search&substances.pagination=1

und auch nur, wenn „die Verbraucher durch ihre Verwendung nicht irregeführt"[40] werden.

Besonders beim zweiten Punkt habe ich so meine Zweifel. Beispiel Früchtetee: Dieser hat häufig blumige Namen, die auf den Inhalt und/oder eine Wirkung verweisen und schöne Bilder von Früchten und Beeren auf der Verpackung. Wenn zum Beispiel auf einer Teepackung der Sorte „Spanische Orange" Orangen abgebildet sind, diese in der Zutatenliste dann nur als „Aromen" auftauchen – ist das nicht schon Irreführung? Mit solchen Fragen setzt sich auch die Verbraucherzentrale auseinander. Über deren Internetseite www.lebensmittelklarheit.de können Verbraucherinnen und Verbraucher solche Ungereimtheiten melden und die Hersteller im Gegenzug eine Stellungnahme abgeben.

Im Fall der „Spanischen Orange" gibt die Verbraucherzentrale folgende Einschätzung ab: „Es ist nachvollziehbar, wenn Verbraucherinnen und Verbraucher durch den Namen „*Spanische Orange*" sowie die Abbildungen auf der Schauseite einen Tee erwarten, der Orange und gegebenenfalls Aprikose als wesentliche Zutaten enthält. Erst in der Zutatenliste auf der Rückseite ist zu erkennen, dass die Hauptzutaten Äpfel, Hibiskus und Hagebutte sind. Auch die tiefrote Farbe des aufgebrühten Tees ähnelt eher Hibiskus- als Orangentee. Die Aufmachung passt daher nicht zum Inhalt."[41]

Die Intervention der Verbraucherzentrale hat in vielen Fällen zu – mehr oder weniger – großen Änderungen geführt. Bei der „Spanischen Orange" war es nur die Farbe des Tees auf der Verpackung, die leicht

---

40 https://beck-online.beck.de/Dokument?vpath=bibdata%2Fges%2Fewg_vo_1334_2008%2Fcont%2Fewg_vo_1334_2008.htm&anchor=Y-100-G-EWG_VO_1334_2008
41 https://www.lebensmittelklarheit.de/produkte/messmer-spanische-orange

modifiziert wurde. Der Hersteller war der Meinung, dass die Deklaration ansonsten genau genug sei.

Dass Aromastoffe überhaupt zugelassen werden bzw. deren Verwendung rechtlich geregelt wird, finde ich schon fragwürdig. Was sagt das über diese Stoffe aus? Bezeichnenderweise ist die oben genannte Verordnung nicht für rohe und unverarbeitete Ware gültig. Daraus kann wohl geschlossen werden, dass Lebensmittel grundsätzlich keine zugesetzten Aromen brauchen. Und dass eine naturnahe Ernährung die beste Strategie ist, die künstlich erzeugten Aromen zu vermeiden.

Vom Käsearoma des Käseimitats auf der Tiefkühlpizza über das Hühnchenaroma in der Hühnersuppe über den Mentholgeschmack im Kaugummi bis hin zum Vanillin im Pudding – alle haben eines gemeinsam: Mit Käse, Hühnchen, einem Pfefferminzblatt oder einer Vanilleschote sind sie nie in Berührung gekommen.

Stattdessen helfen Aromafirmen beim Geschmack nach. Seit dem Jahr 1874, in dem die Herstellung des Vanillins aus Nadelhölzern gelang, hat sich ein neuer Industriezweig entwickelt. Die weltweite Nummer eins unter den Aromenfirmen, Givaudan, sitzt in der Schweiz, die Nummer zwei, Symrise, im niedersächsischen Holzminden. Jahresumsatz 2020: 6,3 Milliarden Schweizer Franken bzw. 3,521 Milliarden Euro!

Einige Lebensmittelkonzerne stellen selbst Aromastoffe her. Unilever (eine bekannte Marke: Knorr) etwa hält Patente auf Aromastoffe, zum Beispiel auf den für gebratene Zwiebel.

Mein Fazit: Aromen sind immer mehr oder weniger künstlich und widersprechen daher einer naturnahen Ernährung. Frische Lebensmittel haben Aromen gar nicht nötig – sie bieten ganz von allein

ein vielfältiges Geschmackserlebnis. Wozu brauche ich den künstlichen Geschmack einer gebratenen Zwiebel, wenn ich die Zwiebeln einfach selbst braten kann? Zudem sind Geruch und Geschmack wichtige Indikatoren – etwa für die Frische eines Lebensmittels. Was passiert, wenn wir aufhören, unsere Sinne zu schulen? Oder, noch schlimmer: Wenn unsere Zunge und unser Gaumen so an unnatürliche Aromen gewöhnt sind, dass sie natürliche gar nicht mehr wahrnehmen? Auf diese Fragen liefern Lebensmittel- und Aromenindustrie meiner Meinung nach keine überzeugenden Antworten.

Davon abgesehen schmeckt es uns einfach besser. Mehr zum neuen Geschmackserlebnis dank NOVA am Ende dieses Kapitels.

ZUSATZSTOFFE UND HILFSSTOFFE: RIESELHILFEN & CO.

Was steckt denn nun genau drin in den Produkten, die in den Fabriken der Lebensmittelindustrie entstehen?

Diese Frage ist gar nicht immer so einfach zu beantworten, wenn sich die Zutatenliste liest wie ein Chemiebaukasten. Daran ist zu sehen: Die Industrie setzt jede Menge Zusatzstoffe ein. Der Begriff „Lebensmittelzusatzstoff" wird in der EU-Verordnung (EG) Nr. 1333/2008 definiert.[42] Demnach ist darunter ein Stoff mit oder ohne Nährwert zu verstehen, der einem Lebensmittel aus technologischen Gründen zugesetzt wird.

Zusatzstoffe werden im Laufe der Produktion absichtlich zugesetzt, um im Produkt bestimmte Wirkungen zu erzielen; beispielsweise Veränderungen der Farbe, Backfähigkeit, Konsistenz oder Haltbarkeit eines Produkts. Das Brötchen duftet noch verführerischer, der Kuchen

---

42 Nachzulesen unter: https://beck-online.beck.de/Dokument?vpath=bibdata%2Fges%2Fewg_vo_1333_2008%2Fcont%2Fewg_vo_1333_2008.htm&anchor=Y-100-G-EWG_VO_1333_2008

ist noch lockerer, die Limonade leuchtet noch farbenfroher – dank Zusatzstoffen. Auch bleiben die einzelnen Bestandteile – etwa in der Salatsauce oder dem „Frucht"-Joghurt – nur mithilfe von Emulgatoren und/oder Stabilisatoren zusammen. Speisesalz bleibt durch Rieselhilfen klumpfrei. Offenbar kennen viele Haushalte einen alten Trick nicht mehr: Ein paar Reiskörner im Salzstreuer nehmen Feuchtigkeit auf, wodurch das Salz trocken und somit rieselfähig bleibt.

Ähnlich wie die Aromen brauchen auch die Zusatzstoffe eine Zulassung, damit sie Produkten zugesetzt werden dürfen. Dazu informiert das Amt für Verbraucherschutz auf seiner Internetseite:

„Lebensmittelzusatzstoffe dürfen nur verwendet werden, wenn sie für den jeweiligen Verwendungszweck zugelassen sind. Im Rahmen des Zulassungsverfahrens der Europäischen Union ist nachzuweisen, dass:

- der Stoff auf seine gesundheitliche Unbedenklichkeit überprüft wurde
- die Verwendung technologisch notwendig ist
- die jeweilige Anwendung nicht zur Täuschung der Verbraucher führt
- der Stoff EU-weit verbindlichen, detailliert festgelegten Reinheitsanforderungen entspricht."[43]

Meiner Meinung nach verhält es sich mit Zusatzstoffen ähnlich wie mit Aromen. Hier wie dort frage ich mich: Sind sie wirklich nötig? Und wo beginnt die Täuschung?

---

43   https://www.bvl.bund.de/DE/Arbeitsbereiche/01_Lebensmittel/04_AntragstellerUnternehmen/04_Zusatzstoffe/lm_zusatzstoffe_Zulassung_node.html

Genauso kann der Verbraucher nicht wissen, ob der Zusatzstoff aus der Natur oder aus dem Labor kommt. Wer wissen will, was es mit den Zusatzstoffen in seiner Nahrung auf sich hat, kann schon vor jedem Einkauf in einer der E-Nummernlisten im Internet recherchieren – zum Beispiel auf der Seite https://food-detektiv.de/zusatzstoffe des Autors Hans-Ulrich Grimm, auf der für jeden Zusatzstoff auch Informationen zur Herstellung, zur maximal erlaubten Menge und zu gesundheitlichen Risiken geliefert werden.

Zum Zulassungsverfahren schreibt das Verbraucherschutzamt: „Der Hersteller hat den wissenschaftlich fundierten Nachweis zu führen, dass der Zusatzstoff gesundheitlich unbedenklich ist. Der Hersteller ist verpflichtet, zu diesem Zweck Studien über das Verhalten des Zusatzstoffs im menschlichen Körper durchführen lassen, in denen die Verstoffwechselung, mögliche Anreicherung, Wechselwirkungen mit anderen Wirkstoffen und Nahrungsbestandteilen, sowie der Einfluss auf die Nährstoffaufnahme untersucht werden. Darüber hinaus werden vom Hersteller auch toxikologische Untersuchungen erwartet, die in der Regel mittels Tierversuche durchgeführt werden. Dabei wird die täglich tolerierbare Tagesdosis (ADI-Wert) ermittelt, die bei lebenslanger Aufnahme und unter Einrechnung eines Sicherheitsfaktors ohne gesundheitliche Beeinträchtigungen möglich ist."[44]

Du siehst: Es ist ganz schön aufwendig, bzw. kostspielig, einen weiteren Zusatzstoff einzuführen. Welche Margen/Gewinne mag die Industrie wohl erwarten? Wer wird der Industrie den Gewinn bringen, die Marge zahlen? Der mündige Verbraucher!

---

44 Ebenda

Weiter schreibt das Verbraucherschutzamt: „Alle zugelassenen Zusatzstoffe sind durch verschiedene nationale und internationale Institutionen und Expertengremien gesundheitlich bewertet worden."[45] Also ist die Grundlage für die Zulassung eine Studie, die der Hersteller selbst durchführt. Hand aufs Herz: Wie unabhängig kann so eine Studie sein?

EU-weit sind rund 320 Zusatzstoffe zugelassen. Nicht alle sind künstlich hergestellt und/oder gesundheitlich bedenklich (wenn die unbedenklichen Mengen zum Beispiel bei einseitiger Ernährung leicht überschritten werden können). Johannisbrotkernmehl etwa wird ganz natürlich aus den Samen des Johannisbrotbaumes gewonnen. Trotzdem kann es Allergien auslösen und bei einer Überdosierung abführend wirken.

Apropos Überdosierung: Für viele Zusatzstoffe ist eine maximal erlaubte Menge festgeschrieben. Was ist, wenn viele verschiedene Produkte konsumiert werden? Um zu erfahren, ob der eigene Konsum noch innerhalb der Grenzen liegt, die als gesundheitlich unbedenklich gelten, bleibt dann nur noch eine Möglichkeit: die Zusatzstoffe der einzelnen Produkte zusammenzurechnen. Doch selbst wenn man sich diese Mühe machen wollte, ist das nicht möglich, da die Gesamtmenge nicht angegeben werden braucht.

Das Bundesinstitut für Risikobewertung schreibt im Juni 2019 in einer Stellungnahme zum Thema „Phosphate in Lebensmitteln":

„Die Europäische Behörde für Lebensmittelsicherheit (EFSA) hat im Rahmen einer Neubewertung, die am 12. Juni 2019 veröffentlicht wurde, eine akzeptable tägliche Aufnahmemenge (Acceptable Daily

---

45 Ebenda

Intake, ADI *[=zulässige Tagesdosis, Anm. d. Verf.]*) für Phosphate abgeleitet. Der ADI-Wert von 40 mg/Kilogramm Körpergewicht und Tag, ausgedrückt als Phosphoraufnahme, gilt für die Aufnahme von Phosphor aus Lebensmitteln, die Phosphate natürlicherweise enthalten können und aus Lebensmitteln, denen Phosphate als Lebensmittelzusatzstoff zugesetzt sein können.

Die Stellungnahme der EFSA befasst sich mit der Neubewertung von Phosphorsäure, Phosphaten sowie Di-, Tri- und Polyphosphaten (E 338–341, E 343, E 450–452) bei Verwendung als Lebensmittelzusatzstoff. Phosphate sind in der Europäischen Union (EU) gemäß Verordnung (EG) Nr. 1333/2008 zugelassene Lebensmittelzusatzstoffe.

Die EFSA hat den Gruppen-ADI von 40 mg/Kilogramm Körpergewicht und Tag für gesunde Erwachsene abgeleitet. Er gilt nicht für Menschen mit einer mittleren bis starken Beeinträchtigung der Nierenfunktion, die eine besondere Risikogruppe darstellen. Säuglinge, Kleinkinder und Kinder können diesen ADI-Wert bereits bei mittleren Verzehrmengen überschreiten. Dies gilt auch für Jugendliche, die sich phosphatreich ernähren.

Wie viel Phosphate unverarbeitete Lebensmittel enthalten, können Verbraucherinnen und Verbraucher nicht erkennen. Bei einem verarbeiteten Lebensmittel informiert die Zutatenliste, ob es phosphathaltige Zusatzstoffe enthält. Die EFSA schätzt, dass Lebensmittelzusatzstoffe zwischen 6 und 30 Prozent der durchschnittlichen Gesamtaufnahme von Phosphor ausmachen."[46]

---

46 Nachzulesen auf: https://www.ernaehrungs-umschau.de/news/14-08-2019-efsa-veroeffentlicht-neue-gesundheitliche-richtwerte-fuer-phosphate

Künstliche Phosphate sind für mehr als 40 Produkte zugelassen. Vor allem in Cola und anderen Erfrischungsgetränken kommen sie in hohen Mengen vor – was als Hauptgrund dafür gilt, dass vor allem Kinder und Jugendliche zu viel zu viel Phosphorsäure bzw. Phosphate aufnehmen. Einer Studie der EU-Kommission zufolge nehmen sie das 1,7-fache der akzeptablen Menge auf. Die Folgen: Zahnschäden und brüchige Knochen. Phosphate schädigen bei übermäßigem Genuss die Zähne, weil sie den Zahnschmelz angreifen. Außerdem können sie zu Knochenabbau führen, wenn nicht genügend calciumhaltige Lebensmittel gegessen werden. Phosphor entzieht den Knochen Calcium, darum haben heutzutage schon viele Jugendliche brüchige Knochen – ähnlich wie Osteoporose, eine Krankheit, die lange Zeit nur bei älteren Frauen bekannt war!

Zusatzstoffe tragen eine E-Nummer, die bei der EU-weiten Zulassung vergeben wird und mit der ein Stoff unabhängig von den jeweiligen Landessprachen eindeutig identifiziert werden kann. In der Zutatenliste finden sich E-Nummern nur noch selten. Das mag daran liegen, dass ihr Image in den letzten Jahren gelitten hat: Es hat sich allgemein herumgesprochen, dass hinter E-Nummern Zusatzstoffe aller Art stecken. Wie ein im September 2021 vom Bundesinstitut für Risikobewertung veröffentlichter Bericht ergeben hat, sind viele Verbraucher einerseits skeptisch gegenüber Zusatzstoffen. Andererseits fühlen sie sich schlecht informiert, beispielsweise wenn es um die Funktionen oder mögliche gesundheitliche Risiken von Zusatzstoffen geht. Außerdem zeigen die Ergebnisse, dass selbst häufig eingesetzte Zusatzstoffe vielen nicht bekannt sind, wenn sie deren Namen lesen.

Apropos Namen: Eine E-Nummer-freie Zutatenliste bedeutet nicht, dass sich keine Zusatzstoffe in dem Produkt befinden. Laut Gesetz ist es dem Hersteller freigestellt, ob er die E-Nummer oder den Namen aufdruckt. Da zu den Zusatzstoffen auch Vitamine oder Vitaminvorstufen (zum Beispiel Carotin) oder andere gesund oder natürlich klingende Stoffe (zum Beispiel Citronensäure, die nicht etwa von der Zitrone kommt, sondern durch Fermentation zuckerhaltiger Rohstoffe künstlich hergestellt wird) gehören, entscheiden sich Hersteller vermutlich lieber für diese Variante.

Du blickst bei den ganzen E-Nummern nicht mehr durch? Hier ein kleiner Überblick:

Die dreiziffrigen E-Nummern sind systematisch nach ihren Eigenschaften unterteilt, für die sie eingesetzt werden.

Bei den Stoffen **E 100 bis E 199** handelt es sich um **Farbstoffe**. E 100 ist Kurkumin, der Farbstoff der Gelbwurz und ein wichtiger Bestandteil des Currypulvers, E 150 Zuckerkulör und E 131 Patentblau, ein synthetisch hergestellter Lebensmittelfarbstoff. Stoffe mit den Nummern **E 200 bis E 299** sind **Konservierungsmittel**, die also für die Haltbarkeit eingesetzt werden, zum Beispiel E 210 Benzoesäure oder E 290 Kohlendioxidtreibgas. Zugesetzte **Antioxidantien** haben E-Nummern von **E 300 bis E 321**, zum Beispiel E 300 Ascorbinsäure (Vitamin C). Stoffe mit **E-Nummern über E 321** sind Emulgatoren, **Stabilisatoren**, **Säuerungsmittel**, **Gelier-/Verdickungsmittel**, **Trägerstoffe** oder **sonstige Zusatzstoffe**, zum Beispiel E 338 Phosphorsäure oder E 410 Johannisbrotkernmehl (Verdickungsmittel).

Es kommt vor, dass die Industrie aus mehreren Zusatzstoffen wählen kann, um die gewünschte Eigenschaft zu erreichen. Das ist etwa bei den Rieselhilfen für Salz der Fall. In der Zutatenliste werden diese auch schon mal als Trennmittel aufgeführt. Aktuell sind zehn Zusatzstoffe als Rieselmittel zugelassen: Eisentartrat (E 534), Natriumferrocyanid, Natriumhexacyanoferrat, Kaliumferrocyanid, Kaliumhexacyanoferrat, Calciumferrocyanid, Calciumhexacyanoferrat (E 535 bis 538), Siliziumdioxid (E 551) und Calcium- (E 170) sowie Magnesiumcarbonat (E 504). Deren Mengen sind jeweils genau festgelegt. Gesundheitliche Nachteile sind bislang nicht belegt. Eine Schweizer Studie hat zu Bedenken gegenüber Siliziumdioxid (E 551) geführt, auch Kieselsäure genannt, wenn die Partikel in Nanogröße vorliegen. Diese könnten den Darm schädigen. Die zuständige EU-Behörde EFSA (European Food Safety Authority) empfahl Ende 2017 in einem Bericht, die Hersteller zu verpflichten, die Größe der Partikel von E 551 anzugeben. Anfang 2018 hat sie angekündigt, E 551 einer neuen Überprüfung unterzuziehen und die Hersteller dazu aufgerufen, dafür ihre Daten bis Mai 2020 einzureichen.

Mit den Zusatzstoffen nicht genug: Darüber hinaus werden sogenannte technische Hilfsstoffe, auch Verarbeitungshilfsstoffe genannt, bei der Herstellung von Lebensmitteln verwendet. Beispiele: Kakaopulver wird dank Magnesiumstearat rieselfähig, und Lösungsmittel entfernen Bitterstoffe aus Kaffee oder Tee. Entweder werden sie im Laufe des Herstellungsprozesses wieder entfernt oder sie bauen sich während der Verarbeitung selbst ab, etwa das Mehlbehandlungsmittel L-Cystein, das während des Backens „verpufft". Trotzdem können Rückstände im Endprodukt bleiben. Weil die Hilfsstoffe keine technologische Wirkung mehr entfalten, in geringen Anteilen zurückbleiben, wenn überhaupt, und zudem nicht als Zutat zählen, tauchen solche Stoffe in der Zutatenliste gar nicht auf. Eine Ausnahme wird gemacht, wenn eines der 14 Allergene dabei ist, die seit Ende 2014 EU-weit verpflichtend anzugeben sind:

- Eier und Eierzeugnisse
- Erdnüsse und Erdnusserzeugnisse
- Fisch und Fischerzeugnisse
- Glutenhaltiges Getreide (d. h. Weizen, Roggen, Gerste, Hafer, Dinkel, Kamut oder Hybridstämme davon) sowie daraus hergestellte Erzeugnisse
- Krebstiere und Krebstiererzeugnisse
- Lupine (auch Wolfsbohne) und Lupinenerzeugnisse
- Milch und Milcherzeugnisse (einschließlich Laktose)
- Schalenfrüchte, d. h. Mandel, Gemeine Hasel, Walnuss, Cashew-/Kaschunuss, Pecannuss, Paranuss, Pistazie, Macadamianuss und Queenslandnuss sowie daraus hergestellte Erzeugnisse
- Schwefeldioxid und Sulfite in einer Konzentration von mehr als 10 mg kg^{-1} oder 10 mg l^{-1}
- Sellerie und Sellerieerzeugnisse
- Senf und Senferzeugnisse
- Sesamsamen und Sesamsamenerzeugnisse
- Soja und Sojaerzeugnisse
- Weichtiere (Mollusken) und Weichtiererzeugnisse wie Schnecken, Muscheln oder Austern

Und nicht nur das: Hilfsstoffe brauchen kein Zulassungsverfahren zu durchlaufen und auch nicht in der Zutatenliste stehen, wenn sie in einem früheren Produktionsschritt eingesetzt worden sind. Ein weiterer Punkt, der aufzeigt, wie intransparent die Inhaltsstoffe bei der Industrieware ist, lässt sich anhand der Rieselhilfe im Salz verdeutlichen: Wenn zum Beispiel Siliciumdioxid im Salz ist, das in der Fabrik einem Fertiggericht zugesetzt wird, braucht nur das Salz in der Zutatenliste aufzutauchen. Die Rieselhilfe ist nicht deklarationspflichtig, weil sie keine technologische Wirkung im Endprodukt ausübt. Das Salz kann dort ja nicht mehr verklumpen.

Wer nun meint, einfach auf Bioprodukte umzusteigen, um Zusatz- und Hilfsstoffe zu vermeiden, wird leider enttäuscht. Denn auch für diese Produkte sind Zusatz- und Hilfsstoffe zugelassen – wenn auch wesentlich weniger: 54 Zusatzstoffe und 42 Verarbeitungshilfsstoffe laut der Durchführungsverordnung (EU) 2019/2164 vom Dezember 2019 für Bioprodukte zugelassen. Dazu zählen auch Magnesium- und Calciumcarbonat als Rieselhilfe für Salz. Die gute Nachricht: Es sind auch Salze ohne Rieselhilfen u. a. im Bioladen und Reformhaus erhältlich.

Seit Januar 2022 müssen 15 Zusatzstoffe (davor: 8) zudem aus ökologischer Produktion stammen.

Leider greift nicht nur die Großindustrie zu Zusatzstoffen, sondern auch kleinere Betriebe – allen voran Bäckereien. Denn nicht nur für Industrieprodukte aller Art, sondern auch für frisch verkaufte Waren dürfen einige Zusatzstoffe eingesetzt werden. Ein paar Beispiele für Brot und Brötchen:

- Johannisbrotkernmehl und Guarkernmehl werden als Verdickungsmittel eingesetzt. Guarkernmehl macht Brot und auch Kuchen saftiger.
- Ascorbinsäure lässt Mehl schneller reifen.
- Emulgatoren werden eingesetzt, um Wasser und Öl zu vermischen. Dadurch erhält der Teig mehr Volumen und wird lockerer.
- Verschiedene Enzyme verändern den Teig auf unterschiedliche Art und Weise. Auf fertigen Backwaren ist die Angabe derselben keine Vorschrift.
- Konservierungsstoffe sind immerhin nur bei abgepacktem Schnittbrot erlaubt.

Nicht erlaubt sind

- Farbstoffe (manche Bäckereien verwenden Malz – nicht nur zum Färben, sondern auch für den besonderen Geschmack)

Keine Zusatzstoffe, dennoch mit Wirkung sind Zucker und Fett im Brot. Ihr Anteil im Teig darf maximal 10 Prozent betragen, da es sonst „Feine Backwaren" sind.

Woher können wir also wissen, was genau in den Endprodukten steckt, wenn:

- sich die Zutatenliste wie ein Chemiebuch liest?
- die erlaubte und enthaltene Menge der einzelnen Stoffe nicht ersichtlich ist und daher die Gefahr einer Überdosierung besteht?
- gar nicht alle Stoffe angegeben werden brauchen, die direkt oder indirekt enthalten sind?

Bei mir entsteht der Eindruck, dass den Herstellern trotz der Gesetze, die angeblich dem Verbraucherschutz dienen, viel Freiheit gelassen wird, was sie in die Zutatenliste schreiben. Das ist noch ein Grund für mich, auf hochverarbeitete Produkte weitgehend zu verzichten. Ich möchte lieber wissen, was wir zu uns nehmen, und ich bin mir sicher, dass es gesünder für alle ist, auf Aromen und andere Zusatzstoffe zu verzichten.

Nahrungsergänzungsmittel

Vitamin C als Prophylaxe gegen Krebs, Vitamin D für starke Knochen und ein sonniges Gemüt – in regelmäßigen Abständen ist ein Vitamin oder Mineralstoff im Trend. Und verschwindet früher oder später wieder von der Bildfläche (oder stellt sich gar als das Gegenteil heraus!).

Der Markt an Nahrungsergänzungsmitteln und angereicherten Lebensmitteln ist riesig und wächst stets weiter, seit die Schweizer Pharmafirma Roche 1934 mit der Herstellung des ersten Nahrungsergänzungsmittels begann: Vitamin C. Wie sie selbst auf ihrer Internetseite schreibt, half ihr dieser „Vitaminschub aus der Krise".[47] Wie hat Roche das geschafft? Damals gab es noch keine Nachfrage nach einem künstlichen Vitamin. Natürlich hatten Forscher Anfang des 20. Jahrhunderts die wahre Ursache von Skorbut herausgefunden: Vitamin-C-Mangel. Da diese Krankheit vor allem bei Seefahrern und Kriegsgefangenen bekannt war, die lange Zeit keine frische Nahrung bekamen (immerhin bekamen Marinesoldaten schon zu dieser Zeit Zitronen- oder Limettensaft, da Zitrone schon zufällig als Heilmittel entdeckt worden war), gab also keine Zielgruppe, denen ein künstlich hergestelltes Vitamin C Nutzen bringen könnte. Daher erfand die

---

47 https://www.roche.com/de/about/history.html

Marketingabteilung von Roche kurzerhand eine Krankheit namens „okkulte Hypovitaminose",[48] also einen versteckten Vitamin-C-Mangel: Der Vertrieb lief über die Hausärzte, die sich von dieser „Krankheit" überzeugen ließen. „Angetrieben von ihrer Vitamin-Produktion erlebt Roche einen unerwarteten Aufschwung, was den Anschluss an frühere Erfolge ermöglicht. Roche ist in der Lage zu expandieren und beginnt ihr starkes Engagement auf dem amerikanischen Markt mit ersten Investitionen in New York und Nutley",[49] rühmt sich die Firma auf ihrer Internetseite. Ist das nicht eine bedenkenswerte Geschichte?

Nach Angabe des Bundesinstituts für Risikobewertung nimmt ein Drittel der Erwachsenen regelmäßig Nahrungsergänzungsmittel. Besonders beliebt sind Vitamin- und Mineralstoffpräparate. Sie sind leicht erhältlich, etwa im Drogeriemarkt, übers Internet oder im Direktvertrieb. Beworben werden solche Produkte oft damit, dass sie ungenügende Nährstoffaufnahmen über die Ernährung kompensieren können. Dagegen steht, dass eine ausgewogene und abwechslungsreiche Ernährung den Körper ausreichend mit allen lebensnotwendigen Stoffen entsprechend den Zufuhrempfehlungen der Deutschen Gesellschaft für Ernährung versorgt. Für Deutschland gilt, dass nur einige wenige Vitamine und Mineralstoffe wie Vitamin D, Calcium, Folsäure und Jod von manchen Bevölkerungsgruppen zu wenig aufgenommen werden.

Natürlich braucht ein Körper, um gesund zu sein und zu bleiben, diverse Vitamine und Mineralstoffe. Der Bedarf kann in bestimmten Situationen erhöht sein – etwa in der Schwangerschaft. Dann kann es sinnvoll sein, bestimmte Stoffe zu ergänzen. Wenn es keinen – bestenfalls ärztlich – nachgewiesenen höheren Bedarf gibt, macht der Einwurf

---

48 https://www.gdch.de/fileadmin/downloads/Netzwerk_und_Strukturen/Fachgruppen/Geschichte_der_Chemie/Mitteilungen_Band_19/2007-19-17.pdf
49 Ebenda

von Pillen keinen Sinn. Der Name „Nahrungsergänzungsmittel" sagt es schon: Sie sind dazu da, die Nahrung zu ergänzen. Warum? Offenbar, weil in der Nahrung nicht genügend dieser Stoffe vorkommen. Wieso ist das so? Wer sich nicht ausgewogen ernährt, sondern viele ungesunde und insbesondere industriell hochverarbeitete Produkte zu sich nimmt, kann tatsächlich eine Unterversorgung mit Vitaminen und Mineralstoffen riskieren, da diese bei Verarbeitung und Transport verloren gehen.

Zum Thema Nahrungsergänzungsmittel gibt es viele Studien – deren Ergebnisse nicht eindeutig sind: Manche Studien besagen, dass sie unbedenklich genossen werden können; andere kommen zu dem Schluss, dass künstliche Vitamine und Mineralstoffe durchaus Risiken haben können. Vitamin C etwa kann schon in geringeren Mengen Magen-Darm-Beschwerden und Durchfall verursachen. In höheren Dosen genommen wird Vitamin C mit einem höheren Risiko für Krebs, der Schädigung des Erbguts, Herzinfarkt und Schlaganfall verbunden.

Über die Jahre haben sich die Dosierungsempfehlungen für unterschiedliche Stoffe geändert – zum Beispiel für Folsäure, das beliebte Vitamin für Frauen vor und während einer Schwangerschaft. Auch bei Vitamin C ist inzwischen klar: Unbegrenzt viel hilft nicht unbegrenzt, sondern birgt Risiken.

Das Bundesamt für Risikobewertung bewertet bereits seit etwa zwei Jahrzehnten die gesundheitlichen Risiken des Zusatzes von Vitaminen und Mineralstoffen in Nahrungsergänzungsmitteln und auch Lebensmitteln. Rechtliche Grundlage sind auch hier Vorgaben der EU, die vorsehen, dass hierbei erlaubte Höchstmengen nicht überschritten werden dürfen. Aufgrund dieser Rechtsgrundlage aktualisiert das Bundesamt für Risikobewertung seine Empfehlungen bezüglich Höchstmengen für Vitamine und Mineralstoffe in Nahrungsergänzungsmitteln sowie angereicherten Lebensmitteln, zuletzt im März 2021.

Manche Studien, die die Wirksamkeit von natürlichen und künstlichen Vitaminen vergleichen, kommen zu dem Ergebnis, dass der Körper mit natürlichen Vitaminen – etwa aus einem Apfel – ganz anders umgeht als mit einer Tablette. Das liegt daran, dass im Apfel noch viele weitere nützliche Inhaltsstoffe enthalten sind, die eine positive Wirkung auf den Körper und die Gesundheit haben.

Da frage ich mich: Wäre es nicht einfacher – und kostengünstiger – sich gleich mit frischen Lebensmitteln zu ernähren, statt künstlich hergestellte Pillen und Pulver einzuwerfen, deren Unbedenklichkeit nicht sicher ist?

ZUCKER UND ZUCKERAUSTAUSCHSTOFFE

Hast du schon mal versucht, ein paar Tage auf Nachtisch, Schokolade, Kuchen und andere süße Verführungen zu verzichten? Falls ja: Wie ging es dir damit? Zucker hat viele Auswirkungen auf den Körper. Das heißt nicht, dass wir komplett darauf verzichten. Ich habe ja schon in einem vorherigen Kapitel erwähnt, dass auch meine Familie gerne Kekse und Kuchen genießt – selbstgebacken, natürlich. Auch beim Thema Zucker gilt: Ein wenig mehr Bewusstsein und Achtsamkeit tragen wesentlich zu einer gesünderen Ernährung bei.

Wo auch immer ich mich über Ernährung informiere: Zucker bekommt häufig ein eigenes Kapitel. Warum ist das so? Offenbar ist Zucker der Schlüssel bei der Frage nach der gesunden Ernährung. Primär geht es bei unserem von NOVA abgeleiteten Ernährungskonzept um den industriell hergestellten weißen Zucker, auch Kristallzucker oder raffinierter Zucker genannt.

Noch ein – im wahrsten Sinne des Wortes gewichtiges – Argument spricht gegen Fertigprodukte: der Gehalt von zugesetztem Zucker bzw. Zuckeraustauschstoffen.

Damit meine ich nicht nur Süßigkeiten. Hättest du das gedacht? Von der Tütensuppe über das Brot, die Tomatensoße und Gemüsebrühe bis zu Schinken und Gewürzgurken – fast allen dieser Produkte wurde Zucker zugesetzt. Bestenfalls steht dieser auch als „Zucker" in der Zutatenliste. Doch Zucker hat viele Namen: Saccharose (das ist der chemische Name für den bekannten weißen Haushaltszucker, auch Kristallzucker genannt), Fruktose (Fruchtzucker), Glukose (Traubenzucker), Maltose (Malzzucker), Mannose, Laktose (Milchzucker), Karamell – um nur ein paar zu nennen. Auch Rohrzucker bzw. Rohrohrzucker sowie Agavendicksaft, Ahornsirup, Dattelsirup, Honig, Kokosblütenzucker und Co. sind – trotz des gesünderen Anstriches und damit besseren Images – chemisch gesehen Zucker. Und wirken sich genauso ungesund auf den Körper aus.

Laut Gesetz werden die Inhaltsstoffe, die mengenmäßig am meisten vorkommen, am Anfang der Zutatenliste genannt. Schau mal genau hin: In mancher Zutatenliste finden sich einige Wörter, die auf „-ose" enden. Das sind mit großer Wahrscheinlichkeit unterschiedliche Zuckerarten (siehe oben). Wenn diese nur als „Zucker" in der Zutatenliste auftauchten, würden sie als Gesamtheit wohl viel öfter weit vorne stehen – ein beliebter Trick, mit dem der wahre Gehalt an zugesetztem Zucker eines Produkts verschleiert wird. Denn der erscheint dann als Gesamtsumme in der Aufzählung der Nährwerte: als eigener Punkt unter „Kohlenhydrate". Hier werden sowohl der natürliche als auch der zugesetzte Zucker zusammengefasst.

Nach Angaben des „SWR Marktcheck" aus dem Jahr 2017 nehmen wir durchschnittlich zwei Drittel des Zuckers als versteckte, also künstlich zugesetzte Zucker in industriell hergestellten Produkten auf.[50]

---

50   https://www.youtube.com/watch?v=SuMKziyB39M

Warum steckt in so vielen Produkten überhaupt Zucker?

Zucker ist zum einen ein wichtiger Geschmacksträger. Das wird jeder Koch bestätigen können. Doch jeder Koch weiß auch, wie viel des weißen Goldes er verwendet. Wer sich überwiegend von industriell verarbeiteten bzw. hochverarbeiteten Produkten ernährt, wird dagegen schnell den Überblick verlieren. Außerdem liegt der Verdacht nahe, dass weniger erwünschte Geschmacksanteile durch den geschmacklich dominierenden Zucker überdeckt werden. Zum anderen wird Zucker auch als Füllstoff verwendet, da er billig und einfach erhältlich ist und kostenintensivere Zutaten ersetzt. Das zeigt: Zucker erfüllt bei den industriellen Produkten nicht nur die Funktion, Produkte süßer zu machen. Lauter Argumente, die mir zu denken geben.

Tatsächlich landet die große Mehrheit – 80 Prozent – der Zuckerproduktion nicht in der Zuckertüte, sondern in den Produkten der Lebensmittelindustrie und des Handwerks (Bäckereien etc.). Eine beeindruckende Zahl, finde ich.

Für welche Produkte wird der Zucker verwendet?

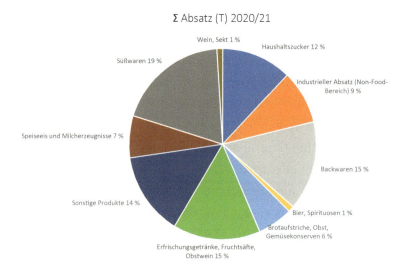

Abbildung 8: Inlandsabsatz von Zucker nach Empfängergruppen[51]

Heute ist Zucker also allgegenwärtig und immer verfügbar. Vor der industriellen Produktion (in Deutschland ab 1825) war reiner Zucker ein rares Gut. Süßes hat der Mensch eher in Form von Früchten zu sich genommen. Das war weniger bedenklich, da der Zucker in Früchten wegen der Ballaststoffe weniger schnell ins Blut übergeht. Außerdem haben die Menschen früher nur 3 bis 4 Prozent der Nahrungsenergie (umgangssprachlich „Kalorien") aus Zucker aufgenommen. Zum Vergleich: Heute sind es 15 bis 20 Prozent! Im Durchschnitt verzehrt jeder Deutsche nach Angaben von Statista aus den Jahren 2019/2020 knapp 34 Kilo reinen weißen Zucker pro Jahr bzw. 2,83 Kilogramm im Monat und 93,4 Gramm am Tag – weitere Zuckerarten und Zuckeraustauschstoffe nicht mal mitgezählt. Das sind gut 23 Teelöffel Zucker täglich.

---

51 Quelle:WVZ_VdZ_Jahresbericht_2021-2022.pdf (zuckerverbaende.de)
    https://www.zuckerverbaende.de/wp-content/uploads/2022/06/WVZ_VdZ_Jahresbericht_2021-2022.pdf

Die WHO empfiehlt 10 Prozent, besser noch maximal 5 Prozent Zuckerzufuhr, also maximal die Hälfte der derzeit verzehrten Ist-Menge, inklusive aller weiteren Zuckerarten- und Austauschstoffen. Das bedeutet, dass die Hälfte der derzeitig verzehrten Ist-Menge immer noch zu hoch sein wird. Mit dem Begriff „Zucker" meint die WHO alle Monosaccharide und Disaccharide, die der Nahrung durch Lebensmittelhersteller, Köche oder Konsumenten hinzugefügt werden, sowie den natürlichen Zuckergehalt von Honig, Sirup und Fruchtsäften. Zucker, der in Obst oder Gemüse enthalten ist, zählt also nicht dazu. Bei einem durchschnittlichen Erwachsenen mit einer benötigten Energiezufuhr von 2.000 kcal täglich entsprechen 10 Prozent 50 Gramm Zucker, das sind 12,5 Teelöffel. Fazit: Die Erwachsenen in Deutschland nehmen fast doppelt so viel allein an zugesetztem Zucker zu sich, wie maximal angeraten ist.

Kindern empfiehlt die WHO ebenfalls eine maximale tägliche Menge von 10 Prozent der benötigten Energie/Kalorien täglich. Bei Ein- bis Dreijährigen sind das ungefähr 30 Gramm Zucker pro Tag, bei 4- bis 6-Jährigen ca. 35 Gramm und bei 7- bis 10-Jährigen ca. 42 Gramm freier Zucker pro Tag. Laut WHO enthält beispielsweise ein Esslöffel Ketchup einen Teelöffel (4 Gramm) Zucker. Eine Dose Limo bringt es sogar auf 20 bis 40 Gramm Zucker.

Was meinst du – wo stehst du in Sachen Zucker?

Ein paar Beispiele aus meiner Erfahrung, wie du ganz einfach Zucker einsparen bzw. reduzieren kannst – vor allem den zugesetzten:

1. Brot selbst backen statt das verpackte Industriebrot kaufen. In diesem (und leider manchmal auch im Bäckerbrot) steckt Zucker oft in Form von Sirup. Ein beliebig aus dem Supermarktregal genommenes Brot kommt auf 5 Gramm Zucker pro 100 Gramm. Unser selbstgebackenes Brot enthält gerade mal statistisch 0,5 Gramm Zucker pro 100 Gramm (diese 0,5 Gramm sind die Zuckerarten, die natürlicherweise im Getreide enthalten sind).

Theoretisch könnten wir also das Zehnfache an Brot essen, um auf die gleiche Zuckermenge zu kommen wie beim abgepackten Brot.

2. Naturjoghurt statt Fruchtjoghurt essen. Dieser hat einen statistischen natürlichen Zuckergehalt von etwa 5 Gramm pro 100 Gramm. Beim Industrieprodukt mit „Fruchtzubereitung" sind das häufig 15 Gramm pro 100 Gramm. Zucker steht häufig ganz vorne in der Zutatenliste, ist also die Zutat, die am meisten im Produkt enthalten ist. Damit könnten wir rein rechnerisch die dreifache Menge Naturjoghurt essen, um auf denselben Zuckergehalt des Industrieprodukts zu kommen. Wer auf Früchte im Naturjoghurt nicht verzichten möchte, kann frische oder aufgetaute Beeren nehmen. Auch diese haben einen natürlichen Zuckergehalt.

3. Den Tag zuckerarm beginnen. Statt ein Vitalis-Knuspermüsli (mit etwa 20 Gramm Zucker auf 100 Gramm Müsli) gibt es bei uns ein selbstgemischtes Müsli aus unserem eigenen Kochbuch, das 9 Gramm natürlichen Zucker enthält. Für unseren Sohn stehen statt der Zuckerbombe „Smacks" (34 Gramm pro 100 Gramm) zuckerreduzierte Frühstücksflocken von Rebelicious auf dem Tisch, die nur 12 Gramm Zucker pro 100 Gramm enthalten.

Es mehren sich die Hinweise, die belegen: Nicht das so lange verdammte Fett ist das Gesundheitsrisiko Nr. 1 beim Essen, sondern der Zucker und mit ihm die Zuckerersatzstoffe.

Was ist an Zucker so ungesund?

Jede Zelle und insbesondere das Gehirn brauchen schnell verfügbare Kohlenhydrate, um zu funktionieren. Auch die Zuckerarten sind Kohlenhydrate. Haushaltszucker besteht aus zwei Molekülen: Glukose und Fruktose. Die Glukose geht ins Blut über und sorgt dafür, dass der Körper schnell Energie erhält. Das ist im Grunde nichts Schlechtes. Doch wie so oft kommt es auf die Dosis an: Gelangt ständig Zucker ins Blut, arbeitet der Körper ununterbrochen auf Hochtouren. Ganz besonders die Bauchspeicheldrüse leistet Enormes: Sie schüttet Insulin aus, das die Körperzellen dazu anregt, die Glukose aufzunehmen. Wenn die Bauchspeicheldrüse also über eine längere Zeit stark beansprucht ist und ständig Insulin bildet, kann Diabetes Typ 2, die sogenannte erworbene Zuckerkrankheit entstehen. Auch die Zellen, die den Zucker aufnehmen, sind mit der Zeit sozusagen überfordert und machen ihre Schotten dicht. Die Folge: Der Zucker zirkuliert weiter im Blut, was wiederum Gefäße und Zellen schädigen kann. Exzessiver Zuckerkonsum beschleunigt zudem die Zellalterung. Näheres zu Diabetes und seinen schwerwiegenden gesundheitlichen Folgen liest du im Kapitel *Die politische und gesellschaftliche Dimension von Ernährung*.

Außerdem gilt inzwischen als sicher, dass nicht (nur) der Fett-, sondern vor allem der hohe Zuckerkonsum für Übergewicht und dessen gesundheitliche Folgen verantwortlich ist. Denn: So schnell, wie der Zuckerspiegel im Blut nach dem Essen von Süßem ansteigt, so schnell fällt er auch wieder ab. Die Folge: Hunger, weil der Körper nach weiteren Kohlenhydraten verlangt. Wer kennt das nicht? Ein Schokoriegel macht nicht wirklich satt (auch wenn die Werbung etwas anderes behauptet). Und so folgt auf den Schokoriegel schnell ein weiterer Snack. Der dann vielleicht sogar mit süßer Limo runtergespült wird. Und die Achterbahnfahrt des Zuckerspiegels geht immer weiter …

Eine zuckerreiche Ernährung ist ein Risikofaktor für Übergewicht und dessen Folgen. Zudem gibt es Hinweise, dass Zucker den Körper auch direkt schädigt: Für eine große Untersuchung in den USA wurden die Essgewohnheiten von mehr als 10.000 Menschen über einen Zeitraum von rund 15 Jahren ausgewertet. Ergebnis: Je mehr Zucker die Menschen verzehrten, desto höher war das Risiko, an einem Herz-Kreislauf-Leiden zu erkranken und zu sterben. Eine weitere Studie wies nach, dass Menschen, die regelmäßig stark zuckerhaltige Getränke konsumieren, damit ihr Risiko für Bluthochdruck erhöhen. Außerdem ist eine neuere Erkenntnis ist in der Diskussion: Zucker fördert chronische Entzündungen im Körper. Diese wiederum sind ein Risikofaktor und stehen in Verdacht, für die Entstehung von Krebs mitverantwortlich zu sein.

Zu diesen direkten Risikofaktoren kommt hinzu: Das Gehirn lechzt nicht nur der Energie wegen nach Zucker. Das Belohnungs- und Glückszentrum im Gehirn, der Nucleus accumbens, ist bei Zucker besonders aktiv. Das Problem: Dieser Teil des Gehirns spielt auch eine Rolle bei Sucht, etwa nach Drogen wie Amphetamine, Kokain, THC oder Opiate. Zucker steht daher in Verdacht, eine ähnlich süchtig machende Wirkung zu haben wie Drogen.

Die zweite Hälfte des weißen Zuckers, die Fruktose, wird anders verstoffwechselt: Statt ins Blut gelangt sie direkt vom Magen-Darm-Trakt in die Leber. Dort kann sie zu Glukose umgebaut und verbrannt, also zur Energiegewinnung genutzt werden. Wenn aber zu viel Glukose da und der Körper für dieses Überangebot an Energie nicht aktiv genug ist, passiert etwas anderes: Die Fruktose bleibt in der Leber.

Dort wandelt der Körper sie in Fett um. Es entsteht – eine Fettleber. Die in diesem Fall wohl eher „Zuckerleber" genannt werden müsste und oft lange unentdeckt bleibt. Die Leber erfüllt als „Müllabfuhr" des Körpers eine wichtige Funktion. Ist sie verfettet, kann sie nicht mehr richtig arbeiten und das Risiko steigt, dass sich die Leber entzündet. Im weiteren Verlauf können Leberzirrhose und Leberkrebs folgen – dann kann es schnell lebensbedrohlich werden.

Fruktose (Fruchtzucker) Diabetikern wurde lange Zeit als Ersatz für den weißen Zucker empfohlen. Inzwischen raten Ernährungsmediziner und sogar das Bundesinstitut für Risikobewertung das Gegenteil: bei Diabetes bloß kein Fruchtzucker! Übrigens: In verarbeiteten Lebensmitteln versteckt sich die Fruktose nicht nur als ein Teil des weißen Zuckers: In konzentrierter Form wird sie Fertigprodukten und Softdrinks als Glukose-Fruktose-Sirup beigefügt.

Zu viel Zucker schädigt den Körper also auf vielfältige Weise. Dabei dürfte den wenigsten bekannt sein, dass der meiste Zucker, den viele von uns täglich aufnehmen, in verarbeiteten Produkten steckt. Und das macht es nicht einfacher, ein Bewusstsein für den eigenen Zuckerkonsum zu entwickeln. Von der Industrie können wir kaum Besserung erwarten. Teile der Lebensmittelindustrie wälzen nach Angaben der WHO die Verantwortung komplett auf die Verbraucher ab: Sie würden einen süßen Geschmack wünschen und daher bekämen sie ihn auch, heißt es etwa in einem Bericht der WHO aus dem Jahr 2017. Darin wird untersucht, welche Ansätze und Initiativen aus Politik und Wirtschaft kommen, Zucker in verarbeiteten Produkten zu reduzieren.[52]

---

52 https://www.euro.who.int/en/health-topics/disease-prevention/nutrition/publications/2017/incentives-and-disincentives-for-reducing-sugar-in-manufactured-foods-2017

Dann essen wir doch einfach Zuckerersatzstoffe!

„Wo ist das Problem?", könntest du jetzt fragen. „Dass Zucker ungesund ist, weiß doch jedes Kind", (und bekommt ihn trotzdem in großer Menge). „Dafür hat die Industrie doch die Zuckerersatzstoffe erfunden!"

In einem Gespräch würde ich an dieser Stelle entgegnen: „Für mich kommen Aspartam, Cyclamat, Saccharin, Sorbitol, Xylit und wie sie alle heißen schon allein deshalb nicht infrage, eben weil sie künstlich hergestellt sind. Das widerspricht dem NOVA-Konzept. Außerdem: Sind die Menschen, seitdem es diese Stoffe gibt, gesünder und dünner geworden? Die Statistiken sagen eindeutig: Nein."

Etwa beim Thema Körpergewicht: Von 2012 bis 2017 hat der Anteil Übergewichtiger und Fettleibiger in den OECD-Ländern zugenommen. Im Schnitt sind mehr als die Hälfte der Erwachsenen sowie jedes sechste Kind davon betroffen. Auch bei Jugendlichen sind Übergewicht und Fettleibigkeit ein wachsendes Problem. So ist in den damals 29 OECD-Ländern der Studie aus dem Jahr 2017 der Anteil übergewichtiger 15-Jähriger zwischen 2001/02 und 2013/14 von 12 auf 15,5 Prozent angewachsen. Deutschland liegt hier ungefähr im OECD-Schnitt, der Anteil Übergewichtiger wächst schneller: Er ist im gleichen Zeitraum von 11 auf 16 Prozent gestiegen.

Für dieses Buch habe ich mich nochmal näher mit Süßstoffen und Zuckeraustauschstoffen beschäftigt – und bin auf ziemlich Erschreckendes gestoßen. Die Datenlage ist dünn und widersprüchlich, dabei gelten zwei Aspekte inzwischen als sicher:

1. Auf Süßstoffe umzusteigen, um abzunehmen, hat meistens keine Wirkung. Besser ist es, zuckerhaltige Lebensmittel zu reduzieren. Es

wird sogar diskutiert, ob Süßstoffe sogar eher dick und krank (Diabetes) machen, weil sie indirekt auch die Insulinausschüttung fördern und damit ebenso zu schnellem Hunger führen wie richtiger Zucker. Auch das Gehirn gerät durcheinander: Es kommt dort zwar der Geschmack „süß" an, dafür keine Glukose. Daher schüttet es den Befehl „Mehr Zucker!" aus, woraufhin wiederum Hunger entsteht.

2. Aspartam, Saccharin, Sucralose und Stevia verändern die Darmflora: Eher ungünstige Bakterienstämme breiten sich aus, während nützliche zurückgedrängt werden. Für weitere Zuckerersatzstoffe konnte eine solche Wirkung bislang nicht eindeutig bewiesen werden.

Die Erkenntnis, wie wichtig die Darmflora für die gesamte Gesundheit ist, setzt sich erst langsam durch (auch wenn der Joghurt für den Darm zum Verkaufsschlager mutierte). Wäre es nicht sinnvoller, den Darm zu pflegen, indem er nur Natürliches erhält?

Ob Zuckerersatzstoffe gar krebserregend sind, darüber ist sich die Wissenschaft nicht einig.

Was also tun? Komplett auf Zucker und alles Süße verzichten?

Nun, wer sich naturnah (etwa nach NOVA) ernährt, wird wohl kaum auf die Idee kommen, den Haushaltszucker gegen künstliche Tabletten oder Pulver auszutauschen. Und verzichtet zudem automatisch auf den versteckten Zucker in den Fertiggerichten und den industriellen Süßwaren. Wer das tut, hat den größten und wichtigsten Schritt hin zu einer zuckerbewussten Ernährungsweise bereits gemacht. Zu den nachfolgenden Schritten komme ich gleich.

Ganz auf Süßes zu verzichten, braucht sicherlich niemand. Wichtig ist meiner Meinung nach, auch und vor allem beim Zucker ein Bewusstsein zu haben. Zudem gibt es Alternativen zum weißen Zucker: Wir haben gute Erfahrung mit Rohrohrzucker gemacht. Wir finden, dass er intensiver schmeckt als der weiße Kristallzucker, und wir können ohne Geschmacksverluste etwa ein Viertel weniger davon nehmen. Unsere Rezepte haben wir damit angepasst. Weiteres zum Thema siehe im Kapitel *Back, backe Kuchen – und Brot!*.

Obst kann unbedenklich genossen werden. Denn dank der Ballaststoffe kommt der Zucker nicht so schnell in den Körper und ins Blut. Das schont den Blutzuckerspiegel. Zudem ist die Gefahr geringer, zu viel davon zu essen.

Bei Saft ist das etwas anderes: Saft ist eine wahre Zuckerbombe und enthält so gut wie keine Ballaststoffe mehr, weshalb hier dann doch die Gefahr besteht, zu viel Obst (und Fruktose) aufzunehmen. Wer isst schon ein Kilo frische Äpfel? Ein paar Gläser Saft sind dagegen schnell getrunken. Auch weitere gesunde Bestandteile wie Vitamine und sekundären Pflanzenstoffe gehen bei der industriellen Saftherstellung verloren. Der selbst hergestellte Saft im Entsafter enthält noch mehr von den wertvollen Inhaltsstoffen der natürlichen Frucht. Also gilt auch hier wieder: Lieber selbst machen!

Rückrufe, Skandale etc.

„Drohende Gesundheitsschäden: EU führt neue Grenzwerte für Blei in Lebensmitteln ein", „Wie der Ferrero-Chef mit Steuertricks zum Megareichtum kam", „Krebserzeugende Rückstände: Lebensmittelhersteller ruft Fertigcurrys zurück", „Möglicher Verstoß gegen das Betäubungsmittelgesetz: Lidl nimmt Hanfprodukte aus Sortiment", „Gentechnisch veränderte Organismen: Mars ruft M & M's Crispy zurück", „Versteckte Preiserhöhung: Bahlsen schrumpft ‚Afrika'",

„Bakterienbefall: Lebensmittelaufseher warnen vor Paprikasalami" – Überschriften wie diese erscheinen regelmäßig in den Medien. Und das in kurzen Zeiträumen (diese Beispiele sind innerhalb von gerade mal drei Monaten veröffentlicht worden!).

Bei einer so riesigen Branche wie der Lebensmittelindustrie ist klar, dass immer mal wieder Fehler passieren. Und manches stellt sich auch erst im Nachhinein als schädlich(er) heraus, sodass die Gesetze angepasst werden. Dazu kommen die Medien, für die Skandale à la Pferdefleisch in der Lasagne ein im wahrsten Sinne des Wortes gefundenes Fressen sind. Dennoch finde ich das bedenklich: sowohl die Anzahl als auch die Art der Lebensmittelskandale, die regelmäßig bekannt werden. Leider wird dann selten darüber berichtet, ob die Industrie Änderungen vorgenommen hat, um Fehler und Skandale in der Zukunft möglichst zu vermeiden.

In der Corona-Pandemie gerieten auch die Arbeitsbedingungen in manchen Branchen in den Fokus – allen voran in den riesigen Schlacht- und Zerlegebetrieben. Nicht nur in Deutschland, auch in vielen anderen Ländern sorgten Corona-Ausbrüche unter den Mitarbeitern für weitreichende Untersuchungen und Werksschließungen. Oft arbeiten und wohnen die Menschen, die für eine Zeit als Leiharbeiter in den Betrieben angestellt sind, auf engstem Raum miteinander. Ob diese Arbeitsbedingungen menschenwürdig sind? Wie die Statistiken verraten, macht die Fleischindustrie den größten Umsatz aller Branchen innerhalb der Lebensmittelindustrie: 24,3 Milliarden von 185,3 Milliarden Euro im Jahr! (Ob es wohl einen Zusammenhang gibt zwischen den mindestens zweifelhaften Produktionsbedingungen in Großbetrieben und diesem riesigen Umsatz?)

Auch meine Familie und ich essen gerne Fleisch. Dabei ist uns stets bewusst: Wir haben die Wahl, ob wir die Industrie unterstützen oder lieber mehr Geld je Kilogramm zahlen und dann wissen, woher das Fleisch kommt. Wie im Haushaltsbuch zu erkennen ist, ist unser Wurstkonsum stark rückläufig, das liegt daran, dass wir unsere Wurst bewusst verspeisen – und wenn wir welche kaufen, dann vom regionalen Fleischer. Nicht nur, weil ich weiß, dass in der Industriewurst allerhand (unappetitliche) Reste verarbeitet werden; so oder so sind Fleisch und insbesondere Wurst nur in Maßen zu verzehren. Darum: Auch hier auf eine gute Qualität zu achten, wirkt sich langfristig positiv auf die Gesundheit aus.

Dies sind nur ein paar Aspekte rund um die Lebensmittelindustrie, bei denen es sich lohnt, darüber nachzudenken. Weitere folgen in den Kapiteln *Die politische und gesellschaftliche Dimension von Ernährung* und *Politik, Erzeuger, Hersteller Handel, Verbraucher – wer hat die Macht?*.

DIE VORTEILE EINER NATURNAHEN ERNÄHRUNG

Klar: Die Lebensmittelindustrie hat sich nicht umsonst von ihren bescheidenen Anfängen mit Konserven, Margarine und Säuglingsmilch zu einer der größten Branchen entwickelt und erobert immer mehr Länder – in den letzten Jahren auch Schwellenländer wie Brasilien, woher das NOVA-Konzept stammt. Schließlich liefert sie uns Waren, die einfach zu kaufen und zu konsumieren sind. Mit den vielen Fertigprodukten wird uns suggeriert, dass unsere Ernährung schnell und einfach sein kann, dass wir nicht mehr kochen lernen und uns täglich an den Herd stellen brauchen. Hinzu kommen die vielen Imbisse, Pizza-Services und Döner-Läden. Damit wird wirklich jeder und jedem der schnelle und einfache Konsum ermöglicht.

Dass Fast Food ungesund ist, ist inzwischen in der Politik und auch der breiten Bevölkerung angekommen. Dazu gibt es sogar in Deutschland Studien[53], die den Zusammenhang zwischen Fast Food und Krankheitsrisiken belegen – angefangen bei Kindern. Das größte Risiko: Übergewicht und dessen Folgen. Die großen Fastfood-Ketten

---

53 https://www.rki.de/DE/Content/Gesundheitsmonitoring/Gesundheitsberichterstattung/GBEDownloadsJ/Focus/JoHM_01_2020_Fast_Food_Konsum.pdf?__blob=publicationFile

stehen wegen der industriellen Produktion und Zubereitung oft in der Kritik. (Warum es als weniger bedenklich gilt, die Chicken Nuggets aus dem Supermarkt in den heimischen Ofen zu werfen, statt sie im Schnellrestaurant zu kaufen, erschließt sich mir nicht.)

Wusstest du, dass sich der Geschmackssinn schon ganz früh im Leben bildet? Es gibt Studien, die zeigen, dass Babys schon im Mutterleib schmecken und über das Fruchtwasser den Geschmack des Essens aufnehmen. Was das Kind bereits im Mutterleib kennenlernt – etwa die im Babybrei so beliebte Möhre –, mag es dann meistens auch später. Was es nicht kennt, schmeckt dem Kind weniger oder gar nicht. Kinder, deren Mütter in der Schwangerschaft wenig oder gar keinen Zucker gegessen haben, waren später oft auch weniger auf Süßigkeiten aus. Sicherlich kommt besonders an diesem Punkt die schon angesprochene Konditionierung dazu: Kinder, die viele Süßigkeiten bekommen, naschen dann auch lieber. Dennoch finde ich diesen Zusammenhang bemerkens- und vor allem bedenkenswert.

Was zu Hause versäumt wird, kann auch die Schule nicht richten. Was in den Schulmensen aufgetischt wird, ist allzu oft aufgewärmtes Fast Food von einer großen Catering-Firma. Immerhin ist es gesetzlich vorgeschrieben, eine Liste mit den verwendeten Zusatzstoffen auszulegen oder auf Nachfrage auszuhändigen.[54] Wenn es dann doch mal Versuche gibt, Kindern gutes Essen und richtigen Geschmack näherzubringen, kommen interessante Erkenntnisse zutage: Kinder, bei denen zu Hause frisch gekocht wird, erkennen blind verkostete Lebensmittel eher am Geschmack als Kinder, die mit Fertiggerichten aufwachsen.

---

54 https://www.bmel.de/SharedDocs/Downloads/DE/_Ernaehrung/ GesundeErnaehrung/Qualitaetsstandard-Betriebsverpflegung.pdf?__ blob=publicationFile&v=5

Hier kommen wir zu einem interessanten Thema: Warum haben wir überhaupt einen Geruchs- und Geschmackssinn? Nicht nur zum Spaß – der Geruchs- und Geschmacksinn erfüllt wichtige Funktionen, allen voran, verdorbenes oder sonst wie schlechtes Essen am Geruch oder spätestens am Geschmack zu erkennen. Hand aufs Herz: Vertraust du bei der Frage, ob ein Produkt noch gut ist, eher auf deine Sinne oder auf das aufgedruckte Mindesthaltbarkeitsdatum, das garantiert, bis zu welchem Datum die Lebensmittel mindestens und nicht maximal haltbar sind.

Neuere wissenschaftliche Studien weisen auf weitere mögliche Funktionen des Geschmackssinns hin. Schon lange ist bekannt, dass beim Essen auf der Zunge verschiedene Geschmacksempfindungen – bitter, salzig, sauer, süß, umami – ausgelöst werden, die zum Geschmackseindruck beitragen. Vermutlich gibt es zudem einen Geschmacksrezeptor für Fett. Was wiederum weitere Folgen haben könnte: In einer kleinen Studie mit 30 Probanden[55] wiesen Wissenschaftler einen Zusammenhang zwischen der Geschmackswahrnehmung von Fett und dem Gewicht nach. Die Probanden, die empfindlicher auf die Fettsäuren im Essen reagierten, waren eher normalgewichtig als diejenigen, deren Geschmackssinn weniger empfindlich war.

Diese Erkenntnis passt zu der Theorie, dass wir unsere Geschmackssinne wie unsere Muskeln trainieren können, sodass sie nicht verkümmern – und wir in der Folge nicht mehr Zucker und Fett essen, als gesund ist.

Ob der Einheitsgeschmack der Industrie, gefördert mit allen (un-)möglichen Geschmacksverstärkern, dazu beiträgt, diesen wichtigen

---

55 https://www.cambridge.org/core/journals/british-journal-of-nutrition/article/oral-sensitivity-to-fatty-acids-food-consumption-and-bmi-in-human-subjects/6B8FA63EF4AD1DAAE53AA4FCBD028F6B

Sinn zu trainieren? Dazu die verpackten Fertiggerichte, die schon von außen einen sterilen Eindruck machen und wenig mit den vielseitigen Gerüchen und Geschmäckern frischer Lebensmittel zu tun haben? Das wagen einige Ernährungsexperten (und auch ich!) zu bezweifeln.

Nicht zuletzt beeinflussen die Aufmachung der verpackten Produkte und die Werbung dafür das Kaufverhalten. Und es gibt noch einen weiteren wichtigen Punkt: unseren Appetit. Warum haben wir überhaupt Appetit auf etwas Bestimmtes? Und wie funktioniert dieser Mechanismus?

Am Anfang unseres Lebens steht das Kennenlernen unterschiedlichster Geschmäcker. Dabei speichert das Gehirn ab, welche Nährstoffe in welchen Lebensmitteln vorkommen. Es wird dort sozusagen eine Datei angelegt, die in etwa besagt: Vitamin A = Geschmack nach Möhre, Calcium = Geschmack nach Naturjoghurt etc. Auf diese Dateien greift unser Körper später zurück, wenn er merkt, dass ihm etwas fehlt, und zeigt uns diesen Mangel in Form von Appetit, also zum Beispiel: zu wenig Calcium = Appetit auf Joghurt. Das lässt uns dann zum Joghurt greifen. Auch die Menge, die wir zu uns nehmen, wird normalerweise vom Gehirn gesteuert.

Was viele nicht wissen: Das Anlegen der Dateien und das spätere darauf Zurückgreifen funktioniert nur bei naturnahen Lebensmitteln. Geschmacksverstärker, Zuckeraustauschstoffe, Aromen etc. bringen das System quasi durcheinander. Sie gaukeln dem Gehirn einen Geschmack und einen Inhalt, also Nährstoffe, vor, den das Produkt gar nicht hat. In der Folge essen wir nicht mehr nur das, was uns guttut und satt macht: Unser Appetit verlangt nach hochverarbeiteten Lebensmitteln mit eben diesen Zusatzstoffen. Und zwar in hohen Mengen, da der Körper solange danach verlangt, bis sein Mangel gedeckt ist. Auch deshalb ist es wichtig, dass Kinder schon von Anfang an richtiges Essen kennenlernen.

Noch schlimmer kommt es, wenn wir, angeregt durch Geschmacksverstärker, extra viel von einem Produkt „futtern". Sicherlich kennst du es auch, dass du nicht aufhören kannst, die Chips zu knabbern – unabhängig davon, ob du noch Hunger oder Appetit hast. Nicht selten liegt das an den Zusatzstoffen.

An diesem Kreislauf zwischen Appetit, Essen und Sättigung sind körpereigene Hormone und andere Botenstoffe beteiligt. Sie können durch viele Bestandteile der Industrienahrung in die Irre geführt werden – neben dem Aroma sind das Weichmacher, die hormonell wirken, und der Geschmacksverstärker Glutamat. Glutamat wirkt auf das Gehirn, und zwar appetitanregend. Daher steht es in Verdacht, Übergewicht zu begünstigen.

Glücklicherweise ist es nie zu spät, einen guten Geschmack zu entwickeln und seine Sinne zu trainieren. Ich gehe davon aus, dass dir an einer gesunden Ernährung gelegen ist. Und vielleicht fragst du dich infolgedessen, was du denn überhaupt noch essen kannst. (Dann wirst du wahrscheinlich festgestellt haben, dass es Ernährungskonzepte gibt wie Sand am Meer – von allgemeinen Meinungen bis hin zu regelrechten Mythen.) Woraus sich wiederum die Frage ergibt: Welche Ernährungsweise ist die richtige? Im folgenden Kapitel gebe ich dir eine hilfreiche Zusammenstellung an die Hand, die du für deine tägliche Ernährung nutzen kannst. Dafür habe ich mir einige Konzepte (?) herausgesucht und bewertet – immer in Bezug auf unsere Art der Ernährung nach NOVA bzw. VAS – und für eine bessere Übersicht in zwei große Themengruppen unterteilt: in „**Ernährungskonzepte allgemein**" und „**Reduktionskost**".

KONZEPTE ÜBER KONZEPTE – WELCHE ERNÄHRUNGSWEISE IST DIE RICHTIGE?

Wahrscheinlich, seit der Mensch eine gewisse Wahl hat, welche Lebensmittel auf seinen Tisch kommen, gibt es Konzepte, Meinungen bis hin zu Mythen rund um das eine oder andere Thema. Für den Vergleich mit unserer Art der Ernährung habe ich mir einige herausgesucht und bewertet, unterteilt nach „**Ernährungskonzepte allgemein**" und „**Reduktionskost**".

Ist dir an einer gesunden Ernährung gelegen? Fragst du dich, was du dann überhaupt noch essen kannst? Im Kapitel danach erfährst du mehr. Dort gebe ich dir eine hilfreiche Zusammenstellung an die Hand, die du für deine tägliche Ernährung nutzen kannst – wenn du das möchtest.

Ernährungskonzepte allgemein

Woher kommen die bekanntesten Ernährungskonzepte? Welche gibt es, und in welcher gesellschaftlichen Umgebung sind sie entstanden? Diesen Fragen bin ich nachgegangen.

Vollwerternährung

Die Vollwerternährung ist vermutlich das älteste Ernährungskonzept. Das Prinzip entstand Mitte/Ende des 19. Jahrhunderts und hat seine Wurzeln in der Naturheilkunde und der Lebensreformbewegung. Damals wurde die Veränderung der Ernährung im Zuge der Industrialisierung kritisch betrachtet: zu viel Fleisch, zu viel Fett, zu viel Zucker, zu viel Weißmehl, zu viele Gewürze, zu viele Genussmittel. Im Gegensatz dazu wollten die frühen Anhänger der Vollwertkost zurück zu weitgehend unbehandelten Lebensmitteln. Die Ideen der überwiegend aus dem deutschsprachigen Raum stammenden Ernährungsreformer stießen vor allem beim Bildungsbürgertum auf Interesse (auch wenn sie sich grundsätzlich an alle Schichten wandten). Bis heute sind diese Grundsätze in den Reformhäusern präsent, die ihre Wurzeln ebenfalls in der Lebensreformbewegung haben.

Ein ähnliches Ernährungskonzept verfolgten auch der Priester und Naturmediziner Sebastian Kneipp (1821–1897) und der Schweizer Arzt Maximilian Bircher-Benner (1867–1939), der bis heute als der Erfinder des Müslis bekannt ist. Der Bakteriologe und Hygieniker Werner Kollath (1892–1970) hatte Kontakt zu Bircher-Benner und veröffentlichte 1942 sein Hauptwerk „Die Ordnung unserer Nahrung". Darin verwendete er den Begriff „Vollwertkost" für eine Kost, die „alles enthält, was der Organismus zu seiner Erhaltung und zur Erhaltung der Art benötigt".

Kollaths These: Lebensmittel sind umso wertvoller und gesünder, je weniger sie bearbeitet werden. Kollath unterteilte die Lebensmittel in sechs „Wertgruppen" – je geringer der Grad der Verarbeitung, desto höher die Wertigkeit der Lebensmittel. Seine Wertgruppen in absteigender Reihenfolge von hochwertig nach wenig wertig:

- unveränderte, frische Lebensmittel, die nicht erhitzt wurden
- mechanisch veränderte Nahrungsmittel (zum Beispiel Säfte, kleingeraspeltes Gemüse)
- enzymatisch veränderte Nahrungsmittel (zum Beispiel Quark oder Alkohol)
- hitzebehandelte Nahrungsmittel
- konservierte oder stark verarbeitete Nahrungsmittel
- isolierte Lebensmittelsubstanzen oder ihre Kombination (zum Beispiel Raffinadezucker, Weißmehl, aber auch alle sog. Lebensmittelzusatzstoffe wie Konservierungsmittel, Farbstoffe, Bindemittel etc.)

Für Kollath was Rohkost grundsätzlich viel wertiger, also gesünder als gekochte Nahrung. Auf der Grundlage dieses Konzepts entwickelten Ernährungswissenschaftler um den deutschen Mikrobiologen und Ernährungswissenschaftler Claus Leitzmann an der Universität Gießen Ende der 1970er-Jahre eine Ernährungslehre, die sie „Vollwert-Ernährung" nannten.

In dem Punkt, möglichst naturnahe und unverarbeitete Lebensmittel zu essen, stimmt das NOVA-Konzept mit der Vollwertkost überein. Warum Kollath gekochtes Essen auf der mittleren Wertigkeitsstufe einordnet – noch nach enzymatisch veränderten Lebensmitteln – verstehe ich nicht. Schon allein, weil nicht alle Lebensmittel ungekocht genießbar sind – etwa Kartoffeln und Hülsenfrüchte. Sind sie deshalb ungesund? Natürlich nicht! Nur in Form einer starken Verarbeitung wie im Falle der Kartoffeln als gekaufte Chips. Die Rohkost scheint mir hier klar überbetont zu sein, wobei es natürlich grundsätzlich richtig und wichtig ist, rohes Gemüse – etwa in Form von Salat – und Obst sowie Nüsse zu essen. Dazu am Ende des Kapitels mehr. Zudem gibt es unterschiedliche Garmethoden, mit denen das Essen mehr oder weniger nährstoffschonend zubereitet werden kann. Einfach gesagt: Je heißer und länger etwas gegart wird, umso mehr Vitamine gehen verloren. Zudem werden einige Lebensmittel, etwa Zwiebeln, durchs Erhitzen sogar bekömmlicher.

Die Deutsche Gesellschaft für Ernährung (DGE)

Die Deutsche Gesellschaft für Ernährung benutzt den Begriff „vollwertige Ernährung" in Abwandlung des Begriffs „Vollwertkost". Sie wurde 1953 gegründet und ist laut eigener Darstellung auf der Website „eine unabhängige wissenschaftliche Fachgesellschaft in der Rechtsform eines gemeinnützigen Vereins" (https://www.dge.de/wir-ueber-uns/geschichte/).

Die Deutsche Gesellschaft für Ernährung spricht Ernährungsempfehlungen aus, die auf der aktuellen Ernährungswissenschaft beruhen. Zurzeit sind das fünf Mahlzeiten täglich. Günstig ist es laut DGE, wenn insgesamt etwa 55 bis 60 Prozent der Energiezufuhr (umgangssprachlich Kalorien) aus Kohlenhydraten, 30 Prozent aus Fett und zehn bis 15 Prozent aus Eiweiß aufgenommen werden. Das gilt für gesunde, normalgewichtige Erwachsene; für Kinder und Kranke gibt es leicht davon abweichende Richtwerte.

Aktuell (Winter 2021/22) gibt es **zehn Regeln fürs gesunde Essen und Trinken**.

Meiner Meinung nach sind das ganz schön viele Regeln – die beim genaueren Hinsehen durchaus ihre Tücken haben. Hier nur ein Auszug:

- **Die Lebensmittelvielfalt genießen** – also abwechslungsreiche und überwiegend pflanzliche Kost wählen. (Was genau „abwechslungsreich" bedeutet, wird nicht näher erläutert. Jemand, der sich überwiegend von Fertigprodukten ernährt, könnte meinen, dass es ausreicht, die Sorten der Tiefkühlpizza regelmäßig zu wechseln.)

- Bei Gemüse und Obst heißt das auf den ersten Blick eingängige Motto: **Nimm „5 am Tag".** Gemeint sind Portionen – drei Portionen Gemüse (300 Gramm) und zwei Portionen Obst (250 Gramm) täglich empfiehlt die DGE. (Doch wer wiegt schon so genau seinen Gemüse – und Obstkonsum ab?)

Wer sich mit diesem Punkt genauer beschäftigt, erfährt, dass auch Hülsenfrüchte und ungesalzene Nüsse zu diesen fünf Portionen zählen können. (Dann wird es erst recht kompliziert bei den Mengenangaben – wer greift schon mehrfach täglich zur Küchenwaage und kann sich das alles merken?) „Bei getrockneten Hülsenfrüchten wie Bohnen, Linsen oder Kichererbsen entspricht eine Portion ca. 70 Gramm roh bzw. 125 Gramm gegart.

Nüsse, Ölsaaten oder Trockenfrüchte können eine Portion Obst am Tag ersetzen. Die Portionsgröße ist kleiner, weil der Kaloriengehalt höher ist: Eine Portion Nüsse, Ölsaaten oder Trockenfrüchte entspricht 25 g."[56]

- **Bei Getreideprodukten wie Brot, Reis, Nudeln und Mehl Vollkorn wählen** – prinzipiell richtig, doch schmecken Kekse und Kuchen (zumindest uns) nicht immer mit Vollkornmehl.

---

56 https://www.dge.de/index.php?id=52

Zudem vertragen Kinder Vollkorn schlechter. Auch wenn wir unseren Broten und Brötchen Vollkorn beimischen – nicht immer ist (reines) Vollkorn die bessere Wahl.

[handschriftliche Notiz: reines Vollkorn – Verstopfung]

- **Gesundheitsfördernde Fette nutzen** – das heißt laut DGE, pflanzliche Öle wie Rapsöl und daraus hergestellte Produkte zu bevorzugen. Bei diesem Punkt tauchen immerhin die verarbeiteten Lebensmittel auf – als Beispiele sind Wurst, Gebäck, Süßwaren, Fastfood und Fertigprodukte genannt – in denen oft „versteckte" Fette stecken und die es deshalb zu vermeiden gilt.

- **Zucker und Salz einsparen** – 6 Gramm Salz sind nach der DGE die tägliche Höchstmenge. (Doch wer rechnet schon seine tägliche Aufnahme aus?) Bei Zucker empfiehlt die DGE, auf gesüßte Lebensmittel und Getränke zu verzichten. (Auch wieder prinzipiell richtig, doch da in vielen Lebensmitteln der Zuckergehalt nur verschleiert dargestellt wird, ist es für den Verbraucher gar nicht so einfach, den Zucker zu reduzieren. Auch Salz findet sich in vielen Fertigprodukten in großer Menge und ist zudem selbst im Brot vom traditionellen Bäcker enthalten. Woher weiß der Verbraucher, wann genau die 6-Gramm-Grenze erreicht ist? Wer viel selbst kocht und backt, hat da schon eher ein Gefühl für Zucker und Salz. Dann wäre es zumindest hilfreich, die empfehlenswerten Salzmengen in Teelöffelmenge umzurechnen, da Salz in den Rezepten normalerweise abgewogen wird. Für Zucker gibt die DGE gar keinen Höchstwert an.)

- **Die Essensauswahl mit tierischen Lebensmitteln ergänzen** – zu diesem Punkt führt die DGE aus, dass täglich

Milch und Milchprodukte auf dem Esstisch stehen, Fisch ein- bis zweimal die Woche und Fleisch nicht mehr als 300 bis 600 Gramm pro Woche und Person.

- **Achtsam essen und genießen** – das fördert nicht nur den Genuss, sondern auch die Wahrnehmung für den eigenen Körper. Da das Sättigungsgefühl erst 15 bis 20 Minuten nach Beginn der Mahlzeit einsetzt, ist es umso wichtiger, sich Zeit zu nehmen, möglichst langsam und bewusst zu essen.

- **Auf das Gewicht achten und in Bewegung bleiben** – auch wenn das nicht direkt mit der Lebensmittelauswahl zu tun hat, kann dieser Punkt wichtig sein für die Gesundheit und das Wohlbefinden. Täglich 30 bis 60 Minuten moderate körperliche Aktivität empfiehlt die DGE.

Die Regeln der Deutschen Gesellschaft für Ernährung mögen grundsätzlich alle richtig sein – für Menschen, die sich zum ersten Mal mit Ernährung auseinandersetzen, sind sie meiner Empfindung nach schon ziemlich hoch gegriffen. Zudem sind das ziemlich viele Regeln, und wer alle genau befolgen möchte, wird auf die Küchenwaage kaum verzichten können. Zu Hause mag das noch einigermaßen funktionieren, doch was ist, wenn unterwegs oder auswärts gegessen wird, etwa in der Kantine oder im Restaurant? Wir streben demgegenüber nach einer leicht verständlichen Konzeption, die sich in der alltäglichen Praxis einfach umsetzen lässt.

Zudem wird nirgendwo explizit erläutert, dass es am besten ist, möglichst einzelne, unverarbeitete Lebensmittel frisch zuzubereiten. Wer sich schon viel mit Ernährung beschäftigt hat, kann dies zumindest zwischen den Zeilen der zehn Regeln herauslesen. Doch für „Ernährungsanfänger" wäre es wichtig, diesen so wichtigen Punkt deutlicher zu machen. Ob meine Interpretation richtig ist, habe ich die DGE in einer E-Mail gefragt – und warte bis heute auf eine Antwort. Zudem ist auf der Internetseite der DGE zu lesen: „Bitte haben Sie Verständnis, dass die DGE weder Einzelanfragen von Verbrauchern beantwortet, noch Ernährungsberatungen durchführen kann. Als wissenschaftliche Fachgesellschaft richtet sich unser öffentlicher Auftrag auf breitenwirksame Maßnahmen und Öffentlichkeitsarbeit, um fundierte Ernährungsinformationen zu verbreiten. Leider haben wir keine Kapazitäten, Einzelanfragen individuell zu beantworten."[57] (Transparenz und Bürgernähe eines gemeinnützigen Vereins sieht meiner Meinung nach anders aus.)

Clean Eating

Dieses Konzept stammt von mehreren britischen Kochbuchautorinnen und verbreitet sich seit der zweiten Hälfte der 2010er-Jahre als Lifestyle-Ernährungsweise. Clean Eating hat sehr viel Nähe zur Vollwertkost bzw. vollwertigen Ernährung und auch zu NOVA: Clean (deutsch: rein, sauber) bedeutet, mit frischen Zutaten zu kochen und zu backen. Den Fokus setzt Clean Eating also auf naturnahe Lebensmittel, die bestenfalls zudem gesund, also vor allem nährstoffreich sind und gesunde Fette beinhalten. „Superfoods" wie Chiasamen, Quinoa, und Co. sowie Hülsenfrüchte stehen oft auf dem Speiseplan und werden häufig in einer „Bowl" – also Schüssel – serviert. Auf verarbeitete Lebensmittel, Aromen, Geschmacksverstärker, weißen Zucker, Süßstoffe, Transfette und Palmöl wird verzichtet, Bio bevorzugt, Fleisch, Fisch und Milchprodukte mindestens reduziert, wobei nicht wenige Clean-Eating-Verfechterinnen komplett vegan und/oder glutenfrei unterwegs sind.

---

57   https://www.dge.de/footer/impressum

Schnittmengen zu unserem Konzept sind vorhanden, dabei sticht die Regionalität bei uns den Bio-Faktor: Uns ist es wichtiger (das haben auch die Besuche bei regionalen Anbietern bestätigt), qualitativ hochwertige Lebensmittel aus der Region zu kaufen. Damit unterstützen wir nicht nur die oft kleineren Familienbetriebe, sondern schonen darüber hinaus die Umwelt, weil wir wissen, dass die Lebensmittel nicht durch halb Europa oder gar die Welt gereist sind, bevor sie auf unserem Tisch landen. Andererseits kaufen wir viele Produkte, die wir nicht regional beziehen können, in Bio-Qualität, da wir durch das NOVA-Scoring auf die Bio-Variante der Lebensmittel gekommen sind: beispielsweise frische Schlagsahne, die es nur bio ohne Zusatzstoffe gibt.

Schon allein wegen der Regionalität fallen viele „Superfoods" weg. Zudem halten wir es mit dem Kochen so einfach wie möglich – und das gilt auch für die Zutaten.

Rohkost

Der Gedanke, dass gänzlich oder größtenteils unverarbeitete Lebensmittel am gesündesten sind, liegt auch der Rohkosternährung zugrunde. Sie treibt diesen auf die Spitze, wobei es unterschiedliche Richtungen und damit Vorgaben gibt: Die Lebensmittel dürfen höchstens auf 42 °C oder gar nicht erhitzt werden. Das Eiweiß in den Lebensmitteln „denaturiere", also verändere sich bei mehr als 42 °C, daher diese Temperaturgrenze. Gekochtes gilt als „denaturiert" oder sogar „tot" – und damit als nicht empfehlenswert. Beim Kochen entstünden zudem viele Stoffe, die den Körper schädigten, so die Ansicht der Rohkostanhänger. Fermentation und Kaltpressen ist ggf. erlaubt, pasteurisieren nicht. Daher werden nur Rohmilch und Rohmilchprodukte verzehrt (sofern es sich nicht um eine vegane Form der Rohkost handelt). Zu den meistens erlaubten

Lebensmitteln gehören Obst, Gemüse, Salate, Nüsse, Ölsaaten, Getreide, Pseudogetreide und Wildpflanzen. Hülsenfrüchte werden in Sprossenform verzehrt.

Als Begründer der Rohkosternährung gilt der bereits erwähnte Schweizer Arzt Maximilian Bircher-Benner. Bis heute gibt es viele unterschiedliche Richtungen mit mehr oder weniger strengen Regeln. Je nachdem wird ein hoher Anteil von Rohkost – mindestens 70 Prozent – empfohlen, also sind auch 30 Prozent aus wenig(er) verarbeiteten Lebensmitteln wie Getreide, Brot und Fleisch erlaubt. Getrunken wird vorrangig Wasser und frischgepresster Saft.

Bei den strengsten Rohkostrichtungen wird ausschließlich wenig bis unverarbeitete Nahrung konsumiert. Die sogenannte UrKost von Franz Konz (1926–2013) geht sogar so weit, die meisten kultivierten Pflanzen abzulehnen – eine schwere Aufgabe: Heutzutage ist das Gros an Getreide, Gemüse und Obst kultiviert, also über viele Jahrhunderte oder gar Jahrtausende vom Menschen gezüchtet und damit verändert.

Sich naturnah zu ernähren und dabei auf verarbeitete Lebensmittel inklusive Aromen und Zusatzstoffen zu verzichten, ist auch die Grundlage unserer Ernährung. An dieser Stelle hören die Gemeinsamkeiten auch schon auf. Eine reine oder überwiegende Rohkosternährung halte ich für wenig alltagstauglich. Aufs Backen und Kochen verzichten? Kommt für uns nicht infrage! Außerdem wurde nachgewiesen, dass eine reine Rohkosternährung auf Dauer nicht gesund ist und als Folgen Vitamin- und Mineralstoffmangel sowie Untergewicht möglich sind.[58] Zu der Kritik am Erhitzen habe ich mich weiter oben schon geäußert.

---

58 die „Gießener Rohkost-Studie; https://web.archive.org/web/20160711014352/http://www.uni-giessen.de/fbr09/nutr-ecol/forsc_rohkost.php

Wie so oft kommt es auf die Mischung an: Wer sich möglichst reichhaltig ernährt und sich der vielen Angebote bedient, die die Natur bereithält, ernährt sich ausgewogen und trotzdem naturnah und damit gesund.

Intuitive Ernährung

Eine der Wurzeln der intuitiven Ernährung findet sich bei einem Anhänger der Rohkost: Der Schweizer Guy-Claude Burger (geb. 1934) sagt in seiner 1964 begründeten „Instinctotherapie", dass sich die Menschen bei der Auswahl ihrer Lebensmittel am besten auf die eigenen Instinkte verlassen, insbesondere auf den Geruchs- und Geschmackssinn. Diese funktionieren nur bei naturbelassener Ernährung – daher der Fokus auf Rohkost. Der Körper wisse selbst, was gut und was schädlich für ihn ist, und signalisiere dies auch klar, etwa durch Speichelbildung bzw. Ekel. Der menschliche Körper sei optimal an Lebensmittel angepasst, die es bereits vor der Erfindung des Ackerbaus und der Viehzucht vor 10.000 bis 12.000 Jahren gegeben habe, etwa Wildpflanzen, Fisch und Wild. Der Körper sei bis heute nicht an denaturierte, das heißt durch Erhitzen und sogar Zerkleinern veränderte Nahrung angepasst; 12.000 Jahre seien eine zu geringe Zeitspanne für diese Anpassung. Burger kritisiert zudem die unerwünschten Stoffe, die beim Kochen entstehen, etwa Acrylamid, die den Körper zusätzlich belasteten.

Noch früher, nämlich bereits in den 1920er- und 30er-Jahren, suchte die US-amerikanische Kinderärztin Clara Marie Davis Antworten auf die Frage, welche Lebensmittel Kinder selbst, ganz ohne Beeinflussung nach dem Abstillen wählen, und ob diese Wahl ihre Gesundheit beeinflusst. Die Kinder, die an Davis' Studien teilnahmen, konnten aus einer Auswahl von 34 unverarbeiteten Lebensmitteln auswählen – teilweise roh, teilweise gekocht. Jedes Lebensmittel (vom Apfel über

Salat, Haferflocken, Milch bis zu Fleisch, Innereien und Fisch) wurden in einer separaten Schüssel präsentiert. Das Kind, das mit dem Essen dran war, saß auf dem Schoß einer Hebamme. Sie hatte die Anweisung, ganz neutral zu bleiben und das Kind in seiner Entscheidung nicht zu beeinflussten. Durch Zeigen und Lautäußerungen wählte das Kind die gewünschten Lebensmittel aus, und die Hebamme reichte ihm danach die Schüsseln.

Zentrale Ergebnisse der Kurz- und Langzeitstudien:

1. Keines der Kinder wählte eine Ernährung mit großen Mengen an Getreide oder Milchprodukten.
2. Keines der Kinder wurde über- oder untergewichtig.
3. Alle Kinder entwickelten ein gesundes Skelett und gesunde Muskulatur.
4. Es entwickelten sich Präferenzen, die für jedes Kind unterschiedlich waren und die auch mit der Zeit unvorhersehbar variierten.

Aus diesen Ergebnissen schloss Davis, dass Kleinkinder – selbst bei unterschiedlichen Präferenzen – fähig seien, genau die Nahrung auszuwählen, die gesund für sie ist und die sie in der jeweiligen Lebensphase benötigen. Die Mengen an Eiweiß, Fett und Kohlenhydraten entsprachen ungefähr den heutigen Empfehlungen für die Ernährung von Kindern.

Auch wenn die Studien wegen ihrer Methodik heute durchaus umstritten sind, geben sie doch einen wichtigen Hinweis darauf, dass uns unser Appetit wahrscheinlich den richtigen Weg zur gesunden Nahrung weisen würde – wenn, ja, wenn er nicht bereits früh beeinflusst werden würde: on dem jeweiligen Umfeld, in dem wir aufwachsen, über suchtähnlich wirkende Stoffe wie weißer Zucker in Süßigkeiten und Fertigprodukten bis hin zur verführerischen Werbung.

Einen ähnlichen Ansatz verfolgen die Ernährungswissenschaftlerinnen Evelyn Tribole und Elyse Resch, die mit ihren Veröffentlichungen ab den 1990er-Jahren den Begriff „intuitive Ernährung" geprägt haben: Demnach signalisiert der Körper, was er wann und in welcher Menge er braucht. Einschränkungen bei der Lebensmittelauswahl gibt es grundsätzlich keine; erlaubt ist, worauf der Körper gerade Appetit hat. Wichtige Voraussetzung ist, dass der Mensch (wieder) gelernt hat, auf diese Signale zu hören. Es geht also um Achtsamkeit: darum, die Bedürfnisse sowohl des eigenen Körpers als auch psychische und sensorische Bedürfnisse wahrzunehmen. Essenziell ist es, Appetit bzw. Lust Hunger und Sättigung bewusst wahrnehmen zu können. Dann ist es möglich, die einzige Regel dieses Ernährungskonzepts zu befolgen: Gegessen wird nur bei Hunger, und das Essen wird beendet, sobald die Sättigung eintritt. Auch eine der zehn Regeln der DGE lautet: „Achtsam essen und genießen".

Achtsam auf den Körper zu hören und bewusst zu genießen – das ist auch uns wichtig. Wobei dies nichts war, was wir uns vorgenommen haben, sondern eher eine Folge, nachdem wir uns eine Weile nach unserem Konzept ernährt haben. Dieser Mechanismus ist bei Fertigprodukten mit künstlichen Aromen und sonstigen Zusatzstoffen oft gestört: Süßstoffe etwa gaukeln dem Körper vor, dass jetzt etwas Süßes kommt, was dann tatsächlich gar nicht der Fall ist. Dadurch kommen die empfindlichen Stoffwechselvorgänge und das Gehirn durcheinander; und mit ihnen nicht zuletzt auch das Sättigungsgefühl. Daher meine ich, dass dieses Konzept allein wenig bringt, wenn der

Körper an ungesunde, hochverarbeitete Lebensmittel gewöhnt ist, bzw. dass es jemand, der sich lange Zeit mit industrieller Ware ernährt hat, umso schwerer hat, die Signale seines Körpers wahrzunehmen – sofern diese überhaupt (noch) vorhanden sind. Zudem ist der Genuss bei selbst zubereiteten, naturnahen Gerichten viel größer. So lernt der Körper auf ganz natürliche Weise, Appetit auf das zu entwickeln, was er aktuell braucht. Dann wird das theoretische „in Massen essen" zum praktischen „in Maßen essen".

Bei uns beginnt die Achtsamkeit nicht erst beim Essen, sondern schon beim Einkauf. Als alleiniges Konzept bringt die intuitive Ernährung daher meiner Meinung nach wenig.

Paleo-/Steinzeiternährung

Dieses Konzept orientiert sich an der Ernährung, wie sie in der Altsteinzeit wird – also der Zeit, bevor der Mensch mit Ackerbau und Viehzucht begann. Die These ist ähnlich wie bei der UrKost und der Instinctotherapie: Der Mensch ist evolutionär über Jahrmillionen Jahre an eine bestimmte Ernährungsform angepasst und nicht an die geänderten Ernährungsgewohnheiten, die vor „erst" etwa 10.000 bis 12.000 Jahren mit Ackerbau und Viehzucht ihren Anfang nahmen. Die ernährungsbedingten Zivilisationskrankheiten, Allergien und Krebs sind daher eine Folge der Nichtanpassung, wobei vor allem der Kohlenhydratanteil in der heutigen Ernährung zu hoch ist.

Daher dürfen Paleo-Anhänger (je nach genauer Ausrichtung) nur wenig oder gar keine Kohlenhydrate essen – vor allem kein Weißmehl und keinen Zucker. Erlaubte Süßungsmittel sind Honig und Ahornsirup. Verboten sind darüber hinaus Hülsenfrüchte sowie Milch, also der Rohstoff „Milch", und alle Produkte, die aus diesem Rohstoff hergestellt sind (Milchprodukte). Übrig bleiben Fleisch, Fisch, Meeresfrüchte, Eier, Gemüse, Obst, Reis, Beeren und Nüsse. Als Fette sind Avocado-, Kokos-, Macadamia-, Oliven-, Palm-, Sesam- und Walnussöl sowie Speck und Schmalz erlaubt.

Wegen des relativ hohen Anteils von Fleisch und Fisch ist die Paleo-Ernährung ziemlich fett- und eiweißreich. Trotzdem meinen deren Anhänger, dass sich dieses Ernährungskonzept auch zum Abnehmen eignet. Wie sich diese Nährstoffverteilung auf die Gesundheit auswirkt, ist umstritten. Es gibt Studien, die der Paleo-Ernährung trotz des hohen Anteils tierischer Fette eine positive Wirkung auf den Cholesterinspiegel bescheinigen. Andererseits weisen Studien darauf hin, dass ein hoher Anteil von tierischem Eiweiß weniger gesund ist.

Da es in der Altsteinzeit natürlich weder Imbiss noch Tiefkühlpizza gab, sind auch Fastfood und verarbeitete Produkte nicht erlaubt.

Dieser letzte Punkt ist der einzige, bei dem Paleo mit unserer Ernährungsweise übereinstimmt. Auf Milchprodukte, Brot und Kekse zu verzichten – das ist nicht unser Ding. Wir wählen lieber bewusst aus der großen Auswahl an frischen Lebensmitteln. Dadurch, dass wir unsere „Süßigkeiten" in Form von Keksen selbst herstellen und Fertiglebensmittel mit verstecktem Zucker sowie Coca-Cola und Co. bei uns primär nicht auf den Tisch kommen, ist auch unsere Ernährung als weitgehend zuckerreduziert.

Nahrungsergänzungsmittel

Schon seit der Erfindung des künstlichen Vitamin C und seinem marketingträchtigen Verkaufsstart vor rund 90 Jahren sind sie umstritten: Nahrungsergänzungsmittel. Pionier auf diesem Gebiet war die Schweizer Pharmafirma Roche, deren Geschichte du bereits im Kapitel *Nahrungsergänzungsmittel* kennengelernt hast.

Heute gibt es ein riesiges Angebot für angeblich jeden Bedarf: Ob müde (Eisen und Vitamin B12), schwanger (Folsäure) oder sportlich aktiv – der Werbung zufolge braucht fast jede*r das eine oder andere Nahrungsergänzungsmittel.

Doch warum? An sich ist eine gesunde Ernährung mit vielfältigen Lebensmitteln reich an Vitaminen und Mineralstoffen. Wer natürlich ausschließlich zu hochverarbeiteten Fertigprodukten greift, wird es schwerer haben, seinen Bedarf zu decken.

Zudem ist es ratsam, einen Mangel ärztlich feststellen zu lassen. Nicht nur für die Gesundheit, sondern auch für den Geldbeutel: Nahrungsergänzungsmittel kosten nicht wenig, und je ausgeklügelter Marketing und Vertrieb der Extra-Pillen umso mehr. Dieses Geld wäre besser in frische, qualitativ hochwertige Nahrung investiert, in der alles enthalten ist, was der Körper braucht. Plus Sonne oder zumindest Tageslicht fürs Vitamin D – und Nahrungsergänzungsmittel werden überflüssig.

Eine Schnittmenge zu unserem Konzept gibt es nicht. Auf künstliche und auch noch unnütze Industrieware verzichten wir lieber.

Vegetarismus/Veganismus

Auch diese Ernährungsform hat eine ihrer Wurzeln in der Lebensreformbewegung: Die meisten Reformer ernährten sich vegetarisch, wobei der Vegetarismus insgesamt ab etwa 1850 zunehmend Anhänger gewann.

Beim Vegetarismus/Veganismus geht es um mehr als die bloße Ernährung – es fließen auch ethisch-moralische Überlegungen ein. Tiere gelten nicht bloß als direkte Nahrung oder Nahrungslieferant, sondern als Lebewesen. Auf eine gewisse Art ist das sicherlich ein guter Ansatz, doch Tiere und Tierprodukte liefern uns Menschen gewisse Nährstoffe, die unser Körper braucht. Wie diese vollwertig und naturnah in der richtigen Menge ohne den Einsatz von unnatürlichen Nahrungsergänzungsmitteln aufgenommen werden können ist mir schleierhaft.

Dennoch gibt es Schnittmengen zwischen dem Vegetarismus und unserem Ernährungskonzept. Diese sind nicht sofort erkennbar, da nach NOVA Eier, Fleisch, Fisch und Milchprodukte verzehrt werden können – theoretisch in Massen. Wir haben die Erfahrung gemacht, dass wir ganz unbewusst mehr Gemüse, Nüsse und Obst essen (vielleicht, weil wir auf vieles andere ganz bewusst verzichtet haben). Tierprodukte kaufen wir weniger ein und dafür von besserer Qualität, am besten regional und von Betrieben, die transparent arbeiten und nach Tierwohl streben – und dafür auch kein Bio-Siegel brauchen. Da Betriebe, die Massentierhaltung betreiben, weniger transparent arbeiten und wohl keine Besucher willkommen heißen, fallen diese schon allein aus diesem Grund für uns weg. Auch wenn unser Fleisch je Kilogramm mehr kostet: Wir schätzen es umso mehr WERT, weil wir wissen, dass es von guter Qualität ist, wozu auch eine möglichst tierfreundliche Haltung und Schlachtung gehört. Und das zeigt sich nicht zuletzt auch im Geschmack.

„Frei von" – glutenfrei, laktosefrei, weizenfrei, zuckerfrei etc.

Seit einiger Zeit sind Ernährungsformen im Trend, bei denen auf bestimmte Anteile verzichtet wird – etwa Gluten, Laktose, Zucker oder Weizen. Bestseller wie „Dumm wie Brot" und Promis, die verkünden, sich mit einer glutenfreien Ernährung viel fitter zu fühlen, dürften ihren Beitrag dazu geleistet haben.

Bei bestimmten Krankheiten ist ein Verzicht nötig – etwa bei Zöliakie. Dabei ruft Gluten, auch Klebereiweiß genannt und in vielen Getreidesorten enthalten, eine chronische Dünndarmentzündung hervor. Es gibt keine heilende Therapie, sodass den Betroffenen nichts anderes übrigbleibt als glutenhaltige Lebensmittel zu meiden.

Auch in unseren Breiten scheinen immer mehr Menschen eine Intoleranz gegenüber Laktose, also Milchzucker, zu entwickeln. Interessant dabei: Global gesehen verträgt die Mehrheit der erwachsenen Menschheit Laktose nicht, da ihnen das Enzym namens Laktase fehlt, um Laktose zu verdauen. Dieses Enzym ist notwendig für die Verdauung der Muttermilch und wird sinnigerweise nach dem vierten Lebensjahr nur noch in geringer Menge gebildet. Bei den Menschen im heutigen Europa hat sich vermutlich ab der Jungsteinzeit eine Mutation des Enzyms entwickelt, sodass wir bis heute über das Kleinkindalter hinaus Milch und laktosehaltige Milchprodukte verdauen können.

Wer auch im Erwachsenenalter keinen Laktase-Mangel hat, braucht sich auch nicht laktosefrei zu ernähren. Folgen einer Intoleranz gegenüber Laktose oder auch Fruchtzucker (die sogenannte Fruktosemalabsorption) sind Magen-Darm-Beschwerden wie krampfartige Bauchschmerzen, Blähungen oder Durchfall.

Darüber hinaus sind Allergien in aller Munde. Was ist der Unterschied zur Unverträglichkeit bzw. Intoleranz? Bei der Allergie reagiert das Immunsystem auf ein Lebensmittel, das an sich harmlos ist. Diese Abwehrreaktion hat körperliche Beschwerden wie Hautausschlag, laufende Nase, Atemnot, Übelkeit bis hin zum möglicherweise lebensgefährlichen anaphylaktischen Schock zur Folge.

Um Allergiker zu schützen, sind die Lebensmittelfirmen inzwischen verpflichtet, in der Zutatenliste die wichtigsten Allergene anzugeben.

Dass Allergien insgesamt zunehmen und immer mehr Kinder und Jugendliche betroffen sind, ist inzwischen eine allgemein bekannt. Viel interessanter ist hier der Blick auf die möglichen Ursachen: Neben der Lebensart – Stichwort Landkinder versus Stadtkinder – kann auch die Ernährung einen entscheidenden Beitrag dazu leisten, das Immunsystem zu trainieren, sodass es weniger zu Überreaktionen kommt. Es ist also wichtig, dass es die richtigen „Feinde" erkennen kann – etwa Keime. Das senkt das Risiko, dass das Immunsystem auf harmlose Stoffe reagiert, auf mehreren Ebenen: Zum einen wird das Immunsystem trainiert, wenn es direkt mit Keimen in Kontakt kommt. Die sterilen, lange haltbaren Babybreie aus dem Gläschen zum Beispiel sind dafür ungeeignet. Ebenso hochverarbeitete Produkte, in denen nicht mehr viel von den ursprünglichen Lebensmitteln enthalten ist. Vor allem sind sie arm an den Nährstoffen, die das Immunsystem braucht, um richtig arbeiten zu können – etwa an den Vitaminen A, C und D und den Mineralstoffe Eisen, Selen und Zink. Das „Netzwerk Gesund ins Leben" empfiehlt, Babys und Kleinkindern nach dem Stillen schrittweise auf eine vielseitige Ernährung umzustellen. Eine Studie des Netzwerks – ein Zusammenschluss von medizinischen und wissenschaftlichen Fachgesellschaften, Berufsverbänden und Institutionen – hat ergeben, dass eine vielseitige Beikost im ersten Lebensjahr Kinder vor Asthma und Nahrungsmittelallergien schützen kann. (Wenn man sich die Sorten der Breigläschen anschaut, herrscht dort alles andere als Vielfalt.) Also auch hier ein weiterer Pluspunkt für die naturnahe Ernährung, die der Empfehlung folgt, das eigene Kind zu stillen und Brei selbst zuzubereiten. Auch für Schwangere ist es laut dem Netzwerk die beste Allergievorbeugung für das Kind, abwechslungsreich, ausgewogen und regelmäßig zu essen und zu trinken.

Zum anderen nehmen wir auch mit der Nahrung bereits gesunde Bakterien auf, die gut für die Darmflora sind. Beim Immunsystem spielt der Darm eine besondere Rolle, denn der größte Teil der Abwehrzellen sitzt dort. Im Darm siedeln sich ab der Geburt „gute" und „schlechte" Bakterien an. Ist deren Zusammensetzung vielfältig und in einem günstigen Verhältnis von „gut" und „schlecht", kann auch das Immunsystem besser arbeiten. Zu viele „schlechte" Bakterien dagegen schwächen das Immunsystem. Aus diesem Gedanken heraus hat die Ernährungsindustrie ihre zahlreichen probiotischen Joghurts auf den Markt geworfen. Doch deren Nutzen ist umstritten – schon allein, weil man auch weiß, dass eine gesunde, ballaststoffreiche Ernährung wichtig ist für eine gesunde Darmflora. Wer sich nur von Fertignahrung ernährt, wird auch mit einem probiotischen Joghurt hier und da nicht viel ändern können. Die Lebensmittelindustrie freut's – kann sie doch ihre viel teureren probiotischen Joghurts noch besser verkaufen. Dabei enthält auch jeder Naturjoghurt gute, sogenannte probiotische Mikroorganismen, genauso wie andere milchsaure Produkte wie Kefir, Buttermilch und Sauerkraut. Außerdem enthält Naturjoghurt (anders als viele probiotische Trinkjoghurts) weder Zucker noch künstliche Aromen und Zusatzstoffe.

Interessanterweise haben Stadtkinder, die mit weniger „Schmutz" aufwachsen als Landkinder, eine andere, verarmte[59] und damit weniger günstige Zusammensetzung der Darmflora. Die Wissenschaft vermutet, dass neben Allergien auch Krankheiten wie Asthma, Demenz, Depressionen und Diabetes sowie das Reizdarmsyndrom und sogar Adipositas mit der Darmflora zusammenhängen.

Dass Fertigprodukte und Zusatzstoffe die Darmflora beeinflussen, wurde in vielen Studien belegt. Ein internationales Forscherteam vermutete einen Zusammenhang zwischen der Zunahme der Darmerkrankungen Morbus Crohn und Colitis ulcerosa und dem steigenden Verzehr von Fertigprodukten. Daher wertete das Team drei Beobachtungstudien mit insgesamt gut 245.000 Teilnehmenden aus, die zwischen 1986 und 2017 in den USA und anderen Ländern durchgeführt worden waren. Das Ergebnis veröffentlichten die Wissenschaftler im Jahr 2021. Demnach ist das Risiko für Morbus Crohn umso höher, je mehr Fertigprodukte konsumiert werden. (Die Daten für Colitis ulcerosa waren dagegen nicht eindeutig.)

Lebensmittelzusatzstoffe müssen zwar ein Zulassungsverfahren durchlaufen – was nicht heißt, dass die Wissenschaft später nicht doch noch auf mögliche Risiken stößt. So hat etwa das Trennmittel Siliziumdioxid (E 551) im Tierversuch zu Darmschäden geführt, wenn dessen Partikel in Nanogröße vorliegen. Der Gerechtigkeit halber möchte ich sagen: Das Gebiet der Nanoforschung ist noch relativ neu. Das Bundesinstitut für Risikobewertung erforscht derzeit (Stand: Anfang 2022), wie sicher Nanomaterialien in Lebensmittelprodukten sind, insbesondere wie diese sich auf Darm und Leber auswirken. Dabei nimmt es beispielsweise Lebensmittelfarbstoffe und Nahrungsergänzungsmittel unter die Lupe.

---

59 siehe Hans-Ulrich Grimm: Gesundes Essen für unsere Kinder. Was schädlich ist für sie und was ihnen gut tut. Droemer Knaur 2019

Wenn es zu Reaktionen des Körpers kommt, bei denen das Immunsystem nicht beteiligt ist, spricht man von „Pseudoallergien". Der Körper der Betroffenen reagiert dabei sowohl auf natürlicherweise in Lebensmitteln vorkommende Stoffe wie Amine (unter anderem in Hartkäse, Sauerkraut und Rotwein enthalten) als auch auf künstliche Zusatzstoffe und/oder Aromen

Krankheiten, Unverträglichkeiten und Allergien können medizinisch festgestellt werden, und bei einem positiven Ergebnis ist es ratsam, die Ernährung mit ärztlicher Hilfe umzustellen. Davon abgesehen ist es nicht nötig, sich auf die eine oder andere Art „frei von" zu ernähren. Wer wirklich etwas für seine Gesundheit tun möchte, greift lieber zu frischen Lebensmitteln als zum Fertigprodukt, dessen geringerer Nährwert und zahlreiche Zusatzstoffe schlecht fürs Immunsystem und für den Darm sind. Darauf können wir gerne verzichten. Verzicht, wo keiner nötig ist wie bei den laktose- und glutenfreien Produkten, passt nicht zu unserer Art der Ernährung.

Auch „zuckerfrei" liegt seit einigen Jahren im Trend. Wie ungesund Zucker und Zuckeraustauschstoffe sind, habe ich ja bereits beschrieben. Auch, dass ich es kritisch sehe, dass Kinder mit großen Mengen Bonbons, Schoko-Weihnachtsmännern und Co. schon früh an die riesige Palette industriell produzierter Süßwaren gewöhnt werden. Daher kommt Zucker bei uns vor allem bei unseren selbst gemachten Backwaren zum Einsatz – in sehr reduzierter Form und als Rohrohrzucker. Ganz auf Zucker zu verzichten, halten wir dagegen nicht für nötig. Künstliche Süßstoffe dagegen kommen bei uns nicht auf den Tisch. Hier sehe ich eine Gefahr für die, die meinen, sich ohne Zucker und dafür mit Süßstoffen gesund zu ernähren. Immerhin fallen bei einer zuckerfreien Ernährung viele industrielle Produkte raus, in denen sich diverse Zuckerarten verstecken. Das ist wohl die einzige Übereinstimmung bei der zuckerfreien Ernährung.

Reduktionskost

Es ist schon seltsam: Wenn ich mich in den Medien nach Ernährungskonzepten umschaue, fällt mir vor allem ein Wort ins Auge: Diät. Damit ist im allgemeinen Sprachgebrauch eine kurzfristige Ernährungsweise gemeint, die zur Gewichtsabnahme führt. Im wissenschaftlichen Bereich bezeichnet „Diät" jede Art von Ernährungsform – ganz besonders auch die, die bei bestimmten Krankheiten nötig sind und nicht unbedingt eine Gewichtsabnahme zum Ziel haben. Dazu zählen beispielsweise eine glutenfreie Ernährung bei Zöliakie oder eine purinarme Ernährung bei Gicht.

Schon beim Begriff „Diät" beginnen also die Missverständnisse. Schade finde ich es zudem, dass sich offenbar viele Menschen erst mit Ernährung beschäftigen, wenn sie – gefühlt oder wirklich – zu viel auf die Waage bringen. Sie suchen dann nach der einen Diät, mit der sie einfach und schnell ihr Wunschgewicht erreichen. Wenn die Pfunde dann wirklich purzeln, währt die Freude oft nicht lange: Sobald der oder die Diäthaltende zum vorherigen Ernährungsstil zurückkehrt, setzt der berühmt-berüchtigte Jo-Jo-Effekt ein: Die Pfunde sind schnell wieder auf den Hüften, manchmal sogar mehr als zuvor.

Es ist erwiesen, dass kurzfristige Diäten langfristig nicht helfen, Körpergewicht zu verlieren und vor allem zu halten. Schade, dass so viele Menschen trotzdem dem gerade aktuellen Ernährungstrend hinterherrennen und hoffen, dass sie damit endlich schlank, vielleicht sogar glücklich werden.

Und so kaufen sie die neueste Zeitschrift, das aktuellste Buch oder den modernsten Onlinekurs, zählen fleißig Kalorien und essen nur noch bestimmte Lebensmittel. Oder sie versuchen, mit Pulvergetränken oder fettreduzierten Lebensmitteln Körpergewicht zu verlieren.

Apropos Kalorien: Auch hier hält sich der Volksmund länger als die Wissenschaft. In der Ernährungslehre (außerhalb der USA) wird nämlich schon lange mit einer anderen Einheit, den Joule bzw. Kilojoule, gerechnet, um den Energiewert eines Lebensmittels zu bestimmen. Die Kalorien – der richtige Ausdruck wäre Kilokalorien (kcal) – sind trotzdem weiterhin in der Umgangssprache verbreitet und finden sich, neben den Kilojoules, nach wie vor auf den meisten Etiketten verpackter Lebensmittel.

Für dieses Buch habe ich mir einige gängige Diäten genauer angeschaut und mit unserer Ernährungsform verglichen.

„FDH – Friss die Hälfte"

Bei der FDH-Diät wird die Nahrungsmenge reduziert, um an Gewicht abzunehmen. Der Gedanke, weniger zu essen, ist zwar grundsätzlich richtig. Doch wird nicht darauf geschaut, *was* gegessen wird. Einfach weniger von Ungesundem wie Fastfood und Fertigprodukte zu essen, macht noch lang keine gesunde Ernährung. Außerdem besteht die Gefahr, dass zu wenig Nährstoffe aufgenommen werden. Zudem ist eine langfristige Gewichtsabnahme unwahrscheinlich und die Gefahr des Jo-Jo-Effekts groß.

Aus diesen Gründen ist die Diät mit dem umgangssprachlichen Titel „Friss die Hälfte" nicht mit unserer Ernährungsform kompatibel.

Low Fat

Von den drei Nährstoffen Kohlenhydrate, Eiweiß und Fett hat Fett den höchsten Energiewert, also die meisten Kalorien (9,3 kcal gegenüber 4,1 kcal pro Gramm bei Eiweiß und Kohlenhydraten). Daher liegt es nahe, in einer Abnehmdiät den Anteil von Fett zu reduzieren. „Low Fat" hilft längst nicht allen bei der Gewichtsabnahme. Neuere Erkenntnisse zeigen, dass der Abnehmerfolg sehr viel damit zu tun hat, ob der Insulinkreislauf noch funktioniert. Das tut er gerade bei Übergewichtigen oft nicht mehr – nämlich dann, wenn die Betroffenen eine Insulinresistenz entwickelt haben. Wenn Menschen mit Insulinresistenz den Anteil von Fett reduzieren und stattdessen den Anteil an Kohlenhydraten vergrößern, nehmen sie eher zu als ab. Die genauen Zusammenhänge folgen im Kapitel *Atkins-Diät/Low-Carb/ Ketogene Diät*.

Die Lebensmittelindustrie freut's: Sie hat viele fettreduzierte „Light"-Produkte auf den Markt gebracht, die angeblich beim Abnehmen helfen. Tatsächlich ist der gesamte Energiewert nicht viel geringer, da als Geschmacksträger häufig Zucker zugefügt wird.

Neben den nicht wirklich leichteren „Light"-Produkten gibt es eine breite Palette von hoch oder höher verarbeiteten fettreduzierten Lebensmitteln: Halbfettmargarine statt Butter, fettarme H-Milch oder Magerquark beispielsweise.

Wer auf Fett weitgehend verzichtet, läuft Gefahr, zu wenig von den gesunden Fetten aufzunehmen, die beispielsweise in Nüssen enthalten sind. Wegen ihres hohen Fettanteils waren Nüsse lange als Dickmacher verschrien. Inzwischen weiß man, dass sie sehr gesund sind und zudem keineswegs dick machen.

Wegen der vielen verarbeiteten Produkte und der Konzentration auf einen vermeintlichen Dickmacher ist Low Fat nicht mit unserem Ernährungsstil vereinbar.

Atkins-Diät/Low Carb/Ketogene Diät

Bei diesen (und weiteren) Ernährungskonzepten wird die Kohlenhydratzufuhr reduziert – mal mehr, mal weniger. Auch wenn die schmissigen Lifestyle-Namen etwas anderes suggerieren: Neu ist diese Idee nicht. Erste Ansätze finden sich bereits im 19. Jahrhundert in England.

Warum Kohlenhydrate reduzieren? Sie sind bei den Anhängern dieser Ernährungsform als die wahren Dickmacher verschrien, nicht das Fett. Daher kommen bei ihnen statt Brot, Reis und Nudeln mehr Fleisch, Fisch, Milchprodukte und Gemüse (mit der Ausnahme von Kartoffeln, die viele Kohlenhydrate in Form von Stärke enthalten) auf den Esstisch. Zudem ist bei manchen Formen der kohlenhydratarmen Ernährung die Bauchspeicheldrüse im Fokus, die bei der Aufnahme aller Arten von Kohlenhydraten – nicht nur der verschiedenen Zuckerformen – beteiligt ist.

Zur Erinnerung: Günstig ist es laut aktueller Empfehlung der Deutschen Gesellschaft für Ernährung, wenn insgesamt etwa 55 bis 60 Prozent der Energiezufuhr (umgangssprachlich Kalorien) aus Kohlenhydraten, 30 Prozent aus Fett und 10 bis 15 Prozent aus Eiweiß aufgenommen werden. Bei den unterschiedlichen Low-Carb-Ansätzen sind es nur noch bis zu 100 Gramm Kohlenhydrate pro Tag.

Da auch die verschiedenen Zuckerarten Kohlenhydrate sind, wird auf diese weitgehend verzichtet. Dazu gehören auch frische und getrocknete Früchte wie Rosinen, die Fruchtzucker (Fruktose) enthalten.

Fettige und eiweißreiche Lebensmittel dürfen dagegen genossen werden – wenn auch, anders als oft dargestellt, nicht unbegrenzt. Das führt dazu, dass bis zu 50 Prozent der täglichen Energiemenge allein aus Fett besteht. Fleisch, Speck und Eier – alles erlaubt. Mehr Bewegung dagegen braucht es nicht. Vitamine und Mineralstoffe können durch Nahrungsergänzungsmittel aufgenommen werden. Leckeres Essen, wenig Bewegung und dabei abnehmen – das hört sich für viele Menschen, die an Körpergewicht verlieren möchten, nach einer Traumdiät an. Wohl deshalb erfreut sich diese Ernährungsform seit den 1970er-Jahren, als Robert Atkins seine Diät vorstellte, immer noch einer recht großen Beliebtheit. Eine neuere Art der Low-Carb-Diät nennt sich „Ketogene Ernährung". Bei dieser werden nur ganz minimal Kohlenhydrate aufgenommen.

Bei wohl jeder Diät kann beobachtet werden, dass manche Menschen damit abnehmen, andere nicht – manche nehmen sogar zu. Bei den Low-Carb-Diäten ist dies besonders auffällig. Neuere Studien haben herausgefunden, warum: Es kommt darauf an, wie der Körper auf Insulin reagiert (siehe dazu das Kapitel *Zucker und Zuckeraustauschstoffe*): Wenn wir Kohlenhydrate essen, steigt der Insulinspiegel. So weit, so normal. Inzwischen leider auch schon fast normal ist eine mehr oder weniger ausgeprägte Insulinresistenz des Körpers. Das bedeutet, dass die Zellen wenig bis gar nicht auf das Insulin reagieren und deshalb das Insulin seine Arbeit – nämlich die Verarbeitung der Kohlenhydrate – nicht mehr richtig leisten kann. Vor allem die Muskulatur, die Leber und das Fettgewebe sind davon betroffen. Die Folge: Die Fettreserven in Leber und um die Hüfte werden nicht oder zu wenig abgebaut, wenn der Körper gerade Energie braucht. Vor allem Übergewichtige sind häufig schon insulinresistent, bevor sich daraus eventuell ein Diabetes Typ 2 entwickelt. Bei ihnen ist eine Low-Carb-Diät daher besonders wirkungsvoll – besser als eine Low-Fat-Diät. Die genauen Wirkmechanismen sind noch in der Erforschung. Doch es gibt Hinweise darauf, dass Insulin den Abbau der Fettreserven blockiert. Wenn bei einer kohlenhydratarmen Ernährung also weniger Insulin im Umlauf ist, steigt die Chance, dass der Körper auf die Fettreserven zugreift. Gleichzeitig wird bei einer Low-Carb-Diät das Fett, das durch die Nahrung aufgenommen wird, effizienter als Kohlenhydrate verarbeitet. Zudem kann die Insulinresistenz zurückgehen, wenn eine Weile auf Kohlenhydrate ganz oder teilweise verzichtet wird.

Eine Schnittmenge zu unserem Konzept gibt es zum Teil beim Zucker, den wir stark reduziert haben: Zum einen dadurch, dass viel versteckter Zucker in Fertiggerichten steckt, zum anderen, dass wir Süßes selbst backen und damit unseren Zuckerkonsum aktiv steuern. Nach und nach haben wir den sowieso schon immer weiter reduzierten weißen Zucker schlussendlich durch Rohrohrzucker ersetzt und damit dessen Anteil um weitere 25 Prozent verringert.

WW (ehemals Weight Watchers)

Die Weight Watchers wurden 1963 in den USA gegründet. Heute ist das dahinterstehende Unternehmen an der Börse NASDAQ gelistet. Eine gebührenpflichtige Mitgliedschaft ist Voraussetzung für alle, die mit den WW (so der aktuelle Name) abnehmen möchten. Wer das entsprechende Mitgliedschaftsmodell gebucht hat, kann an Workshops teilnehmen und/oder ein persönliches Ernährungscoaching erhalten. Alle Mitglieder erhalten einen individuellen Ernährungsplan mit der erlaubten Menge von „PersonalPoints", von denen jedes Lebensmittel eine bestimmte Anzahl hat. Bei der Berechnung zählen nicht nur die Kalorien, sondern auch zugesetzter Zucker, gesättigte Fettsäuren, Eiweiß, Ballaststoffe und ungesättigte Fettsäuren. Ziel ist es, durch die Ernährungsumstellung und Bewegung abzunehmen und das Körpergewicht auch langfristig zu halten.

Damit erinnert das Konzept sehr an den Nutri-Score – mit all seinen Schwächen. Außerdem zählen die Teilnehmenden zwar keine Kalorien, dafür Points. Das mag etwas einfacher sein, besonders für Menschen, die sich bis dahin wenig mit Ernährung beschäftigt haben. Die passenden Rezepte liefert WW immerhin mit. Ob die Menschen dadurch eher ans Selbstkochen mit frischen Zutaten kommen, vermag ich nicht zu sagen; wünschenswert wäre es natürlich. Dass es gleichzeitig Fertigprodukte von WW gibt, die die Abnehmwilligen kaufen können, lässt mich etwas zweifeln: Im Shop gibt es von Fertiggerichten über Snacks bis hin zum Schokoladenaufstrich so ziemlich alles zu kaufen, was das kochunwillige Herz begehrt.

Abgesehen von den Rezepten, die zum frischen Kochen anregen, kann ich keine Überschneidungen zu unserer Ernährung feststellen.

Fasten und Heilfasten

Das Fasten hat eine lange Tradition in verschiedenen Religionen: etwa die Zeit zwischen Aschermittwoch und Ostern im Christentum oder der Fastenmonat Ramadan im Islam. Aus anderen als religiösen Gründen aufs Essen – und oft auch auf andere „Genüsse" wie Alkohol und Rauchen – freiwillig zu verzichten, ist in unserer westlichen Welt, in der wir im Überfluss schwelgen, umso schwerer. Dabei ist Fasten für den Körper nichts Ungewöhnliches – im Gegenteil: Im Grunde ist er ständig im „Fasten-Modus", nämlich zwischen den Mahlzeiten.

Dieser Modus bringt viele gesundheitliche Vorteile, die sich bei bestehenden Krankheiten besonders nach einer längeren Zeit des

Fastens oder Heilfastens zeigen: manche während der Fastenkur, manche in der Zeit danach. Wichtig ist, dass dieses richtig und am besten unter ärztlicher Aufsicht durchgeführt wird. Dazu zählen:

- die Verbesserung vieler, teilweise ernährungsbedingter Krankheiten und Symptome wie Bluthochdruck, Fettleber, erhöhte Blutfettwerte, Nahrungsmittelunverträglichkeiten, Allergien, Reizdarmsyndrom eventuell bis hin zu Krebs (noch im Versuchsstadium unter ärztlicher Aufsicht)
- die Verbesserung auch von Diabetes, da die Insulinproduktion reduziert wird und sich die Bauchspeicheldrüse erholen kann
- das Entgegenwirken bei Entzündungsprozessen wie bei Rheuma und Arthritis und anderen bestimmten Schmerzen
- eine positive Wirkung auch auf neurologische Krankheiten wie Multiple Sklerose, Parkinson und Demenz sowie psychische Erkrankungen wie leichte bis mittlere Depression (wird derzeit noch erforscht und diskutiert)
- der Abbau Fettgewebe, dauerhafter Gewichtsverlust ohne Jo-Jo-Effekt
- die Wirkung auf Gehirn, Nerven- und Hormonsystem mit positiven Folgen wie Stimmungsaufhellung und geschärfte Wahrnehmung
- Steigerung der Leistungsfähigkeit
- Entlastung des Immunsystems
- der Abbau von Wassereinlagerungen
- die Zunahme der Vielfalt der Darmbakterien (wichtig für die Gesundheit)

- das Anregen der Selbstheilung der (für die Entdeckung dieses Mechanismus gab es 2016 den Nobelpreis für Medizin)
- mehr Achtsamkeit beim Essen, verfeinerter Geschmackssinn
- noch in der Diskussion: lebensverlängernder Effekt beim Menschen; für Tiere gilt dieser als nachgewiesen

Es gibt unterschiedliche Fastenkonzepte, und nicht alle sind eine „Null-Kalorien-Diät". Beim Fasten nach dem deutschen Arzt und Anhänger der Lebensreform-Bewegung Otto Buchinger (1878–1966), der als Begründer des Heilfastens gilt, wird auf feste Nahrung verzichtet, doch es sind 200 bis 500 „Kalorien" (umgangssprachlich; korrekt wäre der Ausdruck Kilokalorien) täglich erlaubt. Diese werden in Form von Gemüsebrühe, Säften und Honig zu sich genommen, zusätzlich zu kalorienfreiem Tee und Wasser. Neben der Ernährung sind auch Bewegung und andere stoffwechselfördernde Maßnahmen wie Leberwickel Teil dieser Fastenform Das „Buchinger-Heilfasten" wird bis heute in vielen Fastenkliniken angewendet.

Bei der Fastenkur nach Franz Xaver Mayr (1875–1965) steht das Kauen im Vordergrund: Trockenes Brot (oder Brötchen – daher auch als „Milch-Semmel-Kur" bekannt) wird so lange gekaut und damit eingespeichelt, bis es ein flüssiger Brei geworden ist – was nach etwa 30- bis 40-mal Kauen passiert. Hierbei geht es zum einen darum, dass das Essen durch das gründliche Einspeicheln besser verdaulich wird. Außerdem steht die Achtsamkeit fürs Essen und fürs Sättigungsgefühl im Vordergrund, das sich beim langsamen Essen der monotonen Nahrung (zweimal täglich trockenes Brot/Brötchen mit Milch, abends Tee mit Honig) eher wahrgenommen wird.

Beim Heilfasten steht die Gewichtsabnahme nicht im Vordergrund. Sie ist einfach ein positiver Nebeneffekt. Viel wichtiger ist, Lebens- und Ernährungsgewohnheiten langfristig zu ändern, um längerfristig (mehr) Gesundheit zu erleben. Dabei helfen auch die Informationen in Sachen Ernährung, die die Fastenden während einer Kur erhalten. Auch die Tage der Vorbereitung vor dem eigentlichen Fasten („Entlastungstage") und die „Aufbautage", an denen der Körper langsam wieder an feste Nahrung gewöhnt wird, unterstützen das Wissen in der praktischen Anwendung.

Wer Erkrankungen wie die oben genannten sowie starkes Übergewicht hat, darf nur unter ärztlicher Anleitung und Beobachtung fasten. Auch „Neulingen" wird für das erstmalige Fasten eine ärztliche Begleitung empfohlen. Ansonsten kann grundsätzlich jeder gesunde Erwachsene ein paarmal im Jahr für einige Tage oder Wochen auf (feste) Nahrung verzichten. Fasten wirkt auch bei gesunden Menschen und kann helfen, Krankheiten vorzubeugen.

Intervallfasten

Klar ist: Zu viel Essen und zu viel Ungesundes machen krank. Eine US-amerikanische Studie am Salk Institute in San Diego mit 150 Teilnehmern belegte, dass viele der Teilnehmer über bis zu 15 Stunden am Tag immer wieder essen – was den meisten nicht einmal bewusst ist, denn sie gaben am Anfang der Studie an, nur drei Mahlzeiten am Tag zu verspeisen. Tatsächlich führte das viele Snacken dazu, dass es im Durchschnitt 4,22 Mahlzeiten waren. Am höchsten Ende standen 10 Prozent der Teilnehmer, die 15,5 Mahlzeiten täglich einnahmen! Die meisten Kalorien nahmen sie in der zweiten Tageshälfte zu sich. Ein Schokoriegel hier, eine Tüte Chips da und zum Fernsehen am

Feierabend am liebsten Eis: Die USA machen uns in diesem Punkt vor, wie gesunde Ernährung NICHT geht. Diese Snack-„Kultur" – sicherlich auch dem geschickten Marketing der Lebensmittelindustrie zu verdanken – hat ihren Anteil daran, dass in den USA die meisten Übergewichtigen weltweit leben.

Doch wie viele Mahlzeiten pro Tag sind empfehlenswert? Diese Frage ist in der Wissenschaft noch umstritten und gar nicht so einfach zu beantworten. Die Deutsche Gesellschaft für Ernährung spricht in ihren aktuellen Empfehlungen von fünf Mahlzeiten am Tag.

Wie bereits erwähnt ist der Körper immer dann im „Fasten-Modus", wenn er gerade kein Essen zu verdauen hat. Auch wenn sich die Wissenschaft über Details noch nicht einig ist – klar ist: Dieser Modus hat schon dann gesundheitsfördernde Effekte, auch wenn nicht tage- oder wochenlang auf das Essen verzichtet wird wie beim Heilfasten. Vor allem kommt die empfindliche Bauchspeicheldrüse zur Ruhe, wenn sie nicht ständig damit beschäftigt ist, die Kohlenhydrate zu verarbeiten. Das wirkt sich einer Studie der griechischen Wissenschaftlerin Dr. Andriana C. Kaliora zufolge auch positiv auf Diabetes aus. Die frühere Empfehlung der „drei Haupt- und drei Zwischenmahlzeiten täglich" gilt seitdem für Diabetiker nicht mehr. Doch auch Gesunde können bessere Blutfettwerte und Blutzuckerwerte erzielen, wenn sie nur zwei bis drei Mahlzeiten täglich einnehmen.

Aus dieser Grundlage heraus sowie dem Wissen, dass der Körper zwischen zwei Mahlzeiten immer fastet, hat sich das entwickelt, was in den letzten Jahren zum neuen Ernährungstrend geworden ist: das Intervallfasten.

In der Medizin ist das Intervallfasten schon länger bekannt: Der US-amerikanische Arzt Edward Dewey (1837–1904) ersann den „No Breakfast Plan", bei dem, wie der Name schon sagt, auf das Frühstück verzichtet wurde. Ein oder zwei Mahlzeiten am Tag waren nach Deweys Meinung ideal, um wieder gesund zu werden bzw. die Gesundheit zu erhalten. Auch das, was heute „Achtsamkeit" genannt wird, hat Dewey bereits erkannt: Mahlzeiten langsam zu verspeisen. Außerdem war Essen bei Müdigkeit bei ihm verpönt, denn das führt schließlich zu weniger Aufmerksamkeit. In seiner Zeit gewannen die Ideen des Fastenpioniers an Popularität. Die Wissenschaft erkannte sie allerdings noch nicht an.

Das hat sich inzwischen zum Teil geändert: In den 1930er- und 1940er-Jahren gelangte die Forschung anhand von Tierversuchen mit vielen unterschiedlichen Spezies – vom Fadenwurm über die Maus bin hin zum Hund – zu der bahnbrechenden Erkenntnis, dass die Tiere deutlich länger und gesünder leben, wenn sie eine um 20 bis 30 Prozent reduzierte Futtermenge erhalten.

Aktuellere Forschungen bestätigen die These, dass nicht die zugeführte Menge an Futter dick und schlimmstenfalls auch noch krank, alt und manche Mäuse sogar „dumm" macht, sondern dessen ständige Verfügbarkeit. Inwiefern diese Ergebnisse aus Tierversuchen auf den Menschen übertragbar sind, ist allerdings nach wie vor strittig. Auch sind die genauen Vorgänge, die zur Lebensverlängerung beitragen, noch nicht alle genau geklärt.

Inzwischen beschäftigt sich ein Teil der gerontologischen Forschung mit der Frage, ob und welche Art der Kalorienrestriktion lebensverlängernd und gesundheitserhaltend auf den Menschen wirkt. Einheitliche Ergebnisse und daraus abgeleitete Ernährungsempfehlungen stehen noch aus.

Als sicher gilt, dass es sich günstig auf Körpergewicht, Stoffwechsel und Schlaf auswirkt, wenn das Abendessen kleiner ausfällt als das Mittagessen. Und auch die Blutwerte verbessern sich durch das Intervallfasten.

Anders als das Heilfasten ist das Intervallfasten eine Ernährungsform, die grundsätzlich durchgehend praktiziert werden kann – zumindest von gesunden Erwachsenen. Unterschiedliche Konzepte mit unterschiedlichen Zeiten der Nahrungsabstinenz und Empfehlungen für eine gesunde, häufig kalorienreduzierte Kost finden sich in Ratgebern und Fastenkliniken. Durch die Essenspausen wird das Snacken zwischendurch fast unmöglich.

Die TRE-Methode („Time Restricted Eating", auch TRF – „Time Restricted Feeding" – dieser Ausdruck zeigt die Nähe zu den Tierversuchen zum Thema) ist aktuell die wohl bekannteste Intervallfasten-Methode. Bei ihr geht es um „Essen nach der Uhr". Die Pause zwischen Abendessen und Frühstück wird ausgedehnt – meist auf 14 bis 16 Stunden. In der Zeit dazwischen liegen normalerweise zwei bis drei Mahlzeiten. Davon leitet sich eine weitere häufig verwendete Bezeichnung ab – das intermittierende Fasten. Je nachdem, welcher Essen-Fasten-Rhythmus gewählt wird, sind auch Bezeichnungen wie 8:16 üblich: 8 Stunden am Tag für die Nahrungsaufnahme und 16 Stunden fasten. Während des Fastenblocks sind Wasser und ungesüßter Tee oder Kaffee erlaubt.

Bei der ADF-Methode („Alternate Day Fasting") wechseln die Fastentage und die Tage mit normalen Essensmengen immer ab, wobei an den Fastentagen wird nur 25 Prozent der normalen Essensmenge gegessen wird.

Bei der 2-Tage-Diät der britischen Ernährungswissenschaftlerin Michelle Harvie essen die Fastenden an zwei aufeinanderfolgenden Tagen in der Woche jeweils höchstens 600 Kilokalorien (kcal). Davon abgeleitet hat der britische Arzt und Wissenschaftsjournalist Michael Mosley das 5:2-Fasten: An zwei nicht aufeinanderfolgenden Tagen der Woche werden nur 600 kcal verspeist, am besten in zwei Mahlzeiten zu je 300 kcal.

Alle Fastenmethoden sind mit unserer Ernährung nicht vereinbar. Überschneidungen gibt es höchstens bei den Punkten Achtsamkeit und Gewichtsabnahme. Essen nach der Uhr und Kalorienzählen wollen wir nicht. Unsere Art der Ernährung beweist, dass wir auch ganz ohne Verzicht gesund sind. Die Gewichtsabnahme von 15 Kilo war dabei gar nicht beabsichtigt, sondern ein positiver Nebeneffekt. Mein nun geringeres Körpergewicht halte ich auch ohne irgendwelche Restriktionen.

Trennkost und Säure-Basen-Haushalt

Das Konzept der Trennkost stammt von dem US-amerikanischen Arzt William Howard Hay (1866–1940) und aus dem Jahr 1907. Seine Theorie: Der Mensch kann Eiweiß und Kohlenhydrate nicht gleichzeitig verdauen. Laut Hay sind die Folgen Gärungsprozesse im Dünndarm und eine Übersäuerung des Körpers, was wiederum weitere gesundheitliche Probleme mit sich bringt.

Nach der Hay'schen Trennkost werden Lebensmittel aus der Kohlenhydratgruppe (Getreideprodukte, Nudeln, Kartoffeln, Reis, Zucker, Süßungsmittel, Bananen) morgens und abends und die aus der Eiweißgruppe (Fleisch, Fisch, Meeresfrüchte, Milch Milchprodukte mit einem Fettanteil unter 50 Prozent, Sojaprodukte, Nüsse, Eier u. a.)

mittags gegessen. Als neutral gelten Lebensmittel wie Salat, Gemüse, Heidelbeeren, Fette und Öle, Milchprodukte mit mindestens 60 Prozent Fett und Erdnüsse (sind trotz des Namens Hülsenfrüchte). Verboten sind alle (anderen) Hülsenfrüchte.

Schon bei dieser Aufstellung zeigen sich Inkonsistenzen: Hülsenfrüchte sind zwar grundsätzlich nicht erlaubt, weil sie sowohl viel Eiweiß als auch Kohlenhydrate enthalten. Soja und Sojaprodukte sowie Erdnüsse dürfen dagegen gegessen werden. Zudem gibt es kaum Lebensmittel, die nur das eine oder andere enthalten.

Das Konzept der Säure-Basen-Kost hat seinen Ursprung bereits im 17. Jahrhundert. Hay griff die Theorie, die besagt, dass der Körper bei falscher Ernährung übersäuert, wieder auf: Die „Übersäuerung" sei Ursache vieler Zivilisationskrankheiten. Seine Trennkost trage dagegen dazu bei, das Säure-Basen-Gleichgewicht im Körper wiederherzustellen. Laut der Hay'schen Trennkost sei es gesund, 80 Prozent „Basenbildner" wie Obst, Gemüse und Vollkorngetreide zu essen und nur 20 Prozent „Säurebildner" wie Milchprodukte, Fleisch, Fisch, Weißmehl und Zucker.

Inzwischen sind die Thesen wissenschaftlich widerlegt: Weder hat der Körper Schwierigkeiten, Eiweiß und Kohlenhydrate gleichzeitig zu verdauen, noch seinen Säure-Basen-Haushalt zu regulieren. Auch wenn es möglich ist, mit Trennkost Körpergewicht zu verlieren, liegt das nicht an der getrennten Aufnahme von Kohlenhydraten und Eiweiß, sondern daran, dass viele Gerichte, die zu den üblichen Dickmachern zählen (wenn sie industriell produziert und in zu großer Menge verzehrt werden) wie Hamburger, Spaghetti Bolognese oder Currywurst mit Pommes, nicht erlaubt sind. Daher wird automatisch mehr von den „neutralen" Lebensmitteln gegessen, von denen die meisten weniger Kalorien enthalten. Auch die „Basenbildner" sind kalorienarmer. Daher sind Gewichtsabnahmen eher auf eine allgemeine Ernährungsumstellung mit mehr gesunden, kalorien- und zuckerärmeren Lebensmitteln zurückzuführen als auf die dahinterstehenden Theorien.

Überschneidungen mit unserer Ernährungsweise gibt es keine. Trennkost und Säure-Basen-Kost sind nicht nur kompliziert und mit vielen Verboten versehen – ihre angebliche Wirkung ist auch noch wissenschaftlich nicht haltbar.

Konzept Zusammenfassung

Ein paar Überschneidungen gibt es an der einen oder anderen Stelle mit unserer Ernährungsweise – etwa die naturnahe Ernährung wie beim Clean Eating, die intuitive Ernährung und Low-Carb wegen des reduzierten zugesetzten Zuckers. Doch die meisten Konzepte haben nur einzelne Aspekte im Fokus – etwa die Kalorienanzahl bei den meisten Diäten oder das Weglassen bestimmter Nahrungsmittel aus mehr oder weniger gutem Grund. Wir streben dagegen nach einer Ernährungsweise, die möglichst alle Aspekte berücksichtigt. So ist uns beispielsweise die Regionalität sehr wichtig. Bei manchen Konzepten besteht außerdem die Gefahr, dass der Einfachheit halber auf Industrieware zurückgegriffen wird – etwa auf fettreduzierte Produkte oder Fleischersatz. Das hat dann weder mit naturnah (wenn Fleisch, dann richtiges Fleisch, kein industriell hergestellter Fleischersatz) noch mit Regionalität zu tun.

Apropos Einfachheit: Viele Konzepte sind kompliziert, und das hat einige Zeit der „Einarbeitung" zur Folge hat. Kalorien oder Punkte zählen, Fastenzeiten einhalten oder bestimmte Nahrungsmittel meiden – das finde ich nicht alltagstauglich. Wer es dennoch geschafft hat, die Schwelle des ersten Aufwands zu überschreiten, braucht danach Durchhaltevermögen. Doch je komplizierter, desto höher die Gefahr, früher oder später zurück in alte, gewohnte und bequeme Gewohnheiten zu verfallen. Außerdem ist es nicht immer leicht, die Motivation aufrechtzuerhalten – ganz besonders, wenn bestimmte Lebensmittel komplett verboten sind.

Bei uns gibt es grundsätzlich keine Verbote. Selbst Ungesundes wie Zucker ist erlaubt – es kommt, wie so oft, nur auf die Art und Menge an. Das gilt auch für die tierischen Produkte. Da wir bei Fleisch, Milch und Milchprodukten großen Wert auf Regionalität und Qualität legen, konsumieren wir automatisch bewusster und weniger davon.

Außerdem ist unser Konzept so flexibel, dass es sich jeder nach eigenem Gusto anpassen kann. **Das sorgt für Genuss statt Verzicht.** Natürlich ist eine Kombination mit bestehenden Konzepten nicht ausgeschlossen. Wer sich etwa vegetarisch oder vegan ernähren möchte, bekommt dafür eine gute Grundlage. Nur ist es dann Bedingung, sich kritisch mit Ersatzprodukten auseinanderzusetzen.

Diäten bzw. Formen der „Reduktionskost" sind aus weiteren Gründen oft nicht nachhaltig wirksam. Etwa weil jeder Körper anders ist, mit einem anderen Stoffwechsel und einer unterschiedlichen Lebensweise, und daher auch anders auf das eine oder andere Konzept reagiert. Zudem ist nicht nur die Ernährung, sondern die gesamte Lebensweise entscheidend für den Erfolg von Diäten – allen voran die Bewegung. Und so werden die Hoffnungen am Ende allzu oft enttäuscht.

Dabei ist es wirklich einfach: Eine langfristige Ernährungsumstellung auf naturnahe Kost wie die unsere erfordert zwar am Anfang sicherlich einige Zeit der Umgewöhnung. Doch wenn das geschafft und neue

Gewohnheiten etabliert sind, ist die Chance hoch, dass die Waage nicht mehr länger der Feind ist.

Bei mir war es ja sogar so, dass ich gar nicht beabsichtigt hatte, in wenigen Monaten meine etwa 10 unerwünschten und weitere 5 Kilos zu verlieren. Das war nur ein – natürlich sehr willkommener – Nebeneffekt der Ernährungsumstellung. Von der Kostenreduktion ganz zu schweigen.

Was braucht ein Konzept, damit die Ernährungsumstellung erfolgreich und langfristig ist? Wenn es einfach zu verstehen und umzusetzen ist, individuell nach eigenen Vorlieben anpassbar und gesund ist und obendrein auch noch schmeckt, ist es leichter, dabei zu bleiben. Das alles ist bei unserer von NOVA abgeleiteten Ernährungsweise gegeben. Wir sind so begeistert und wollen unser Wissen nicht für uns behalten. Daher kannst du nun in unseren Büchern und Webpage VikAlex® von unseren Erfahrungen profitieren.

Ernährungskonzepte im Überblick

	Fokus	Nachteile
Vollwerternährung	• Naturnahe Ernährung	• Unlogische Wertigkeitsstufen
DGE	• Offizielle Ernährungsempfehlung	• Zu viele Regeln
Clean Eating	• Naturnahe Ernährung	• Regionalität nicht fokussiert
Rohkost	• Naturnahe Ernährung	• Lebensmittel erhitzen auf max. 42 °C
Intuitive Ernährung	• Naturnahe Ernährung	• Fokussiert **nur** die Lebensmittel
Paleo / Steinzeit	• Vermutete Ernährung der Altsteinzeit	• Getreide, Hülsenfrüchte und Milchprodukte werden vermieden
Nahrungsergänzung	• Ergänzt hochverarbeitete Lebensmittel	• Ohne Ernährungsanpassung
Vegetarismus	• Nahrungsmittel auf pflanzlicher Basis	• Verzicht auf bestimmte Nahrungsmittel
Frei von	• Verzicht auf bestimmte Nahrungsmittel	• Fokussiert hochverarbeitete Lebensmittel
Friss die Hälfte (FDH)	• Reduktion der Lebensmittel um 50 %	• Ohne Ernährungsanpassung
Low Fat	• Reduzieren von Fetten	• Fokussiert hochverarbeitete Lebensmittel
Low Carb	• Reduzieren von Kohlenhydraten	• Aufwändig und unausgewogen"
WW	• Punktesystem für Lebensmittel	• Aufwändig durchs "Zählen"
Fasten / Heilfasten	• Zeitlicher Verzicht	• Ohne Ernährungsanpassung
Intervallfasten	• Zeitlicher Verzicht	• Ohne Ernährungsanpassung
Trennkost	• Eiweiß- und Kohlenhydrate-Trennung	• Kompliziert und widersprüchlich

Abbildung 9: Ernährungskonzepte im Überblick

DIE ESSENZ AUS ALLEN ERNÄHRUNGSEMPFEHLUNGEN

Bis hierhin hast du viel darüber erfahren, welche Lebensmittel und Industrieprodukte ungesund sind. Vielleicht fragst du dich jetzt: Was kann ich denn überhaupt noch essen? In diesem Kapitel erfährst du, welche Lebensmittel als besonders gesund gelten. Mit ihnen lassen sich Krankheiten ein gutes Stück weit vorbeugen. Einige haben sogar bei bestehenden Krankheiten wie Diabetes oder Bluthochdruck günstige Wirkungen. Also: Wenn du folgende Lebensmittel häufig in deinen Speiseplan integrierst, wertest du deine Ernährung weiter auf – und tust dir viel Gutes!

Unsere Top 8 der gesunden Lebensmittel:

Äpfel

„An apple a day keeps the doctor away", weiß der englischsprachige Volksmund: Ein Apfel täglich hält den Arzt fern.

Das Sprichwort kommt nicht von ungefähr: Die Schale von Äpfeln beeinflusst den Blutzuckerspiegel günstig und hat daher eine vorbeugende Wirkung gegen Diabetes. Außerdem beugt sie Demenz, Gedächtnisschwäche und wahrscheinlich sogar Krebs vor.

Ein weiterer Pluspunkt: Äpfel (wie auch Beeren und Trauben) wirken wie ein natürliches Antidepressivum.

Beeren

Hättest du's gewusst? Die kleinen süßen Früchte haben vielfältige gesundheitliche Wirkungen. Sie schützen vor Parkinson und stimulieren die Gehirnareale, die für die kognitiven und motorischen Fähigkeiten sind. Dunkle Beeren wie Blau- und Brombeeren reduzieren das Herzinfarktrisiko. Blaubeeren sind außerdem empfehlenswert bei hohem Blutdruck. Blaubeeren, Brombeeren und schwarze Johannisbeeren werden zur Krebsprävention empfohlen.

Nüsse

Nicht nur ein Apfel, sondern auch 20 bis 30 Gramm Nüsse täglich halten den Arzt fern. Das ist in etwa eine Handvoll. Die gesundheitlichen Vorteile gelten nur für die natürlichen Varianten, also ungesalzen und ungeröstet. Die Haut der Nüsse enthält viele wertvolle Inhaltsstoffe. Lange waren Nüsse wegen ihres hohen Fettgehalts als Dickmacher verschrien – zu Unrecht, wie viele Studien belegen: Die in Nüssen enthaltenen Fette sind besonders wertvoll, Nüsse machen schnell satt und helfen sogar beim Abnehmen. Ihr hoher Gehalt an Ballaststoffen regt die Verdauung an, was wiederum gegen Verstopfung hilft und Darmkrebs vorbeugt. Alle Nussarten enthalten hohe Mengen an Eiweiß und vielen wichtigen Nährstoffen: Eisen beispielsweise ist wichtig für den Sauerstofftransport im Blut, die B-Vitamine und das Nervensystem. In der Wissenschaft wird ihre vorbeugende Wirkung gegenüber Krebs und chronisch entzündlichen Krankheiten wie Rheuma und Arthritis diskutiert. Kurzum: Mit ihren zahlreichen guten Eigenschaften können Nüsse dazu beitragen, das Leben zu verlängern.

Mandeln (botanisch gesehen Steinobst) und Pistazien wirken sich günstig auf den Blutzuckerspiegel aus. Walnüsse liefern wichtige Nährstoffe sowie das „Mood Food" Tryptophan fürs Gehirn und eine gute Stimmung, können Migräne vorbeugen und hemmen Entzündungen, wie sie beispielsweise bei Arthrose und Rheuma vorkommen. Es wird davon ausgegangen, dass die Antioxidantien von Walnüssen sogar die Eiweißablagerungen im Gehirn verhindern, die Alzheimer auslösen. Auch Pistazien sind wahres „Brain Food" und verbessern die kognitive Wahrnehmung und das Lernen.

Insbesondere Para-, Pecan- und Walnüsse sowie Mandeln senken den Blutfettspiegel, insbesondere das „schlechte" Cholesterin. Das wirkt vorbeugend gegen Arteriosklerose und deren Folgen Bluthochdruck, Herzinfarkt und Schlaganfall. Erdnüsse (botanisch gesehen Hülsenfrüchte) wirken blutdrucksenkend und gefäßentspannend.

Wie Walnüsse enthalten auch Cashew- und Erdnüsse Tryptophan, das eine Vorstufe des Botenstoffs Serotonin ist, der sich wiederum positiv auf die Stimmung und somit gegen Depressionen auswirkt.

Gemüse, jeglicher Art – möglichst als Rohkost

Gemüse liefert viele wichtige Vitamine und kann vielseitig genossen und zubereitet werden: als Snack, als Gemüsebeilage, als Sättigungsbeilage – oder auch als Hauptspeise.

Wenn das Gemüse gegart wird, ist es wichtig, dass das Gemüse möglichst kurz und mit kleiner Temperatur zubereitet wird – nur so bleiben die Vitalstoffe, also die Vitamine und Spurenelemente, erhalten. Als Faustregel gilt: Je niedriger die Temperatur und je kürzer zubereitet, desto mehr Vitalstoffe bleiben enthalten.

Unterm Strich bedeutet das, dass es gesünder ist in eine rohe Möhre zu beißen, als sie zu kochen und/oder gar mit einem Pürierstab zu zerkleinern. Wer sein Obst bzw. Gemüse trinkt, kann theoretisch gleich darauf verzichten. Wichtig bei der Zubereitung ist also, je gröber das Gemüse geschnitten wird, desto gesünder ist es.[60]

Ob nun frisch aus dem Garten, vom Wochenmarkt oder aus dem Supermarkt, ob Bio oder konventionell, ob aus der Frischeabteilung oder tiefgefroren – das Angebot am umfangreichen Gemüse aus der Region ist glücklicherweise recht vielfältig, sodass für jeden Geschmack etwas dabei ist.

Hafer

Hafer ist das nährstoffreichste Getreide und bietet hohe Werte an Eiweiß, Vitaminen und Mineralstoffen, vor allem Eisen, sowie Ballaststoffen. Schon allein deshalb empfiehlt es sich, ihn regelmäßig in den Speiseplan einzubauen: etwa Haferflocken als Müsli oder Haferbrei, heute besser als das gute alte „Porridge" bekannt. Zudem unterstützt Hafer den Zuckerstoffwechsel und verbessert damit Diabetes-Erkrankungen. Das reichhaltige Korn kann auch zur Senkung hoher Cholesterinwerte beitragen und sich positiv auf Haut und Haare sowie Nerven, Psyche und das Immunsystem auswirken.

---

60 https://www.deutsche-apotheker-zeitung.de/news/artikel/2020/02/04/obst-ist-gesund-aber-auch-vertraeglich

Naturjoghurt

Naturjoghurt – also der Joghurt, in dem außer Milch bestenfalls nur Milchsäurekulturen enthalten sind – liefert leicht verdauliches und wertvolles Eiweiß sowie Kalzium für Knochen und Zähne. Wie alle fermentierten Lebensmittel ist er besonders gesund. Zudem erreicht zumindest ein Teil der Milchsäurebakterien den Darm und kann die Darmflora positiv beeinflussen.

Öle

Öle aus Leinsamen, Oliven, Raps und Sesam enthalten viele wertvolle Stoffe wie die gesunden Fettsäuren – sofern sie möglichst schonend, also kaltgepresst, hergestellt und natürlich frei von Aromen und sonstigen Zusatzstoffen sind. Leinöl ist schnell verderblich und darf nicht erhitzt werden. Kalten Gerichten wie Salat verleiht es eine besondere Note.

Generell gilt, dass kaltgepresste Öle nicht zu heiß werden dürfen, da große Hitze die wertvollen Inhaltsstoffe zerstört. Außerdem haben sie meist einen niedrigeren Rauchpunkt, ab dem sie verbrennen.[61]

Samen und Kerne

In den letzten Jahren sind die Chia-Samen zum Star unter den Superfoods geworden. Doch warum in die Ferne schweifen (Chia wird meistens in Mittelamerika und Afrika angebaut), wenn das genauso Gute liegt so nah? Leinsamen sind in unseren Breitengraden ein traditionelles Nahrungsmittel und von den Inhaltsstoffen her genauso

---

61 Mehr zum zu den Rauchpunkten der einzelnen Öle erfährst du auf unserer Website: https://vikalex.life/bucher-vikalex-buch-00-bratfett/ und Bücher VikAlex® – Buch #00 – Bratfett | VikAlex®

hochwertig. Der menschliche Körper kann nur geschrotete Leinsamen richtig verwerten; die ganzen Körner werden unverdaut ausgeschieden.

Leinsamen enthalten hochwertige Omega-3-Fettsäuren. Diese helfen unter anderem gegen Entzündungen, wie sie etwa bei Arthrose, Schuppenflechte und Rheuma bestehen. Ihr hoher Gehalt an Ballaststoffen hilft der Verdauung und dem Darm. So können Leinsamen die Reizdarm-Symptome mildern. Sie senken Blutdruck und Cholesterinspiegel. Zudem wirken sie bei Diabetes positiv. Leinsamenschleim wirkt gegen Gastritis, Sodbrennen und Verstopfung.

Die Medizin erforscht noch die möglicherweise positive Wirkung von Leinsamen auf Brustkrebs bei Frauen.

Zwei bis drei Esslöffel täglich ins Müsli, in den Salat, Joghurt oder über das Mittagsgericht gestreut sind die empfehlenswerte Mindestmenge.

Auch Kürbis- und Sonnenblumenkerne sowie Sesamsamen enthalten jede Menge wertvolle Vitamine, Mineralien sowie Spurenelemente und Eiweiß und können den Speiseplan bereichern. Da Hitze die wertvollen Öle und manche Vitamine teilweise zerstört, werden alle Samen und Keime am besten roh genossen – mit Ausnahme des Leinsamenschleims, der gekocht seine besondere Wirkung entfaltet.

WEITERE TIPPS RUND UM DIE GESUNDE ERNÄHRUNG

Es kommt nicht nur auf einzelne Lebensmittel an. Vielmehr ist es gesundheitlich günstig, aus der großen Auswahl an frischen Lebensmitteln auszuwählen. Damit ist automatisch für eine gute Versorgung mit allen Nährstoffen gesorgt, die der Körper braucht. Der Grad der Verarbeitung und die Regionalität sind weitere wichtige Punkte.

Das Essen beginnt nicht auf dem Teller. Was darauf landet, wählen wir schließlich schon viel früher aus. Etwas mehr Bewusstsein für die Art und Menge dessen, was wir einkaufen, tut nicht nur unserer Gesundheit, sondern auch unserem Geldbeutel und der regionalen Wirtschaft gut – was nicht heißt, dass das Billigste im Einkaufskorb landet! Ganz im Gegenteil: Qualität kann und darf etwas mehr kosten. Das gilt nicht zuletzt für Fleisch und Wurst, die regelmäßig in Maßen auf unseren Tisch kommen. Auch hier setzen wir auf regionale, wenig verarbeitete Produkte. Da die Tiere nicht durch halb Europa gekarrt und zudem möglichst schonend geschlachtet werden, schmeckt ihr Fleisch deutlich besser.

Da wir fast ausschließlich bei regionalen Anbietern eine gute Qualität kaufen, kaufen wir weniger und sparen Fertigprodukte ein, die im Endeffekt mehr kosten als Frischware und somit unterm Strich teurer sind. Außerdem verderben keine Lebensmittel, die dann ungenutzt in der Mülltonne landen.

Beim frisch Backen und Kochen können wir die Menge an Zucker und Salz selbst dosieren und zu gesundem Fett greifen. Zum Würzen eignen sich neben Salz auch (frische) Kräuter, Knoblauch und Zwiebeln (Kräuter haben eine salzende Wirkung). Sie sind gesünder und sorgen zudem für mehr Abwechslung als reines Salz.

Vieles spricht dafür, dass mehrere kleine Zwischenmahlzeiten gesundheitlich ungünstig sind. Wenn doch mal zwischen den drei Hauptmahlzeiten der „kleine Hunger" kommt, greifen wir zu Gemüse, Nüssen und Obst. (Auch der eine oder andere unserer selbstgebackenen Haferkekse wird dann genüsslich verspeist.)

Natürlich ist auch körperliche Bewegung wichtig für die Gesundheit im Allgemeinen und das Körpergewicht im Besonderen. Möglichst viele Wege zu Fuß – mit oder ohne Bollerwagen – oder mit dem Rad zurückzulegen, hilft uns, aktiv zu bleiben, ohne dass wir zu Supersportlern werden. Schon 20 Minuten tägliches Gehen an der frischen Luft haben einen positiven Effekt auf den Körper sowie Geist und Seele.

Regionales

Als ich angefangen habe, mich intensiver mit der Ernährung zu beschäftigen, kam natürlich die Frage auf: Woher kommen die Lebensmittel, die bei uns auf dem Teller landen? Und wen möchte ich unterstützen?

Also habe ich genauer hingeschaut und nach Erzeugern in meiner direkten Umgebung gesucht. Wie schon geschrieben haben wir mit unserem Supermarkt großes Glück, dass er die Produkte vieler regionaler Anbieter im Sortiment führt. So und auch übers Internet bin ich auf einige Höfe gestoßen und habe mir mehr Infos eingeholt. (Natürlich nachdem meine Familie und ich die Lebensmittel gekostet und für gut befunden haben!)

Seitdem wir aus der Großstadt weggezogen sind, ist unsere Kleinstadt unsere neue Heimat geworden. Wir haben uns bewusst für eine Kleinstadt entschieden, da es einfach ruhiger ist und die Luft deutlich besser. Wir sind fest davon überzeugt: Das Leben auf dem Land ist gesünder für Körper und Geist.

Ob Milch, Kartoffeln oder Eier – es gibt immer die Möglichkeit, sich regional zu ernähren. Und auch, genauer hinzuschauen. Was ich herausgefunden habe, möchte ich mit dir teilen. Vielleicht inspiriert dich das ja, dich auch in deiner Nähe nach regionalen Anbietern umzuschauen.

Milch

Mit Milch und Milchprodukten macht die Ernährungsindustrie in Deutschland den zweithöchsten Umsatz (siehe das Kapitel *Was ist eigentlich „die Lebensmittelindustrie"?*) – allein deshalb lohnt es sich meiner Meinung nach, sich Gedanken zu machen, wer wo für wen Milch und Milchprodukte produziert.

Nach Angaben des Milchindustrieverbands (MIV) ist der Käufer bei den Molkereien in der Regel der Lebensmitteleinzelhandel. Dieser bestimmt dann den Preis, zu dem die Milch am Ende im Regal steht

– im Jahr 2020 um die 34 Cent pro Kilogramm. Dass das zu wenig ist, um einen Betrieb gewinnbringend zu führen, darüber klagen die Milchlandwirte in regelmäßigen Abständen.

Immerhin eine rühmliche Ausnahme gibt es, und das sogar in meiner norddeutschen Region, wie ich bei meinen Recherchen herausgefunden habe: Die Molkerei Ammerland erhöhte Anfang des Jahres 2021 den Milchpreis um 10 Cent pro Liter. „Als Genossenschaft gehört die Molkerei Ammerland den regionalen Milchbauern. Ihnen kommen die Erlöse vollständig zugute. So landen die zusätzlichen 10 Cent pro Liter Ammerländer Weide- und Biomilch genau da, wo sie gebraucht werden – auf den Höfen. Sie sind ein Schritt zu mehr Wertschätzung für regionale Milchprodukte und mehr Wirtschaftlichkeit – gerade auch in unseren kleinen und mittleren Familienbetrieben",[62] schreibt Ammerland auf einer eigenen Internetseite zum Thema Milchpreis.

Im Hofverkauf kostet die Milch laut amtlicher Statistik genauso viel bzw. wenig. Da stellt sich doch die Frage, was besser für alle ist: die Milch im Supermarkt kaufen (wo die Händler einen Aufpreis auf die Milch nehmen) – oder (oft weniger verarbeitete) Milch zu einem niedrigeren Preis direkt vom Hof?

Hast du dich schon in deiner Umgebung umgesehen, ob es dort noch Milchlandwirte gibt, die ihre Milch direkt verkaufen? Sei es direkt am Hof im eigenen Laden, an einer immer geöffneten Milchtankstelle oder auf dem Wochenmarkt?

---

62 https://www.ammerlaender.de/landingpages/milchpreis

Kartoffeln

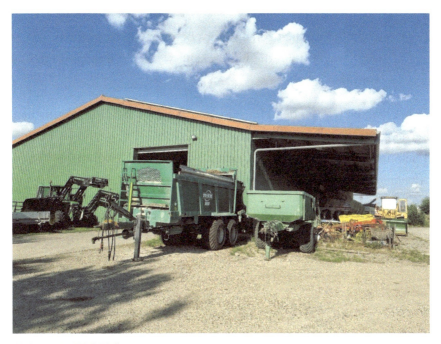

Abbildung 10: Hof Ebeling

Unsere Kartoffeln kaufen wir direkt beim Erzeuger. Und wir brauchen viele Kartoffeln – im Durchschnitt ca. 15 Kilogramm Kartoffeln monatlich!

Unser Nachwuchs kauft immer ganz stolz die Kartoffeln im Hofladen von „Ebelings Kartoffelscheune" bei uns in der Stadtmitte. Schon im Alter von fünf Jahren hat es Ben verstanden, welche Vorteile es bringt, direkt beim Erzeuger zu kaufen – für alle Seiten:

- Unterstützung der regionalen Wirtschaft und kleineren Betriebe
- Sicherung von Arbeitsplätzen

- bessere Qualität
- meist günstigere Ware als im Supermarkt
- eine Besonderheit von unserem Betrieb: Die Kartoffeln können dort fast rund um die Uhr gekauft werden – immer, wenn das Tor offen ist.

Daher wollten wir uns den Hof (also den richtigen landwirtschaftlichen Betrieb) mal ein wenig genauer anschauen. Nach einem kurzen Telefonat mit Bernd Ebeling durften wir für eine Hofführung durch „Ebelings Kartoffelscheune" kommen.

Nachdem wir ein wenig von uns und unserer Lebensweise erzählt haben, hat uns Bernd Ebeling den Hof gezeigt. Wir kamen an vielen Maschinen und einigen Scheunen vorbei, hin zu einem der Kartoffelacker, die zum Hof gehören.

Was konnten wir alles erfahren?

1. In unserer Kleinstadt gab es mal 15 Volllandwirte, das war vor 40 Jahren. Volllandwirte bauen neben Kartoffeln auch Mais, Rüben und Weizen an. Dienstleistungen, die mit den großen Geräten erbracht werden können, kommen noch hinzu. Mittlerweile gibt es in unserer Kleinstadt nur noch zwei Volllandwirte (Ebeling ist einer davon). Wir finden: Das ist viel zu wenig! Unserer Meinung nach trifft auch hier der Fachkräftemangel vollkommen zu, von dem immer gesprochen wird. Die meisten Menschen haben heutzutage eben wenig Lust, von morgens bis abends während der Erntezeit draußen auf dem Acker zu sein.

2. Den Hof, bzw. den Familienbetrieb, gibt es bereits seit mehreren Hundert Jahren. Über die Jahre ist die Anbaufläche immer weiter geschrumpft. Derzeit werden 80 Hektar bewirtschaftet. Ein Teil davon wird gepachtet und der andere Teil ist Eigentum. Die Nachfrage nach Kartoffeln geht generationsbedingt leider zurück. (Dabei sind Kartoffeln vielseitig einsetzbar und schmecken fast immer zu fast allem.)

3. Über die Kartoffelqualität erfuhren wir etwas sehr Interessantes: Die leckeren Kartoffeln vom Hof Ebeling bekommen weniger Dünger als von der Düngeverordnung her erlaubt wäre. Dadurch erhalten die Kartoffeln ihren einzigartigen Geschmack. Stark gedüngte Kartoffeln enthalten mehr Stickoxid, was den Geschmack negativ beeinflusst. Wir haben schon anderen Menschen in unserem Umfeld von diesem Zusammenhang berichtet. Wenn sie dann die guten, weniger gedüngten Kartoffeln kaufen, sind auch sie überrascht über den Geschmacksunterschied. Jeder kann ganz leicht erkennen, ob die Kartoffeln stark gedüngt sind: wenn beim Kochen viel Schaum entsteht – das ist nämlich der Stickstoff, der austritt.

4. Wir fragten Bernd Ebeling, weshalb seine Kartoffeln nicht bei unserem Supermarkt, der eine riesige regionale Produktpalette besitzt, angeboten werden. Er erzählte uns ein wenig über die Praktiken im Einzelhandel und dass Supermärkte häufig nur die schönsten Kartoffeln abnehmen. Das können wir nicht verstehen. Schließlich schmecken alle Kartoffeln vom selben Acker gleich, egal wie sie aussehen!

Da Supermärkte ihre Gewinnspanne (Marge) auf die Kartoffeln setzen, sind die Kartoffeln im Jahresdurchschnitt direkt beim

Landwirt immer günstiger. Ebelings Kartoffelscheune ist übrigens nur etwa 500 Meter vom nächsten Supermarkt entfernt – da macht es nichts, dass die Kartoffeln dort nicht zu kaufen sind.

5. Das Thema der EU-Landwirtschaftsförderung konnten wir auch noch erörtern. Dass grundsätzlich die heimische Landwirtschaft gefördert wird, ist vollkommen okay und richtig so. Doch leider werden mit den Programmen vor allem die großen Landwirtschaftsbetriebe unterstützt, die viel oder ausschließlich für die Supermärkte oder die Industrie produzieren. Ein aktuelles Beispiel: Derzeit gibt es eine Förderung für eine ziemlich gute Düngemaschine. Der Nachteil: Für kleine Landwirtschaftsbetriebe lohnt sie sich finanziell gesehen überhaupt nicht.

Wie schön, dass unsere Jungs nun aus eigener Erfahrung wissen, auf welchen Feldern ihre Lieblingskartoffeln angebaut werden.

Im Übrigen haben wir im Lager auch eine Menge frisch geernteten Weizen gesehen – ein idealer Kinderspielplatz. (Unglaublich, wie viel Weizen wir später zu Hause noch in den Hosentaschen gefunden haben!)

Nebenbei durften wir noch etwas Interessantes aus der Historie erfahren: In unserer (Klein-)Stadtmitte hatte der Landwirtschaftsbetrieb vor circa 20 Jahren noch einen großen Stall mit Rindern. Die Rinder gibt es schon lange nicht mehr – wie sich die Zeiten eben ändern. Damals, so Ebeling, gab es auch noch einen Fleischer direkt gegenüber, sodass die Rinder nur einen kurzen Weg hatten. Neue Verordnungen und Vorschriften setzen zunehmend leider auch dem Fleischerhandwerk immer weiter zu, sodass immer mehr Fleischereien verschwinden – zugunsten der Großindustrien.

Die Lebensmittel- und Nahrungsgroßindustrien sind die Profiteure, wenn die kleinen Betriebe es immer schwerer haben. So konnten wir noch nebenbei erfahren, dass Discounter, natürlich vor dem Hintergrund des Profits und nicht der regionalen Qualität, immer mehr Landwirtschaftsbetriebe aufkaufen.

Mehl

Mehl, überall ist Mehl.

Als Familie waren wir in der glücklichen Lage, mal nachzusehen, wo unser Mehl herkommt. Vom Mehl verbrauchen wir monatlich eine ganze Menge und streben an, nur die beste Qualität zu nehmen. An dieser Stelle haben wir einen echten Mengentreiber identifiziert. Was machen wir mit so viel Mehl? Wir backen nahezu alles selber: Brötchen, Brote, Kekse, Kuchen, Pizzen, usw.

Unser Mehl kaufen wir seit unserer Ernährungsumstellung bei der Firma Back mal! im 50 Kilometer entfernten Einbeck. Dort werden in der kleinen Manufaktur Backzutaten hergestellt. Vor allem Mehle und Mehlmischungen werden hier abgefüllt. Die Rohstoffe kommen ausschließlich von kleineren Betrieben, also von Landwirten und Mühlen und überwiegend aus der Region. Uns ist es wichtig, möglichst zugunsten der Regionalität und der Qualität auf die Industrieware zu verzichten.

Was haben wir alles gesehen, und was durften wir erfahren?

Der Geschäftsführer Philip Giersemehl empfing uns persönlich. Mit ihm konnten wir uns auf Augenhöhe über eine regionale, nachhaltige und gesunde Ernährung unterhalten und dabei den frischen Apfelsaft von den hofeigenen Äpfeln probieren.

Das Unternehmen Back mal! gibt es bereits seit einigen Jahrzehnten (seit 1970, um genau zu sein). Der Geschäftsführer ist derzeit in der dritten Generation tätig und konnte bereits zukunftsfähige Ideen einbringen. Weitere Ideen sind bereits in der Planung. Traditionell beliefert das Unternehmen das Bäckerhandwerk – das Verkaufsgebiet reicht aktuell bis zu fast 100 Kilometern Entfernung. Das Unternehmen setzt nicht auf Förderungen und Zuschüsse, sondern ist wirtschaftlich aus eigener Kraft entstanden und stabil am Markt tätig.

In der Gesellschaft geht der Trend hin zu Dinkelprodukten – das merkt man daran, was die einzelnen Kunden ordern. Weizenmehle werden zugunsten von Dinkelprodukten immer weniger nachgefragt. Wahrscheinlich denken viele Konsumenten, dass Weizenprodukte ungesünder sind. Wie immer kommt es auch hier auf den einzelnen Fall an: Wenn man das volle Korn verarbeitet, also Vollkornmehle kauft (Weizen, Roggen, Dinkel), dann gibt es gesundheitlich keinen Unterschied. Zu den einzelnen Mehlsorten gehe ich an einer anderen Stelle noch einmal ein. Grundsätzlich gilt: Je kleiner die Typennummer, desto weniger Nährstoffe hat das Produkt.

Interessant ist, dass Privathaushalte seit dem Jahr 2020 Produkte erwerben können, die zuvor nur Fachbetrieben vorbehalten waren. Wer also unterschiedlichste Mehlsorten in reinster Bäckerqualität kaufen möchte, ist bei Back mal! an der richtigen Adresse. In unregelmäßigen Abständen werden neue Backmischungen kreiert. Im Übrigen ist die Wahrscheinlichkeit groß, dass das gekaufte Mehl oder die Mehlmischung durch die Hände von Philipp Giersemehl geht, da in diesem Familienbetrieb der Geschäftsführer selbst mit anpackt.

Die Backmischungen, die hier vertrieben werden, beinhalten ausschließlich echten Natursauerteig und regionales Mehl. Zusatzstoffe „sucht" man hier vergebens – das Ziel von Back mal! ist, die Zutatenliste kurz zu halten, ganz nach dem Motto: Weniger ist mehr.

Privatkunden können die Mehle und Backmischungen sowohl in vielen Lebensmittelgeschäften der Region als auch direkt im Onlineshop[63] kaufen. Obendrein durften wir auch einen kurzen Blick auf die Bienen werfen, die dort regionalen Honig produzieren.

Back mal! ist mit „Kostbares Südniedersachsen" zertifiziert – ein regionaler Erzeugerverband, der das Ziel hat, die regionalen Produkte und ihm angehörigen Betriebe zu stärken. Diese Vernetzung begünstigt die Umsetzungen von Innovationen, die Giersemehl anstrebt. So konnte er bereits Landwirte für einige Ideen gewinnen, die sie beim landwirtschaftlichen Anbau umgesetzt haben. Aus eigener Erfahrung weiß ich nur zu gut: Wer selbst einmal seine eigenen Ideen umgesetzt hat, weiß, dass nicht jede Idee auf Anhieb so funktioniert, wie man sich das Ergebnis vorstellt. Da finde ich es umso schöner, dass hier alle am gleichen Strang ziehen. Auch die Idee, das Getreide in Bio-Qualität anzubauen, damit die Mehle als „Bio" zertifiziert sind, stößt auf offene Ohren. Mal sehen, ob bzw. wann die Bio-Zertifizierung ansteht. (Wir sind übrigens keine großen Bio-Verfechter – die Regionalität ist uns als Familie deutlich wichtiger.)

Unser fünfjähriger Sohn Ben durfte auch mal ran und eine Papiertüte mit frischem Mehl abfüllen. Er hat eine 5-Kilogramm-Tüte fast auf das

---

63 https://backmal.com

Gramm genau gefüllt – super Augenmaß! Die haben wir natürlich gekauft. Ben wird sich sicherlich noch lange an diesen Erfolg erinnern. Und das Mehl nun, da er weiß, woher es kommt, noch mehr zu schätzen wissen.

Wenn du Interesse hast, auch mal die Mehle von Back mal! auszuprobieren, findest du am Ende des Buchs einen QR- und einen Rabatt-Code auf den gesamten Warenkorb von Back mal! (inklusive Zubehör und Honig aus der eigenen Imkerei).

Mühle

Ein weiterer Familienbetrieb aus unserer Region, den wir besuchen durften, ist die „Getreidemühle Erich Sack" in Langelsheim – ein Müllerhandwerk in dritter Generation. Seit 2008 führt Erich Sacks Tochter Anke Dege den Betrieb.

Die Getreidemühle beliefert in erster Linie Bäckereien in einem Umkreis von etwa 120 Kilometern. (Auch die Mehlmanufaktur Back mal! aus Einbeck gehört zur Kundschaft.)

Endverbraucher können in dem eigenen Hofladen, dem Mühlenladen, neben diversen Getreidesorten auch Tierfutter, Nüsse, Senf und weitere Leckereien kaufen. Die Regionalität ist dort deutlich im Fokus.

Was verarbeitet die Getreidemühle? Dinkel-, Roggen- und Weizengetreide stehen auf der Agenda, natürlich alles regional, also von Landwirten aus der direkten Umgebung von ca. 120 Kilometern. Auch dort lässt sich also der Trend hin zum Dinkel erkennen – Dinkel wird immer mehr nachgefragt.

So wie vielen Branchen wirkt sich der Fachkräfte- bzw. Personalmangel auch auf den Getreidemühle-Betrieb aus – nämlich wenn Bäckereien schließen. Für die junge Generation ist es nicht mehr so verlockend, eine Bäckerei zu betreiben. Sie strebt andere Ziele an, als den Familienbetrieb weiterzuführen. EU-weite Auflagen und immer weiter steigende Produktionskosten machen dem Bäckerhandwerk immer mehr zu schaffen. Zudem will der Endverbraucher den ganzen Tag über und auch noch um 20 Uhr frische Brötchen kaufen. Wenn er diese nicht bekommt, greift er auf Industriewaren zurück. Der Druck kommt also nicht nur vonseiten der Politik, sondern auch von den Verbrauchern selbst. Für uns persönlich ist es in Ordnung, wenn der Bäcker mittags keine Brötchen mehr hat, wenn er dafür selbst backt. Wie siehst du das – was ist dir wichtiger?

Glücklicherweise ist der Absatz der Mühle trotzdem stabil: Geht ein Kunde, kommt ein neuer hinzu.

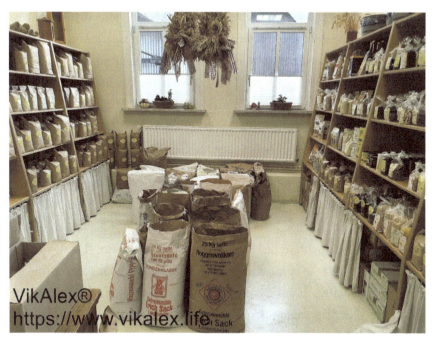

Abbildung 11: Hofladen Mühle

Im Gespräch betonte die Inhaberin Anke Dege die Regionalität und die Transparenz ihrer Produkte. Mit „Regionalität" sind die kurzen Wege in der gesamten Produktionskette gemeint: also vom Getreideanbau bis zum Verkauf des Endprodukts. „Transparenz" bedeutet, dass der Kunde erfährt, von welchem Acker aus der Region das Getreide kommt. Anke Dege bemerkt, dass immer mehr Kunden im Mühlenladen fragen, woher die Produkte stammen. Bei den großen Handelsketten bzw. Discountern und Supermärkten ist es dagegen in der Regel nicht möglich, die genaue Herkunft zu erfahren.

Die Getreidemühle nimmt außerdem an einem Getreidemonitoring teil. Das ist zum einen Vorschrift, um mögliche unerwünschte Rückstände im Getreide feststellen zu können. Zum anderen bucht die Mühle bei jedem Scoring-Intervall freiwillig mehr Analysen, als vorgeschrieben sind. Für mich war im Gespräch mit Anke Dege klar erkennbar, dass die Neugier, das verarbeitete Getreide genau zu kennen, und nicht die Vorschrift der Grund dafür ist. Das EU-weit verpflichtende Verfahren HACCP („Hazard Analysis and Critical Control Points"), das in der Lebensmittelbranche auch als „Risikobasierende Gefahrenanalyse" bekannt ist, war ebenso Thema unseres Gesprächs.

In kleinen Mengen werden auch Bio-Produkte hergestellt – wobei Anke Dege die Regionalität viel wichtiger ist. Zur genauen Beantwortung der Frage nach „Bio" nahm sie die Werbeanzeigen der Discounter als Beispiel und beleuchtete die Perspektive der Landwirte. (Da ihr Mann Landwirt ist und sie zudem mit vielen Lieferanten aus der Branche zusammenarbeitet, hat sie einen guten Einblick.) Wenn Discounter mit ihren Niedrigpreisen locken und ihre „Bio-Produkte" für den Endverbraucher präsentieren, freut sich auf den ersten Blick der Endverbraucher. Er kann für wenig Geld „Bio-Produkte" kaufen. Auch die Handelskette hat etwas davon, denn sie bekommt natürlich eine Marge für den Produktverkauf. Wer wird hier außer Acht gelassen? – Richtig, die Produktionskette vor dem Verkauf an den Endverbraucher, insbesondere die Landwirte. Sie sind erst auf den zweiten Blick zu sehen, und sie freuen sich nicht über die so für wenig Geld im Supermarkt angepriesenen „Bio-Produkte": Der Preisdruck der Handelsriesen auf die Landwirte ist sowieso schon hoch, und es kommt nur wenig Geld bei ihnen an. Discountpreise verstärken diesen Druck noch. Diese Perspektive bestätigt wieder mal unsere Meinung, dass die Regionalität wichtiger ist als ein Bio-Label.

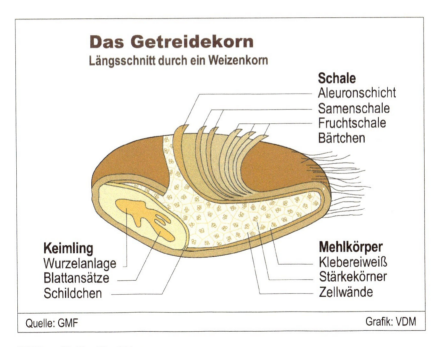

Abbildung 12: Das Getreidekorn

In der Getreidemühle Erick Sack wird sowohl das sogenannte „alte Getreide", im Fachjargon als „Urgetreide" bezeichnet, als auch das

„neue Getreide" vermahlen, die sich im Aussehen und der Beschaffenheit der Körner voneinander unterscheiden. (Wir haben das Urgetreide ausprobiert und damit Brote gebacken – und waren erstaunt darüber, dass die Urgetreide-Brote noch intensiver als unsere „normalen" Brote geschmeckt haben!) Heutzutage wird aus Kostengründen fast überall eher das „neue Getreide" angebaut, verarbeitet und verkauft. Das „Urgetreide" ist kostenintensiver, da es – anders als die moderneren, auf Ertrag gezüchteten Sorten – einen geringeren Ertrag pro Hektar ergibt. Es wächst höher, hat tiefere Wurzeln und ist widerstandsfähiger. Damit ist es wohl für die Massenproduktion weniger geeignet. Es ist etwas für diejenigen, die den Wert des Produktes zu schätzen wissen. (Wir haben beispielsweise Tüten aus Rotkornweizen und Waldstaudenroggen im Regal gesehen.)

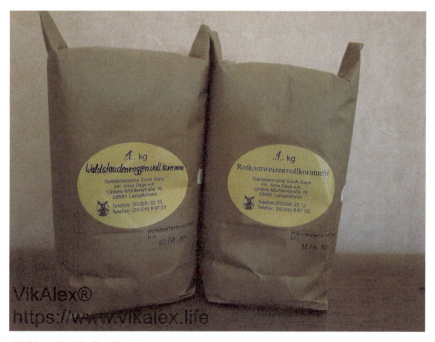

Abbildung 13: Alte Getreidesorten

Getreide wird – wie alles, was auf dem Feld wächst (beispielsweise Kartoffeln) – gedüngt. Hier greift eine Düngeverordnung, die eine bestimmte erlaubte Dünger-Range vorgibt. Die Landwirte dokumentieren jeden Düngevorgang. Daher weiß Anke Dege, dass das Getreide, das in ihrer Mühle zu Mehl und Schrot verarbeitet wird, minimal gedüngt ist, sich also am untersten Rand der erlaubten Düngemengen befindet. Welche Vorteile eine geringe Düngung mit sich bringen, konnten wir ja bereits beim Kartoffellandwirt Bernd Ebeling erfahren.

Kommen wir zum eigentlichen Mühlenhandwerk. Bei jedem Mühlengang entsteht ein fertiges Produkt, ein „Passagenmehl". Jede Mühle hat hier eine andere Anzahl der Passagenmehle, also Anzahl der Mühlendurchgänge. Die Getreidemühle Erich Sack produziert 14 Passagenmehle. Mit jeder Passage werden durch die erneute Verarbeitung weitere Mineralstoffe aus dem Getreide entfernt.

Um nun von dem Passagenmehl zu einem Typenmehl zu kommen, werden die einzelnen Passagenmehle mit anderen Mehlen vermengt bzw. vermischt. Einzig die Vollkornmehle bestehen aus einem einzigen Passagenmehl. Die Mehltypen sind in der DIN-Norm 10355 festgelegt. Sie besagen, wie viel Milligramm (mg) Mineralstoffe in 100 Gramm Mehl enthalten sind. Das Mehl Type 405 hat also 405 Milligramm Mineralstoffe, Type 1050 hingegen 1050 Milligramm.

Die Unterschiede zwischen den beiden Weizenmehltypen Type 405 und Type 550 sowie Vollkornmehl grob und vereinfacht dargestellt:

- Type 405, das hellste Mehl, besteht aus
    - dem letzten Passagenmehl mit dem niedrigsten Mineralstoffgehalt.

- Type 550, ein etwas dunkleres Mehl, besteht aus
  - dem letzten Passagenmehl mit dem niedrigsten Mineralstoffgehalt und
  - einem weiteren Passagenmehl mit etwas mehr Mineralstoffen.
- Vollkornmehl besteht aus
  - dem vollen Korn, das nur einmal gemahlen wurde und die meisten Mineralstoffe enthält.

Demnach ist das Vollkornmehl das gesündeste Mehl.

Zucker im Mehl? Auf jeder Packung Mehl ist eine Nährwerttabelle abgebildet, die auch einen Zuckeranteil aufführt. <mark>Dieser Zucker ist nicht zugesetzt, sondern von Natur aus im Getreide</mark> enthalten. Jedes Getreide hat seine individuelle Zusammensetzung, je nachdem, wo es wächst. Das Getreide, das im Süden wächst, hat ganz andere Nährstoffe als das Getreide von der Nordsee. Selbst das Getreide zweier direkt nebeneinanderliegender Felder unterscheidet sich im Nährstoffgehalt. Der Unterschied ist laut Anke Dege bereits auf ein und demselben Feld möglich. Nimmt man drei Proben von einem Feld, gibt es drei unterschiedliche Analysewerte. Wie sieht also die Praxis aus? Jede Analyse kostet Geld, diese Kosten werden den einzelnen Produkten zugeordnet. Um hier die Kosten zu senken ist es erlaubt, auf statistische Werte aus dem Bundeslebensmittelschlüssel[64] zurückzugreifen. Die Nährstoffe auf den Mehltüten sind also nur als Näherungswerte zu betrachten. Ob die Großindustrien öfter eigene Werte ermitteln lässt, ist Anke Dege nicht bekannt. Für einen kleinen Familienbetrieb wäre das unwirtschaftlich.

---

64 https://www.blsdb.de

Der Besuch in der Mühle war beeindruckend und zudem hilf- und lehrreich, sowohl für mich und meine Recherche als auch für unseren großen Sohn Ben, der sehen durfte, wie das Mehl, das wir in der heimischen Küche verarbeiten, hergestellt wird. Besonders interessant war für ihn zu sehen, wie Passagenmehle im „Turm der Mühle" hergestellt werden und wie sie sich in der jeweiligen Konsistenz unterscheiden. Auch aus dem Mühlenladen war er nur schwer wieder rauszubekommen – ist doch die Auswahl von Hühner- über Papageienfutter bis hin zu Nüssen und diversen Mehlsorten enorm – um nur ein paar Produkte zu nennen. Ein Besuch in dem Mühlenladen lohnt sich definitiv, schon allein wegen der Möglichkeit, regionales Urgetreide zu erhalten.

www.getreidemühle-sack.de

Hühnerhof

Auch den Hof Thiele in Elze durften wir als Familie besichtigen. Der Hof Thiele wird bereits seit mindestens fünf Generationen betrieben. Aktuell führen Celina und Volker Thiele die Geschäfte. Seit den 1980er-Jahren konzentrieren sich die Betreiber auf die Geflügelhaltung, zuvor waren dort zusätzlich Bullen gemästet worden. Die Thieles veranstalten regelmäßig Hoffeste, durch die Corona-Pandemie sind diese leider zuletzt ausgefallen.

Direkt vom Hof Thiele kaufen wir Eier, Enten, Hähnchen oder Suppenhühner. Monatlich haben wir einen ordentlichen Eierverbrauch und verzehren zwischen 70 und 120 Eier. Viele, mit denen wir uns unterhalten haben, fragen sich, ob das realistisch ist – wir sagen, ja. Habt ihr euren Eierverbrauch mal gezählt?

Wie kommt es zu diesem Eierverbrauch? Nun, wenn man seine Speisen frisch zubereitet, dann gehen da einige Eier weg. Ein paar Beispiele:

- Bratkartoffeln
- Brioche
- Chicken Nuggets
- Frühstücksei
- Kekse
- Mayonnaise
- Pfannkuchen
- Spiegeleier
- Tortenboden

Die Thieles haben eine ganz klare Preisvorstellung für die Eier, die sie im Direktvertrieb verkaufen. Wenn jemand stattdessen im Supermarkt Eier kaufen möchte, kommt darauf noch die Marge von etwa 20 Prozent für den Supermarkt. Kleiner Tipp: Geh nach draußen und mach einen Fahrradausflug zu einem Geflügelhof mit Direktverkauf. Dort bekommst du die Eier wahrscheinlich günstiger als im Supermarkt.

Der Hof Thiele verkauft aus eigener Produktion beispielsweise frische Eier, Eiernudeln, Suppenhühner, Hähnchen, Gänse, Enten. Die Hennen werden jährlich ausgewechselt und von einer regionalen Geflügelschlachterei, die es ebenfalls seit den 1980er-Jahren gibt, geschlachtet. Es sind selten alle 6.000 Plätze belegt, da sich ab und zu der Fuchs oder der Habicht etwas frische Beute holt.

Für frisches Geflügelfleisch gibt es im Jahr mehrere Schlachttermine und frisches Fleisch für die Kunden. Die Termine geben die Thieles auf ihrer Internetseite bekannt. Jährlich werden mehrere Hundert Hühner als Frischfleisch bzw. Schlachtfleisch direkt verkauft. Das, was von einem Schlachttermin übrigbleibt, wird tiefgefroren, sodass die Kunden auch zwischen den Schlachtterminen Fleisch kaufen können. Es werden nicht alle Hühner für den Direktvertrieb geschlachtet; den Großteil bekommt die Industrie, die die Hühner zu Tierfutter verarbeitet.

Auch an einer niedersächsischen Aktion, bei der ausgediente Legehennen an Privatleute abgegeben werden, hat der Hof Thiele bereits teilgenommen.

Neben dem Geschäft mit dem Geflügel bieten die Thieles auch Übernachtungsmöglichkeiten: entweder in einem der drei Gästezimmer oder Stellplätze für die Camper über die Internetseite „Landvergnügen".[65]

Wenn man auf den Hof kommt, dann fallen sofort die mobilen Hühnerställe auf, von denen es sechs gibt. Unterm Strich haben fast 6.000 Hennen und einige Hähne genügend Platz. Mit 11 Quadratmetern je Henne ist der Auslauf mehr als genügend und liegt weit über der gesetzlichen Verordnung für Freilandhühner. Hauptsächlich sind die traditionellen Leghorn-Hühner auf dem Hof. Ab dem späten Vormittag, wenn die Hennen ihren Dienst getan haben, können sie mittels automatisierter, bzw. zeitgesteuerter Hühnerklappe an die frische Luft gehen.

Auf dem Gelände ist so viel Platz vorhanden, dass die mobilen Hühnerställe auf den eigenen Feldern verschoben werden können. Laut Vorgabe besteht die Pflicht, die Ställe viermal im Jahr zu verschieben, damit Hühner genügend Frischfutter zum Picken haben. Nach eigener

---

65 https://landvergnuegen.com/

Aussage werden auf dem Hof Thiele die Ställe mehr als viermal im Jahr verschoben, und zwar immer dann, wenn die Hühner nicht mehr genug frisches Grün finden.

Früher kam das Hühnerfutter direkt aus der eigenen Herstellung. Das wurde irgendwann zu kostenintensiv. Jetzt bekommt das Geflügel eine extra angepasste Futtermischung.

Wir haben uns mit den Thieles auch über Labels wie „mehr Tierwohl" oder „Bio" unterhalten. Für keines der beiden hat der Hof eine Zertifizierung. Der Hof arbeitet konventionell und düngt ganz normal, was ein Ausschluss für „Bio" bedeutet. Das Label „mehr Tierwohl" kostet nur zusätzliches Geld – das Thema Tierwohl ist den Thieles auch ohne Label wichtig und steht im Vordergrund! So wird seit 2021 ausschließlich Geflügel gekauft, bei dem sichergestellt ist, dass die Brüder der weiblichen Küken aufgezogen und nicht sofort geschlachtet werden. Auch wenn dadurch das einzelne Huhn im Einkauf circa das Doppelte kostet, haben sich die Thieles für diesen Schritt entschieden. Mögliche Preisanpassungen am Endprodukt sind dadurch nachvollziehbar. Es ist auch bekannt, was mit den Brüdern passiert: Sie werden woanders gemästet und anschließend geschlachtet. (Ein paar Hähne dürfen auch mit den Hennen zusammen auf dem Hof leben.)

Der Hof ist KAT-zertifiziert und hält damit bereits strengere Vorschriften ein, als in der EU gefordert. Das wird auch kontrolliert. KAT ist eine Prüfinstanz für die Herkunftssicherung und Rückverfolgung von Eiern aus alternativen Hennenhaltungssystemen – hierzu zählen die Bio-, Freiland- und Bodenhaltung.

Egal wo man sich im Bundesgebiet mit den Betreibern von Geflügelhöfen unterhält, wir haben festgestellt, dass viele von zunehmendem Konkurrenzdruck berichten. Der Absatz vom Hof Thiele auf dem Markt ist gut, und das Verkaufsgebiet erstreckt sich auf circa 30 Kilometer. Neben eigenen Verkaufsstellen direkt auf dem Hof und an Tankstellen gibt es die Eier in vielen Supermärkten und kleinen Betrieben in der Region zu kaufen. Außerdem werden einige Betriebe wie Restaurants und soziale Einrichtungen beliefert.

Fazit:

Der Hof Thiele ist ganz klar ein Wirtschaftsbetrieb – ohne Gewinnerzielungsabsicht könnte er nicht bestehen. Doch selbst unter Berücksichtigung der Rentabilität haben wir das Gefühl, dass andere Themen mehr im Fokus stehen: Die Tiere liegen den Thieles am Herzen, und in den letzten 30 Jahren haben sie sich eine entsprechende Expertise aufgebaut. Die Hoffeste, die Stellplätze, die Abgabe von lebenden Hennen an Privatleute, der großzügige Freilauf etc. – vieles spricht dafür, dass die Thieles mit einem offenen Herzen wirtschaften und nicht (wie manch anderer Betrieb) nur das Monetäre im Blick haben.

www.thieles-leckerei.de

Landschlachterei Hanke

Ein weiterer Familienbetrieb aus unserer Region, den wir besuchen durften, ist die Landschlachterei Hanke. Sie wird offiziell in der dritten Generation betrieben (die vierte Generation wird derzeit angelernt). Das traditionelle Fleischerhandwerk geht in der Familie noch weiter zurück, denn historisch betrachtet kommt die Landschlachterei aus Schlesien. Die Generationen, die in Schlesien den Betrieb geführt haben, werden nicht offiziell mitgezählt, da es von „damals" keine Aufzeichnungen mehr gibt.

So wie vielen anderen Branchen macht der Fachkräfte- bzw. Personalmangel auch diesem Betrieb zu schaffen. Derzeit arbeiten über 80 Mitarbeiter für Fleischermeister Robin Hanke, 30 davon direkt in der Zerlegung. Man merkt, dass ihm ein gutes und familiäres Umfeld wichtig ist; nach eigener Aussage kennt er beispielsweise das Geburtsdatum eines jeden Mitarbeiters, und er bezahlt mehr als den gesetzlichen Mindestlohn. Für ihn ist es selbstverständlich, dass alle Mitarbeiter fest angestellt sind, es eine betriebliche Altersvorsorge und weitere Versicherungsprodukte für die Angestellten gibt. Gleicher Lohn für die gleiche Arbeit ist für ihn ebenso selbstverständlich. Für ihn macht es gehaltstechnisch keinen Unterschied, ob jemand ein gelernter Fleischergeselle oder Produktionshelfer ist – die Qualität der Arbeit ist das, was zählt. Schon nach kurzer Zeit merke ich, dass ihm sorgenfreie Mitarbeiter wichtig sind. Diese Einstellung zu Mitarbeitern bzw. Angestellten ist leider nicht überall vorhanden. Robin Hanke arbeitet aktiv mit und sitzt nicht nur den ganzen Tag im Büro.

Mit einem eigenen Fleischersong „Fleisch muss von Hanke sein – natürlich regional und frisch" auf der Homepage bekomme ich richtig Lust auf die Waren von Hanke.

Die Landschlachterei nutzt im Umkreis von circa 50 Kilometern unterschiedliche Vertriebskanäle. Neben dem Betrieb eigener Filialen und Verkaufswagen gibt es auch bundesweit Kunden. Außerdem werden auch andere Fleischer mit Schweinehälften beliefert. Man sieht sich in der Region nicht als Konkurrent an, sondern eher als Partner. Solche Partnerschaften senken die Produktionskosten von kleinen Betrieben –

und der Endverbraucher profitiert von günstigen Preisen. Man kennt sich und unterstützt sich.

EU-weite Auflagen oder die Umsetzung des umfangreichen und aufwendigen QS-Prüfzeichens bedeuten für kleine Betriebe einen enormen Kostendruck: Viele haben bereits geschlossen, und auch unsere Kleinstadt blieb davon nicht verschont. Hier, im Betrieb Hanke, werden die Auflagen nicht als Last, sondern als Chance betrachtet, ist das QS-Label mit dem bereits erwähnten HACCP-System, das in der Lebensmittelbranche als „Risikobasierende Gefahrenanalyse" weitverbreitet ist, doch sinnvoll, ob nun Discounter, Vollsortimenter oder eben Fleischer. Dazu gehören so wichtige Punkte wie die Dokumentation der durchgehenden Kühlkette. Eine Bio-Zertifizierung ist übrigens aktuell kein Thema – Regionalität sowie die Initiative „Tierwohl" werden hier als wichtigere Punkte betrachtet. Die Energie für den Betrieb kommt übrigens aus einer Biogasanlage und spart somit fast 60.000 Liter Heizöl im Jahr ein.

Nach Schilderung von Robin Hanke sieht man bereits bei der Verarbeitung des Tieres, ob es eine gute oder stressige Zeit zu Lebzeiten hatte. Die Haltung, die Fütterung bzw. das Futter, der Transport und die eigentliche Schlachtung – all das sind Stressfaktoren, die Einfluss auf das Tier und das Endprodukt Fleisch haben. Dies hat dann auch Auswirkungen auf den Geschmack und die Zubereitung. Beispielsweise verliert das Stück Fleisch von einem sehr gestressten Tier bei der Zubereitung in der Küche oder auf dem Grill an Größe, es trocknet schnell aus und der pH-Wert steigt, unserer eigenen Einschätzung nach verliert das Fleisch dadurch auch an Geschmack und schmeckt eher fad. Die Landschlachterei nimmt ausschließlich Tiere aus der Region in die Verarbeitung. Die Ferkel wachsen in einem Betrieb auf, der 50 Kilometer entfernt liegt. Sie werden von der „Erzeugergemeinschaft Osnabrück (EGO)" geschlachtet und kommen dann für die Verarbeitung der Landschlachterei. Die EGO garantiert nach eigener Aussage die Umsetzung verschiedenster Tierwohl-Programme. Die männlichen Rinder bzw. die Bullen werden direkt in den eigenen Hallen von Hanke geschlachtet. Auch sie wachsen alle in unmittelbarer Umgebung auf.

Demnächst werden an einigen Feldern Transparente aufgehängt, die darauf hinweisen, dass dort das Futter für die Schlachttiere der Landschlachterei Hanke wächst.

International betrachtet geht die deutsche Wurstkultur kaputt. Wo man hinschaut, ist es billig. Eine Jagdwurst zu einem Kilopreis von EUR 1,99 – wie geht das, wenn einem die Qualität wichtig ist? Das traditionelle Fleischerhandwerk, wie es hier im Betrieb bereits seit über drei Generationen gelebt wird, gibt es so nicht überall auf der Welt und in Deutschland. Um solche Dumpingpreise zu erreichen, kommt es nicht selten vor, dass in der Produktionskette von der Aufzucht des zukünftigen Schlachtviehs bis zur Verarbeitung mehr als 1.000 Kilometer zurückgelegt werden und das Fleisch dabei einen kurzen „Besuch" in Polen macht. Der Massenumsatz ist in solchen Fällen das primäre Ziel, und der CO_2-Ausstoß wird komplett vernachlässigt. Transporte von Schlachttieren quer durch Europa sind auch ethisch fraglich: Die Tiere sind nach den Strapazen gestresst, was die Qualität des Fleisches beeinflusst.

Wir sind keine Vegetarier und essen gerne mal ein Stück Fleisch. Ob gegrillt, gebraten, oder gekocht – Hauptsache, die Qualität stimmt. Seit unserer Umstellung zu einer Ernährung nach dem NOVA-Prinzip hat das frische Fleisch unseren Konsum aus dem Discounter verdrängt. Abgepacktes kommt bei uns nicht mehr auf dem Tisch.

Robin Hanke erzählte, dass in den Verkaufszahlen oder Gesprächen mit Kunden auffällt, dass der Trend bei der Nahrungszubereitung „back to the roots" ist: Das Produkt Fleisch wird wieder mehr wertgeschätzt und ganzheitlich vom Endverbraucher verarbeitet. Viele vergessene Rezepte finden vermehrt Anwendung, und die sind Produkte entsprechend nachgefragt. Ein interessanter Punkt ist die Aussage, dass in den letzten Jahren der Umsatz von Schweinefleisch (Kilogramm) um ca. 30 Prozent zurückgegangen ist, während im gleichen Zeitraum die Umsätze an den Bedientheken von Fleischereien und Supermärkten stabil geblieben sind. Rindfleisch wird als Grillgut immer beliebter. Dies bestätigt die steigende Wertschätzung des Endverbrauchers.

Ganz nebenbei tut man der Umwelt etwas Gutes, wenn auf die Ware aus der Selbstbedienung verzichtet und stattdessen an der Bedientheke eingekauft wird. Die Firma Hanke hat hierzu die unterschiedlichen Verpackungsmöglichkeiten gewogen – mit dem Ergebnis, dass Plastikmüll reduziert wird, zumal man auch so wirklich bedarfsorientiert einkaufen kann. Der Kilogramm-Preis mag manchmal höher liegen, die Gesamtkosten sinken. Dies trifft in ähnlicher Form sicherlich auch auf andere Fleischer zu:

Verpackungen im Vergleich: Hankes Bedienverpackung vs. SB-Verpackung

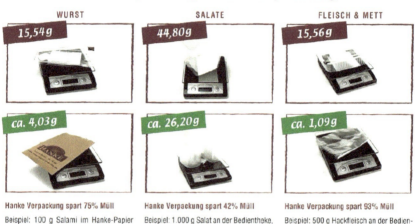

Abbildung 14: Fleischer Verpackungen

Neben diesen groben Themen sind wir auch ganz konkret auf zwei bzw. drei Produkte eingegangen: Zum einen wollte ich wissen, wo der Unterschied in der Herstellung von Rinder- und Thüringer Mett liegt. Bisher gibt es für diese Produkte kein offizielles NOVA-Scoring, da sie, beim Fleischer gekauft, keinen Barcode besitzen. Die Antwort: Das Rindermett ist das pure Stück Fleisch, das durch den Fleischwolf gedreht wird. Es bekommt somit den besten Score #1, da es nur geschnitten ist. Ob nun mit einem großen Messer oder vielen kleinen Messern ist unerheblich. „Thüringer Mett" hingegen, auch „gewürztes Schweinefleisch" oder „Hackepeter" genannt, ist gewürzt. Hier im Betrieb mit Salz, Pfeffer und Muskat. Also alles Gewürze, die es auch in der heimischen Küche gibt – somit auch vollkommen unbedenklich und in einer grünen Kategorie. Einige Fleischer nutzen noch zusätzlich Paprika. Weniger Gewürze steht hier für mehr Qualität.

Ein weiteres Produkt ist die klassische Jagdwurst, die laut Etikett voller Zusatzstoffe ist. Als Kind von mir geliebt und gerne „inhaliert", liebt sie jetzt unser großer Sohn Ben. Notwendige Zusatzstoffe sind u. a. eine Konservierung für die längere Haltbarkeit und das optische Erscheinungsbild, Phosphat für die Stabilität und Ascorbinsäure, damit das Fett nicht ranzig wird. Eine traditionelle Jagdwurst ist also nicht ohne Zusatzstoffe herzustellen. Neben diesen Zusatzstoffen wird ebenfalls noch Zucker (1 Gramm auf 1 Kilogramm Fleisch, also 0,1 Prozent) hinzugefügt für die Geschmacksspitzen.

Warum schmeckt das identisch zubereitete und gewürzte Wurstprodukt bei jedem Fleischer anders? Auch dieses Geheimnis konnte gelüftet werden:

- Zum einen frisst jedes Tier in jeder Region ein anderes Futter. Das Weidegras an der Nordsee schmeckt eben anders als in den bayrischen Bergen.
- Zum anderen lebt jedes Tier in einer anderen Region mit unterschiedlichem Wetter.
- Außerdem sind die Maschinen im Fleischereibetrieb unterschiedlich und können ebenfalls den Geschmack beeinflussen.

Fazit:

Tradition, Nachhaltigkeit, Regionalität, Qualität, Mitarbeiter sowie die eigene Familie – das sind die Worte, die mir nach dem Besuch der Landschlachterei Hanke einfallen, wenn ich daran zurückdenke. Ob es nun das traditionelle Handwerk, die Biogasanlage, die regionale Herkunft des Schlachtviehs, die regionale Zusammenarbeit mit anderen Betrieben, das qualitativ hochwertige Fleisch, die Mitarbeiter oder die eigene Familie sind – all diese Punkte liegen dem Meister am Herzen, was ihm auch deutlich anzumerken ist.

Unverarbeitetes Fleisch hat im NOVA-Konzept die „Bestnote" #1 und kann bedenkenlos zubereitet und verspeist werden. Zusatzstoffe gelten als kritisch, da diese nicht mehr das ursprüngliche Lebensmittel, wie es in der Natur vorkommt, wiedergeben. Wegen der notwendigen Zusatzstoffe fallen Wurstwaren in der Regel in die schlechteste NOVA-Kategorie. Das hat vermutlich mit der Eigenheit zu tun, dass das Konzept in Brasilien entwickelt worden ist, wo es wohl keine traditionelle Wurstkultur vergleichbar mit Deutschland gibt. Wir wissen nichts Näheres über die Wurstkultur in Brasilien – und daher auch nicht, wie die traditionelle deutsche Wurst in der NOVA-Klassifikation einzuordnen wäre. Deshalb passen wir das Scoring nicht an. Daher gilt es, Wurstwaren möglichst zu reduzieren. Es ist okay, sie gelegentlich zu essen. Wichtig ist, den Konsum der Industrieware zu reduzierten und besser hochwertige Produkte (am besten von einem regionalen Fleischer) zu kaufen – es gibt sie (noch) fast überall. Ein weiterer Vorteil: Bei einem guten Fleischer sind auch kleine Mengen, beispielsweise 100 Gramm Mett oder vier Scheiben Wurst, erhältlich. Dort kann also jeder bedarfsgerecht einkaufen, und es landen keine Lebensmittel in der Mülltonne.

https://landschlachterei-hanke.de

Wochenmärkte und „Marktschwärmereien"

Wer keine Zeit oder Lust hat, die Betriebe in der Umgebung zu besuchen, für den gibt es auch andere Möglichkeiten, regional einzukaufen: In vielen Orten gibt es Wochenmärkte, auf denen die Höfe der Umgebung ihre Waren anbieten. Wobei sich ein genauer Blick in manchen Fällen lohnt – etwa, wenn es zu jeder Saison dieselben Gemüsesorten gibt oder ein Stand sehr viele unterschiedliche Sorten führt. Dann ist die Wahrscheinlichkeit groß, dass Ware zugekauft wird.

Auf der Seite https://www.wochenmarkte.de sind die Märkte in der Umgebung zu finden.

Noch ein interessantes Konzept habe ich entdeckt: An immer mehr Orten entstehen sogenannte Marktschwärmereien. Das ist im Prinzip auch nicht viel anders als der Wochenmarkt: Im Direktvertrieb verkaufen Landwirte ihre Lebensmittel. Mit einem entscheidenden Unterschied: Die Käufer suchen die Ware vorher im Internet aus und bestellen sie. Dafür ist es am einfachsten, den Newsletter der Marktschwärmerei in der Nähe zu abonnieren. Die Bestellung ist unverbindlich. Es kann nur vorher bestellte Ware abgeholt werden. Das geschieht zu der festgelegten Zeit, einmal wöchentlich innerhalb von zwei Stunden und dem Ort der jeweiligen Marktschwärmerei. Auf der Seite https://marktschwaermer.de sind die Schwärmereien aufgelistet.

Das Konzept dahinter wird auf der Seite so beschrieben: „Marktschwärmer ist eine wachsende Gemeinschaft aus regionalen Erzeugern und Verbrauchern, die anders essen und anders wirtschaften wollen. Der direkte Austausch zwischen Erzeugern und Verbrauchern schafft Transparenz und Vertrauen, die Grundlagen von Marktschwärmer."

DIE POLITISCHE UND GESELLSCHAFTLICHE DIMENSION VON ERNÄHRUNG

Ernährung, Gesundheit, Gesellschaft, Wirtschaft und Politik sind eng miteinander verknüpft. Die Entscheidung, was auf dem Teller landet, hat weitreichende Auswirkungen – sowohl für den Einzelnen als auch für die Gesellschaft und Umwelt. Hierzu ein paar Gedanken meinerseits.

Gesundheit

Wir in Westeuropa können uns glücklich schätzen, ein Gesundheitssystem zu haben. Auch wenn es an einigen Stellen sicherlich Verbesserungen geben könnte – wenn wir krank sind, können wir in die Arztpraxis oder ins Krankenhaus gehen bzw. fahren. Und brauchen nicht fürchten zu verarmen, wenn hinterher die Rechnung kommt.

Das Recht auf Gesundheit und Gesundheitsfürsorge ist sogar ein Menschenrecht, das die UN festgeschrieben hat. Damit sind die UN-

Staaten verpflichtet, sich um die Gesundheitsfürsorge und Prävention von Krankheiten zu kümmern.

Prävention ist auch eng verbunden mit der Ernährung. Wie bereits angeklungen ist: Einige Krankheiten könnten durch eine gesündere Ernährung ganz oder teilweise vermieden werden. Nicht nur für die Menschen ist jede nicht ausgebrochene Krankheit ein Gewinn. Auch für den Staat und die Gesellschaft. Denn die Kosten, um die Gesundheit wiederherzustellen, steigen.

Übergewicht und Adipositas sind ein wachsendes Problem: Immer mehr Menschen in den Industrie- und Schwellenländern haben ein höheres Körpergewicht, als es gesundheitlich angemessen wäre. Berechnungsgrundlage für die Gewichtsklassifikation ist der Körpermasseindex, der sogenannte Body Mass Index (BMI). Der BMI ist der Quotient aus Körpergewicht und Körpergröße zum Quadrat ($BMI = (\frac{Kilogramm}{Meter})^2$). Für Erwachsene gilt: Übergewicht beginnt bei einem BMI von 25. Ab einem BMI von 30 spricht die Medizin von Adipositas. Für Kinder gilt eine andere Berechnungsgrundlage, bei der Alter und Größe in die Rechnung mit einfließen, da sich das Verhältnis von Körpergröße und -gewicht in der Wachstumsphase immer wieder ändert.

Wie das Statistische Bundesamt im April 2021 in einer Pressemitteilung berichtete, beliefen sich die Gesundheitsausgaben in Deutschland im Jahr 2019, also noch vor der Corona-Pandemie, auf 410,8 Milliarden Euro. Das waren 4.944 Euro je Einwohner. Die Gesundheitsausgaben stiegen insgesamt um 19,3 Milliarden Euro (das sind 4,9 Prozent) gegenüber 2018. Damit überschritten sie erstmals die Grenze von 400 Milliarden Euro. Die Inflationsrate (Verbraucherpreisindex) lag in Deutschland in jenem Jahr nur bei 1,4 Prozent. Der Anteil der Gesundheitsausgaben am Bruttoinlandsprodukt lag 2019 bei 11,9 Prozent und damit 0,2 Prozentpunkte höher als 2018.

Die gesetzliche Krankenversicherung übernahm mehr als die Hälfte dieser Kosten. Ihre Ausgaben beliefen sich auf 233 Milliarden Euro. Die privaten Haushalte und privaten Organisationen ohne Erwerbszweck waren mit 54,8 Milliarden Euro (13,3 Prozent) der Gesundheitsausgaben zweitgrößter Ausgabenträger.

Zu den Gesundheitsausgaben zählen sämtliche Ausgaben für Waren (zum Beispiel Arznei- und Hilfsmittel sowie Zahnersatz) und Dienstleistungen für

- Prävention (u. a. Impfen, Gesundheitskurse, Beratung und Früherkennungsuntersuchungen),
- Behandlung (u. a. ärztliche Leistungen, Laborleistungen),
- Rehabilitation und
- Pflege.

Außerdem gehören dazu:

- Investitionen der Einrichtungen des Gesundheitswesens zur Sicherstellung der Gesundheitsversorgung
- Einkommensleistungen, zum Beispiel die Entgeltfortzahlung im Krankheitsfall oder Leistungen zum Ausgleich krankheitsbedingter Folgen
- Mutterschaftsleistungen
- Unterkunft und Verpflegung

- Transporte
- Leistungen für Forschung und Ausbildung im Gesundheitswesen
- alles einschließlich der Verwaltungskosten

Die Pflegeversicherung hatte 2019 an den Gesundheitsausgaben einen Anteil von 42,1 Milliarden Euro (10,3 Prozent). Die Ausgaben der privaten Krankenversicherung stiegen um 1,4 Milliarden Euro (4,1 Prozent) auf 34,6 Milliarden Euro. Auf sie entfielen 8,4 Prozent der Gesundheitsausgaben im Jahr 2019.

Ebenfalls im Jahr 2019 veröffentlichte die OECD einen Bericht, in dem sie den Zusammenhang zwischen Übergewicht bzw. Adipositas in 52 Ländern auf Lebenserwartung und Zufriedenheit der Bevölkerung untersuchte – und wie teuer Übergewicht für die Volkswirtschaften ist.

Im Durchschnitt aller OECD-Länder sind 71 Prozent der Kosten für die Behandlung von Diabetes, 23 Prozent der Kosten für die Behandlung von Herz-Kreislauf-Erkrankungen und 9 Prozent der Krebserkrankungen auf Übergewicht zurückzuführen.

In Deutschland fließen rund 11 Prozent der Gesundheitsausgaben von 411 Mrd. Euro in die Behandlung von Krankheiten, die im Zusammenhang mit Übergewicht stehen (Durchschnitt der OECD-Länder: 8,4 Prozent). Damit steht die Bundesrepublik an fünfter Stelle. Höhere Ausgaben haben nur Saudi-Arabien, die Türkei, die Niederlande und allen voran: die USA mit der höchsten Übergewichts- (74 Prozent) und Adipositasrate (40 Prozent) bei den Erwachsenen.

Ein weiteres Ergebnis: Die Zahl der Übergewichtigen steigt weltweit Jahr für Jahr weiter – auch in Deutschland. Nach Zahlen des Robert-Koch-Instituts (RKI) aus dem Jahr 2011 haben in Deutschland zwei

Drittel der Männer (67 Prozent) und mehr als die Hälfte der Frauen (53 Prozent) ein zu hohes Körpergewicht. Knapp ein Viertel (23 Prozent der Männer, 24 Prozent der Frauen) ist schwer übergewichtig (adipös); Tendenz steigend. In gut 15 Jahren hat sich die Adipositasrate hierzulande verdoppelt; Im Jahr 2000 hatte sie noch bei 12 Prozent gelegen. Diese Entwicklung ist erschreckend, findest du nicht auch?

Übergewichtige Erwachsene melden sich öfter krank, was nicht nur ein Problem für den Einzelnen ist, sondern auch weitere Kosten für die Volkswirtschaft verursacht. Die arbeitende Bevölkerung von morgen, also unsere Kinder werden das bezahlen dürfen.

Auch bei Kindern und Jugendlichen wird das Körpergewicht zum immer größeren Problem: Einer Erhebung des RKI aus den Jahren 2014 bis 2017 zufolge gelten 2 Millionen Kinder und Jugendliche (3 bis 17 Jahre) in Deutschland als übergewichtig, darunter 800.000 als adipös. Das sind 15,4 Prozent, wovon 5,9 Prozent als adipös eingestuft werden. Im ersten Jahr der Corona-Pandemie hat sich die Lage weiter verschärft: 2020 kamen 19,7 Adipositas-Neuerkrankungen auf 1.000 Behandlungsfälle bei den Fünf- bis Neunjährigen. Ein Jahr zuvor hatte dieser Wert noch bei 16,2 gelegen. Die Neuerkrankungsrate von 22 Prozent lag in Niedersachsen über dem Bundesdurchschnitt mit einem Plus von 16 Prozent. Diese Zahlen für Niedersachsen hat die Krankenkasse DAK-Gesundheit in ihrem „Kinder- und Jugendreport" Anfang 2022 veröffentlicht.

Kinder mit Übergewicht haben ein hohes Risiko für eine Adipositas im Erwachsenenalter, die wiederum die eigenen Kinder wesentlich prägen kann. Neben den gesundheitlichen Risiken haben dem OECD-Bericht zufolge übergewichtige Kinder häufig auch mit sozialen Problemen zu kämpfen. Es fällt ihnen schwerer, dem Unterricht zu folgen, und sie sind häufiger krank. Daher kommen sie auf mehr Fehlzeiten in der Schule, was sich negativ auf ihre Bildungschancen auswirkt: Die Wahrscheinlichkeit, gute Schulleistungen zu erzielen, ist um 13 Prozent geringer. Sie erwerben seltener einen Hochschulabschluss und werden bis zu dreimal so häufig gemobbt, was die schwächeren schulischen Leistungen zum Teil erklären könnte. Das alles verschärft die sozialen Unterschiede. Und bestätigt den Trend, dass Übergewicht häufiger in den Schichten auftritt, die über einen niedrigeren Bildungsgrad und in der Folge ein geringeres Einkommen verfügen. Mit den möglichen Gründen – etwa, dass das Wissen über gesunde Ernährung trotz der Programme nicht dort ankommt, wo es am dringendsten wäre – haben sich Studien beschäftigt. Dazu im weiteren Verlauf dieses Kapitels mehr.

Allein in den Jahren von 2010 bis 2016 ist die Zahl der Menschen mit Adipositas in den OECD-Ländern um drei Prozentpunkte gestiegen – das sind etwa 50 Millionen Menschen. Die Ursache sehen die Wissenschaftler in einem immer ungesünderen Lebensstil mit zu wenig Bewegung und schlechter Ernährung.

Schon jetzt verkürzt Übergewicht die Lebenserwartung um durchschnittlich 2,6 Jahre. Wenn die Entwicklung so weitergeht, dann schätzt die Organisation für wirtschaftliche Zusammenarbeit und Entwicklung OECD, dass Krankheiten wie Diabetes, Herz-Kreislauf-Erkrankungen und Demenz weiter zunehmen werden und dadurch die Lebenserwartung bis 2050 um drei Jahre sinkt. Um diesem Trend entgegenzuwirken, schlägt die OECD präventive Maßnahmen vor – beispielsweise Informationskampagnen in Medien und Schulen, eine bessere Kennzeichnung von Lebensmitteln und die Einschränkung von Werbung für ungesunde Lebensmittel für Kinder mit dem Ziel, die Kalorienaufnahme um 20 Prozent zu senken. Das hätte nicht nur Vorteile für die Menschen, die in Zukunft nicht an diesen vermeidbaren Krankheiten leiden, sondern würde sich auch in barer Münze auszahlen: Jeder Euro, der in die Präventionsarbeit von Übergewicht und den Folgekrankheiten fließt, bringt eine wirtschaftliche Rendite von bis zu 6 Euro.

Übergewicht ist also eine große Herausforderung – für die Medizin, die Gesellschaft, die Politik und jeden Einzelnen. Viele Krankheiten könnten durch eine gesunde Ernährung vermieden werden. Offenbar ist dies noch nicht überall angekommen bzw. schaffen viele Menschen es nicht, das Wissen auch umzusetzen.

Diabetes

Welches Ausmaß das Übergewicht an Krankheiten hat, wird bei Diabetes mellitus besonders deutlich.

Beim Diabetes gibt es vier unterschiedliche Ausprägungen, genannt Typen. Die Ursachen, Krankheitsbilder und die Häufigkeit unterscheiden sich jeweils.

Ich war erstaunt, als ich diese Zahlen las: Aktuell gibt es in Deutschland 6,9 Millionen dokumentierte Diabetes-Erkrankungen von Typ 2, Tendenz steigend. Dokumentiert heißt hier, dass die Fälle offiziell erfasst worden sind – etwa durch das bundesweite DPV-Register (Diabetes-Patienten-Verlaufsdokumentation). In ihrem aktuellen „Gesundheitsbericht Diabetes" aus dem Jahr 2020 rechnen die Deutsche Diabetes Gesellschaft (DDG) und diabetesDE – Deutsche Diabetes-Hilfe mit einer aktuellen Zahl von mindestens 8 Millionen Fällen. Hinzu kommt eine Dunkelziffer, die die Verbände auf mindestens 2

Millionen schätzen. Diese Dunkelziffer kommt dadurch zustande, dass dieser Diabetes-Typ häufig lange Zeit unerkannt bleibt. Außerdem rechnen die beiden Verbände mit einem weiteren Anstieg der Zahlen in der Zukunft: Im Jahr 2040 werden schätzungsweise zwischen 3,8 Millionen und 5,4 Millionen Menschen mehr als im Jahr 2015 die Diagnose Diabetes Typ 2 haben, was einer relativen Steigerung von 54 Prozent bzw. 77 Prozent entspricht.

Besonders besorgniserregend ist es, dass sich die Zahl der Diabetes-Typ-2-Neuerkrankungen bei Jugendlichen in den letzten zehn Jahren verfünffacht hat. Jedes Jahr erkranken 175 Kinder und Jugendliche allein im Alter zwischen 11 und 18 Jahren neu an einem Diabetes Typ 2. Aktuell haben 950 Kinder und Jugendliche in dieser Altersgruppe einen Diabetes Typ 2. Hinzu kommt eine wahrscheinlich hohe Dunkelziffer. Die meisten neuerkrankten Jugendlichen sind sehr stark übergewichtig. Oft leiden auch schon deren Eltern und Großeltern an einem Diabetes Typ 2.

Neben unter anderem einer genetischen Veranlagung liegt die Hauptursache des Diabetes Typ 2 in einer ungesunden, das heißt zu zucker- und oft auch fettreichen, Ernährung – dem also durch eine gesunde Ernährung gemäß der NOVA-Konzeption und einen gesunden Lebensstil weitgehend vorgebeugt werden kann. Anders gesagt könnte es wahrscheinlich mindestens 6,9 Millionen Menschen durch eine naturnahe und somit gesündere Ernährung besser gehen.

Bei Diabetes Typ 2 ist die Ausschüttung des Insulins aus den Zellen der Bauchspeicheldrüse gestört, wobei die Bauchspeicheldrüse grundsätzlich weiterhin Insulin produziert. Und/oder die Körperzellen reagieren weniger auf das Insulin, weshalb sie weniger Glukose aufnehmen. Die Bauchspeicheldrüse versucht das auszugleichen, indem sie immer mehr

Insulin ausschüttet, dabei gelangt (trotz erhöhtem Insulinspiegel) immer weniger Glukose in die Körperzellen.

Ursachen eines Diabetes Typ 2 sind laut der Deutschen Diabetes-Hilfe:

- eine entsprechende genetische Veranlagung,
- häufig verbunden mit starkem Übergewicht (Adipositas)
- und zu wenig körperliche Bewegung.
- Auch erhöhte Blutfettwerte sowie Bluthochdruck gehen oft mit einem Prädiabetes (eine Art Vorform von Diabetes) oder Diabetes einher.

Im Volksmund heißt diese Diabetesart weiterhin „Altersdiabetes", richtiger wäre wohl der Begriff „erworbener Diabetes". Häufig können Menschen mit Diabetes Typ 2 zunächst mit einer Ernährungsumstellung allein oder in einer Kombination mit Tabletten behandelt werden. Bei etwa der Hälfte ist diese Behandlung ausreichend. Im fortgeschrittenen Krankheitsverlauf kann es nötig werden, dass sich auch Typ-2-Diabetiker Insulin spritzen müssen.

Grundsätzlich ist Diabetes gut behandelbar. Dabei gibt es in Deutschland regionale Unterschiede in der Versorgung. Zudem bedeutet die Krankheit für die Betroffenen, dass ihre Lebensqualität eingeschränkt und ihre Lebenserwartung verkürzt ist. Dazu können Begleit- und Folgeerkrankungen kommen:

- 40.000 Amputationen infolge von Diabetes werden pro Jahr durchgeführt. Der „diabetische Fuß" zum Beispiel ist gekennzeichnet durch Durchblutungsstörungen; im schlimmsten Fall wird der Fuß bzw. der ganze Unterschenkel abgenommen.

- Es werden 2.000 neue Erblindungen durch Diabetes pro Jahr gezählt.
- 30 bis 40 Prozent der Menschen mit Diabetes haben Nierenschäden. Jedes Jahr müssen 2.000 Patienten mehr an die Dialyse.
- Diabetes erhöht das Schlaganfallrisiko um das Doppelte bis Dreifache.
- Jede Stunde sterben drei Menschen an den Folgen von Diabetes.

Umso wichtiger ist es, dass die Krankheit rechtzeitig erkannt wird – oder noch besser: gar nicht erst entsteht.

Schon jetzt werden 10 Prozent der Gesundheitsausgaben für direkte medizinische Kosten des Diabetes Typ 2 verwendet.

Die zweithäufigste Form ist Diabetes Typ 1. Zahlen aus dem Jahr 2016 zufolge leben 372.000 Menschen in Deutschland mit diesem Diabetes. Darunter sind 32.000 Kinder und Jugendliche. Jedes Jahr erkranken etwa 4.150 Menschen über 18 Jahren neu an Diabetes Typ 1. Bis zur Diagnose kann es bis zu acht Jahre dauern. Daher wird mit einer Dunkelziffer von 2 Millionen gerechnet. Jeden Tag erhalten etwa 1.600 Menschen hierzulande eine Diabetes-Diagnose.

Diabetes Typ 1 ist eine Autoimmunerkrankung, bei der das eigene Immunsystem die körpereigene Insulinproduktion in der Bauchspeicheldrüse angreift und die insulinproduzierenden Zellen zerstört. Die Folge: Es wird zu wenig oder gar kein Insulin mehr produziert. Das Hormon Insulin brauchen wir, damit Kohlenhydrate (zu denen auch Zucker gehört, daher der Name „Zuckerkrankheit") im Körper verarbeitet werden kann. Menschen mit Diabetes Typ 1 müssen sich ihr ganzes Leben Insulin injizieren bzw. injiziert bekommen. Die Krankheit wird meist schon in der Kindheit oder Jugend diagnostiziert.

Diabetes Typ 4 ist der sogenannte Schwangerschaftsdiabetes und kommt am dritthäufigsten vor. In Deutschland erkrankten im Jahr 2017 etwa 45.000 Frauen daran, was fast 6 Prozent aller Schwangerschaften entspricht.[66] Auch bei dieser Diabetes-Art gelten Übergewicht und Adipositas als Risikofaktor.

Die Bezeichnung Typ 3 ist sehr selten und wird für mehrere Diabetes-Formen verwendet, die unterschiedliche Ursachen haben. Dazu gehören beispielsweise die Erkrankung der Bauchspeicheldrüse, Infektionen oder Chemikalien.

Wie steht es um die Ernährungskompetenz?

Die hohen Zahlen, wie viele Menschen in Deutschland und weltweit an Übergewicht und Diabetes leiden, haben mich überrascht, um nicht zu sagen: schockiert.

Klar ist: Unser Verhalten wird vom Umfeld bestimmt. Im Bereich der Ernährung sind das alle Aspekte, die Einfluss darauf nehmen. Dazu zählen unter anderem die Präsentation, Verfügbarkeit, Zugänglichkeit und Zusammensetzung sowie die Preise und die Bewerbung verschiedener Lebensmittel und Getränke. Zum sozialen Umfeld gehören unter anderem die Familie, Freunde, Arbeit, Schule/Kindergarten und Nachbarschaft.

Was also kann die Öffentlichkeit tun, um die Menschen zu unterstützen, sich gesünder zu ernähren? Und auf welchen Ebenen – von der

---

[66] https://www.deutsche-diabetes-gesellschaft.de/die-ddg/arbeitsgemeinschaften/diabetes-schwangerschaft

EU über national bis kommunal? Welche Zielgruppen stehen im Fokus? Das sind nur einige der Fragen, mit denen sich Fachleute aus Vereinen, Wissenschaft, Zivilgesellschaft und vielen anderen Bereichen beschäftigen.

Das Motto aller Maßnahmen laut der Experten: Die gesunde Wahl ist eine einfache Wahl – für alle Menschen. Die Ernährungspolitik hat also die Aufgabe, uns Menschen eine ausgewogene Ernährung im Alltag möglich und einfach umsetzbar zu machen. Sie sorgt mit dafür, dass insbesondere gesunde Lebensmittel leicht verfügbar, zugänglich, attraktiv und erschwinglich sind.

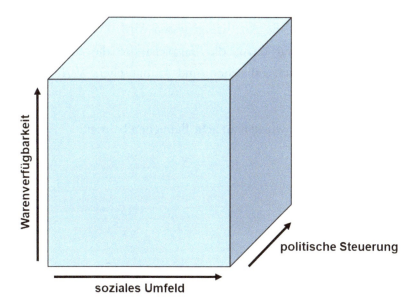

Abbildung 15: Aspekte der Ernährung

Damit die Menschen zu gesünderer Ernährung motiviert werden, ist es zuerst einmal wichtig, dass das Wissen darüber bei ihnen ankommt und von ihnen umgesetzt wird. Die Experten fassen dies unter dem Begriff

„Ernährungskompetenz" zusammen. Der AOK-Bundesverband hat zusammen mit dem Bundesministerium für Ernährung und Landwirtschaft (BMEL), dem Max-Rubner-Institut (MRI) und dem Bundeszentrum für Ernährung (BZfE) die erste bundesweit repräsentative Studie zur Ernährungskompetenz in Deutschland auf den Weg gebracht, die im Juni 2020 veröffentlicht wurde.

Der Begriff „Ernährungskompetenz" umfasst das Finden, Verstehen, Bewerten und Anwenden von Informationen rund um die Ernährung. Auch der Umgang mit dem riesigen Angebot an Lebensmitteln/Produkten und wie daraus welche Entscheidungen getroffen werden, gehört ebenso dazu wie die Zubereitung von Mahlzeiten aus möglichst frischen Produkten und die Art, wie gegessen wird. Zudem gehören die Rahmenbedingungen dazu, die beispielsweise die finanziellen und sozialen sowie auch ethischen und klimatischen Verhältnisse einschließen.

Knapp 2.000 Menschen wurden zu acht Bereichen befragt:

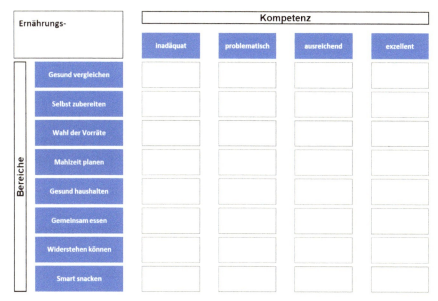

Abbildung 16: Matrix Ernährung

Die zentralen Ergebnisse:

- Mehr als die Hälfte der Befragten verfügt über eine schlechte, das heißt problematische (51,6 Prozent) oder inadäquate (2,1 Prozent) Ernährungskompetenz.

- 45,9 Prozent erreichen eine ausreichende Ernährungskompetenz. Exzellent sind lediglich 0,4 Prozent aller Befragten.

- Bildung hat einen positiven Einfluss auf die Ernährungskompetenz: 80 Prozent der Personen ohne Schulabschluss haben eine inadäquate (16 Prozent) oder problematische (64 Prozent) Ernährungskompetenz, bei Menschen mit Abitur sind dies „nur" 43,1 Prozent, davon 0,6 Prozent inadäquat.

- Mit dem Alter steigt die Ernährungskompetenz: 57,4 Prozent der 60- bis 69-Jährigen erreichen eine ausreichende oder exzellente Kompetenz. In der Gruppe der 18- bis 24-Jährigen sind dies nur 37,1 Prozent.

- Das Vergleichen von Lebensmitteln und das Planen der Mahlzeiten fiel den Befragten am schwersten. Vergleichsweise leicht fiel den Befragten die Zubereitung von Lebensmitteln.

Was folgt daraus?

Wie es im Bericht zur Studie heißt: „Um die Ernährungskompetenz in Deutschland zu steigern, bedarf es einer breit angelegten, strukturierten und langfristigen politischen Strategie. Sie beinhaltet ein Handeln auf der individuellen, der gesellschaftlichen und der institutionellen Ebene und umfasst dabei auch die Lebensmittelindustrie und den Einzelhandel."[67]

Mir persönlich ist bei den Ergebnissen der Befragung unter anderem aufgefallen, dass die Ernährungskompetenz im Alter steigt. Daraus schließe ich, dass das Wissen um die Relevanz der Ernährung bei den älteren Generationen eher besteht – wahrscheinlich weil diese Personen es wiederum von ihren Eltern und Großeltern gelernt haben und damals traditionell mehr frisch und mit weniger Fleisch gekocht wurde. Auch daran könnte man sich orientieren und Eltern und Großeltern dazu ermutigen, ihr Wissen an die Jüngeren weiterzugeben.

Es sind also alle beteiligten Akteure gefragt, die Menschen dabei zu unterstützen, sich gesünder zu ernähren und dadurch möglichst gesund

---

[67] https://www.aok-bv.de/imperia/md/aokbv/presse/pressemitteilungen/archiv/2020/pk_food_literacy_studienbericht_160620.pdf

zu bleiben. Es passiert schon einiges und das auf vielen Ebenen. Im Folgenden habe ich mir ein paar Beispiele sowie weitere Berichte angeschaut. Was diese aktuelle Umfrage meiner Meinung nach zeigt: All die vielen Beteuerungen, Ideen, Programme und Studien reichen nicht, um die steigenden Adipositas- und Diabetesraten zu senken.

Eine Strategie gegen Zucker, Fette und Salz?

Bei meinen Recherchen rund um die Frage, was die Politik in Deutschland gegen das Übergewicht tut, bin ich auf ein weiteres Programm gestoßen: die „Nationale Reduktions- und Innovationsstrategie für Zucker, Fette und Salz (NRI)". Sie wurde von Beteiligten der Bundesregierung, der Bundesländer sowie von Verbänden aus den Bereichen Ernährung, Gesundheit, Lebensmittelwirtschaft, Verbraucherschutz und Wissenschaft erarbeitet und im Dezember 2018 vom Bundeskabinett beschlossen. Für die Umsetzung ist das Bundesministerium für Ernährung und Landwirtschaft im Dialog mit Verbänden, Vereinen und Institutionen aus der Ernährungswirtschaft (inklusive Gastronomie), Forschung, Gesundheit und Verbraucherschutz. Begleitet wird sie durch ein engmaschiges, wissenschaftsbasiertes Produktmonitoring.

Die NRI umfasst nach Angaben des BMEL sechs Handlungsfelder:

1. **„Kinder und Jugendliche stärken.** Im Fokus: Produkte mit Kinderoptik, Säuglings- und Kleinkindernahrung, Schul- und Kitaessen

2. **Zucker reduzieren.** Im Fokus: Absenkung der Gesamtkalorien, Verbesserung der Nährstoffzusammensetzung

3. **Fette reduzieren.** Im Fokus: industrielle trans-Fettsäuren, gesättigte Fettsäuren

4. **Salz reduzieren.** Im Fokus: Salzspitzen, Unterstützung des Handwerks

5. **Forschung und Innovation fördern.** Im Fokus: Ausweitung von Forschungs- und Innovationsvorhaben, transparente Kommunikation

6. **Ernährungskompetenz steigern** Im Fokus: Aufklärungskampagnen, Wissen verständlich vermitteln"[68]

Ziel der Strategie ist es, eine gesundheitsförderliche Ernährung für alle Menschen zu unterstützen und damit den Anteil von Übergewichtigen und Adipösen in der Bevölkerung, insbesondere bei Kindern und Jugendlichen, zu senken sowie die Häufigkeit von ernährungsmitbedingten Krankheiten zu verringern. Das kann erreicht werden, indem die Nährstoffversorgung und Energiezufuhr ausgewogener werden. Vor allem Fertigprodukte, also industriell hochverarbeitete Produkte, stehen im Fokus. Dazu gehören hauptsächlich Erfrischungsgetränke, Frühstückscerealien, Milchprodukte und Brot. „Sie sind Teil eines modernen Lebensstils und können einen hohen Anteil der täglichen Ernährung ausmachen. Nicht selten weisen sie hohe Gehalte an Zucker, Fett und/oder Salz auf. Außerdem stehen speziell an Kinder und Jugendliche gerichtete Lebensmittel im Fokus. Bereits in der frühen Kindheit werden Geschmackspräferenzen geprägt, die einen Einfluss

---

68 https://www.bmel.de/DE/themen/ernaehrung/gesunde-ernaehrung/reduktionsstrategie/reduktionsstrategie-zucker-salz-fette.html

auf spätere Ernährungsgewohnheiten haben können", wie das BMEL im ersten Zwischenbericht schreibt[69]

Es geht also vor allem um Fertigprodukte und darum, deren Nährstoffgehalt zu verändern – hin zu weniger zugesetztem Zucker und Salz sowie Energie-/Kaloriengehalt.

Zum Start unterzeichneten Politik und „teilnehmende Wirtschaftsverbände" eine Grundsatzvereinbarung, in der die Industrie zugesagt hat, die Strategie zu unterstützen. Mit Stand Dezember 2020 hatten nach Angaben des BMEL neun Verbände der Lebensmittelwirtschaft entsprechende Prozess- und Zielvereinbarungen mit ihren Mitgliedsunternehmen getroffen. Das hört sich zunächst gut an. Dazu gehören:

- die Wirtschaftsvereinigung Alkoholfreie Getränke e. V. (wafg)
- der Verband der Getreide-, Mühlen- und Stärkewirtschaft e. V. (VGMS)
- der Milchindustrie-Verband e. V. (MIV)
- das Deutsche Tiefkühlinstitut e. V. (dti)
- **der Bundesverband des Deutschen Lebensmittelhandels e. V. (BVLH) (u. a. ALDI, EDEKA inkl. Netto, Schwarz-Gruppe mit Kaufland und Lidl sowie die REWE Group; die Verpflichtung betrifft die Eigenmarken)**
- der Zentralverband des Deutschen Bäckerhandwerks e. V. (ZVDB)
- der Deutsche Brauer-Bund e. V. (DBB)

---

[69] https://www.bmel.de/SharedDocs/Downloads/DE/Broschueren/zwischenbericht-reduktionsstrategie-zucker-salz-fette-nri.pdf?__blob=publicationFile&v=10

- der Verband Deutscher Mineralbrunnen e. V. (VDM)
- der Verband der deutschen Fruchtsaft-Industrie e. V. (VdF)

Zudem hat der Lebensmittelverband Deutschland e. V als Dachverband die Grundsatzvereinbarung unterzeichnet.

Die Vereinbarung ist lediglich eine Selbstverpflichtung der beteiligten Firmen und Verbände. Eine Pflicht zur Umsetzung, wie es bei einem Gesetz der Fall wäre, gibt es ebenso wenig wie Sanktionen im Fall der Nichteinhaltung. In seinem ernährungspolitischen Bericht aus dem Jahr 2020 teilte das BMEL lediglich mit, dass in diesem Fall „die Möglichkeit regulatorischer Maßnahmen" bestehe, ohne diese näher zu definieren.

Diese Ziele sollen bis zum Jahr 2025 erreicht werden:

- Reduktion des nach Absatz gewichteten Gesamtzuckergehalts in Frühstückscerealien in Kinderoptik um 20 Prozent von 2012 bis 2025
- Zuckerreduktion um 15 Prozent im Median von 2015 bis 2025 in gesüßten Milchprodukten in Kinderoptik sowie in zuckergesüßten Erfrischungsgetränken
- Reduktion des Gehalts von Kalorien oder Zucker in Erfrischungsgetränken und fruchthaltigen Getränken um 15 Prozent bis 2025, im Vergleich zum Jahr 2015
- Abbau von Salzspitzen in Bäckereierzeugnissen, definiert als Salzgehalte von mehr als 25 Prozent oberhalb des Medians im Jahr 2019
- Senkung des durchschnittlichen Salzgehalts in Tiefkühlpizzen auf 1,25 Gramm Salz/100 Gramm bis 2025

- ein geringerer Energiegehalt, der vor allem durch die Reduktion von Zucker erreicht wird

Für industriell verarbeitete Lebensmittel, die nicht in die genannten Kategorien fallen, wurden keine konkreten Reduktionsziele definiert. Anders gesagt: für die allermeisten.

Als Maßnahme innerhalb der NRI hat die damalige Bundesernährungsministerin Julia Klöckner (CDU) im Mai 2020 eine Verordnung erlassen, die den Zusatz von Zucker und anderen süßenden Zutaten in Säuglings- oder Kleinkindertees verbietet.

Ein weiterer Schwerpunkt der NRI ist die Unterstützung von Forschungsvorhaben, wie die sogenannte Reformulierung ihrer Produkte gelingen kann. 11,6 Millionen Euro sind seit 2016 vom BMEL dafür geflossen, unter anderem für Forschungen des Max-Rubner-Instituts (MRI), dem Bundesforschungsinstitut für Ernährung und Lebensmittel.

Das MRI ist zudem zuständig fürs Monitoring, das heißt für die Prüfung, ob sich die Zusammensetzung von „industriell vorgefertigten Produkten" über die Jahre verbessert hat. Dazu erstellte es im Jahr 2016 eine erste Basiserhebung, in der die Zucker-, Fett-, Salz- und Energiegehalte von 18 Produktgruppen mit insgesamt 12.500 Produkten erhoben wurden. Im Jahr 2018 folgte die Basiserhebung für Erfrischungsgetränke. In den Folgejahren kamen weitere Daten und Produkte hinzu.

Das MRI definiert die untersuchten „industriell vorgefertigte Produkte" in seinem ersten Monitoring wie folgt:

„Ein vorgefertigtes, industriell hergestelltes Produkt aus einem oder mehreren Lebensmitteln; dem Produkt sind mindestens Salz (auch Gewürze) und/oder Zucker und/oder Fett zugefügt.

Es ist in verschiedenen Bearbeitungsstufen und in verschiedenen Zustandsformen im Lebensmitteleinzelhandel käuflich erwerblich und verfügt über einen EAN-Code."[70]

Anders gesagt sind die meisten dieser Lebensmittel in der NOVA-Klassifikation hochverarbeitete Produkte der Kategorie #4. Eine Ausnahme bilden manche, wenig verarbeitete Milchprodukte, die in der offiziellen Kategorisierung unter NOVA #3 fallen.

Im Jahr 2019 veröffentlichte das MRI einen ersten Monitoringbericht, der zeigt, was sich seit den Basiserhebungen bei einigen Produktgruppen und -untergruppen geändert hat, für die Zielvereinbarungen der entsprechenden Branchenverbände vorliegen. Bei den gesüßten Joghurtzubereitungen, Quarkzubereitungen und trinkbaren Milchmischerzeugnissen sowie den Erfrischungsgetränken und Frühstückscerealien lag der Fokus auf den Energie- und Zuckergehalten. Grundlage für die Erhebung waren die Nährwertangaben und ab der Folgeerhebung im Jahr 2019 auch die Zutatenliste – beides also Angaben der Hersteller selbst. Alle Zuckerarten wurden erfasst, also neben dem zugesetzten zum Beispiel auch der Milchzucker (Laktose), der natürlicherweise in Milchprodukten enthalten ist, und der Fruchtzucker (Fruktose) in Obst. Bei den Tiefkühlpizzen wurden vor allem die Energie- und Salzgehalte untersucht. Das Monitoring berücksichtigt die Marktgewichtung der Produkte: Es gewichtet also häufig gekaufte Produkte schwerer als weniger beliebte Produkte.

Den zweiten Monitoringbericht veröffentlichte das MRI im April 2021. In diesem wurden die Daten für die Produktgruppen Brot und Kleingebäck, Fleisch und Wurst sowie Riegel (zum Beispiel Müsliriegel,

---

70   https://www.mri.bund.de/fileadmin/MRI/Veroeffentlichungen/S2020.pdf
Fußnote S. 1

Fruchtschnitten) erhoben und mit früheren Ergebnissen verglichen. Dafür wurden fast 5.000 Produkte untersucht, die im Jahr 2020 auf dem Markt waren. Erstmals gingen sogenannte Quetschprodukte ins Monitoring ein: pürierte Produkte, häufig auf Basis von Obst in Plastikbeuteln.

Die Ergebnisse sind eher durchwachsen. Deutliche Verbesserungen gibt es beim Salzgehalt von abgepacktem Brot und Kleingebäck – dieser ist in den vier Jahren „signifikant" gesunken. (Bei Toast zum Beispiel um 8 Prozent.)

Bei den Produkten mit Kinderoptik zeigte sich, dass diese gegenüber vergleichbaren Produkten ohne Kinderoptik überwiegend geringere Energie- und Nährstoffgehalte haben oder zumindest im gleichen Bereich liegen.

Die beliebten Schoko-Müsliriegel enthielten rund 11 Prozent weniger Zucker. Bei den verpackten Wurst- und Fleischwaren haben sich dagegen kaum Verbesserungen ergeben: die Gehalte an Energie, Salz, Fett und gesättigten Fettsäuren sind im Vergleich zur Basiserhebung gleichgeblieben. Snack-Salamis sind die energie-, fett- und salzreichste Produktuntergruppe.

Bei den erstmals untersuchten Quetschprodukten kam heraus, dass die Spannweite beim Zuckergehalt sehr groß ist: Je nach Sorte sind zwischen 6,5 und 16,7 Gramm Zucker pro 100 Gramm enthalten.

Als Fazit zieht das Max-Rubner-Institut in seiner Pressemitteilung zum jüngsten Monitoringbericht, dass weiterhin Produkte in den oberen Bereichen der Energie- und Nährstoffgehalte auf dem Markt sind. Das könne ein Hinweis darauf sein, dass Reduktionen weniger bei auf dem

Markt etablierten Produkten stattfinden, sondern eher das Sortiment um Produkte mit geringeren Gehalten an Energie, Fett, Salz oder Zucker erweitert wird.

Im Dezember 2020 veröffentlichte das Bundesministerium für Ernährung und Landwirtschaft einen Zwischenbericht, der die Ergebnisse des Produktmonitorings aufgreift. Im Vorwort bemerkt die damalige Ernährungsministerin Julia Klöckner immerhin selbstkritisch an: „Dennoch sieht das BMEL in manchen Bereichen weiterhin klaren Handlungsbedarf. So sind an Kinder gerichtete Produkte dahingehend zu reformulieren, dass sie zukünftig weniger Zucker und Energie enthalten als vergleichbare Produkte für Erwachsene. Auch in anderen Produktgruppen sind die Reduktionsanstrengungen zu verstärken und die bereits entwickelte Dynamik entsprechend zu beschleunigen. Darüber ist es sinnvoll bestehende Zielvereinbarungen auszuweiten bzw. neue Zielvereinbarungen zu treffen, um weitere relevante Produktgruppen wie Brot und Backwaren sowie Fleischerzeugnisse zu erfassen."[71]

Die zentralen Ergebnisse laut dem Zwischenbericht des BMEL:

- Bei den gesüßten Milchprodukten (Joghurt- und Quarkzubereitungen) sind sowohl bei den Produkten mit Kinderoptik als auch bei jenen ohne Kinderoptik geringere Energie- und Zuckergehalte als in der Basiserhebung zu verzeichnen. Beispielsweise ist der Zuckergehalt bei Quarkzubereitungen mit Kinderoptik (vermutlich gehören die beliebten „Fruchtzwerge" dazu) zwischen 2016 und 2019 um

---

[71] https://www.bundesregierung.de/breg-de/service/publikationen/nationale-reduktions-und-innovationsstrategie-fuer-zucker-fette-und-salz-in-fertigprodukten-1829450

17,7 Prozent gesunken – von 13 auf 10,7 Gramm pro 100 g. Der Gehalt an Energie (Kalorien) sank um 9,2 Prozent.

- Bei den Erfrischungsgetränken mit Kinderoptik sank der Zuckergehalt von 2018 bis 2019 um 35,1 Prozent – von 7,7 Gramm auf 5 Gramm pro 100 Milliliter. Zum Kaloriengehalt macht der Zwischenbericht keine Angabe, ebenso wenig wie zu Erfrischungsgetränken, die sich nicht explizit an Kinder richten.
- Bei den Frühstückscerealien in Kinderoptik sank der Zuckergehalt zwischen 2016 und 2019 von 28 auf 23,9 Gramm (14,6 Prozent). Der Kaloriengehalt ist nicht gesunken.
- Bei Tiefkühlpizzen gab es im Berichtszeitraum 2018 bis 2020 keine Verbesserungen beim Energie- und Salzgehalt.

Es gab nicht überall Verbesserungen, bzw. sie waren nur minimal, wie etwa bei den Erfrischungsgetränken. Zudem mutmaßt das Max-Rubner-Institut in seinem Bericht zum Produktmonitoring, dass an bestehenden Produkten wenig oder selten etwas verändert wird, dafür neue Produkte entwickelt werden, die eine andere Nährstoffzusammensetzung aufweisen.

Verbände sparen nicht mit Kritik

Immerhin sitzen im Rahmen der NRI viele Akteure aus Gesundheit, Politik, Wirtschaft und Verbraucherschutz, die mit Ernährung zu tun haben, zusammen an einem Tisch – zumindest offiziell. Einige der beteiligten Verbände und Institutionen üben harsche Kritik. So heißt es etwa im „Gesundheitsbericht Diabetes 2020", herausgegeben von der Deutschen Diabetes Gesellschaft und diabetesDE – Deutsche Diabetes-Hilfe:

„Schnell wurde [...] offensichtlich, dass die Einbindung der Wissenschaft wohl hauptsächlich eine Alibifunktion erfüllte. Die konkreten Reduktionsziele und -fristen wurden außerhalb des Runden Tisches zwischen Politik und Industrie ausgehandelt. Das Ergebnis war enttäuschend: Bis 2025 soll der Zuckeranteil in Kinderjoghurts nur um 10 Prozent sinken, in Softdrinks um 15 Prozent und in Kinder-Cerealien um 20 Prozent. Es steht außer Frage, dass die Reduktionsstrategie so keinesfalls das Ziel erreichen wird, den Anteil von Menschen mit Übergewicht und Adipositas zu senken – weder bei Erwachsenen noch bei Kindern und Jugendlichen. Kritikwürdig ist auch die fehlende konkrete Vereinbarung von Sanktionsmaßnahmen seitens des Ministeriums. Die DDG lehnte daher im Februar 2019 eine Teilnahme am Begleitgremium zur Nationalen Reduktionsstrategie ab. Ihrer Einschätzung nach macht es keinen Sinn, derart geringe Zielvorgaben zu monitoren. Den Ausschlag gab auch, dass keine Nachbesserung der Ziele vorgesehen ist und dass die Wissenschaft keinerlei Einfluss auf konkrete Zielvorgaben nehmen kann."[72]

Die Verbraucherzentrale Bundesverband (vzbv) bemängelt, dass jedes Unternehmen der Ernährungswirtschaft seine eigenen Reduktionsziele bestimmen kann. Zudem wünscht sich der vzbv eine transparentere und einheitlichere Kommunikation von allen Beteiligten. So müssten konkrete Reduktionsschritte nachvollziehbar sein und verständlich erklärt werden – und das nicht nur für Produktgruppen insgesamt, wie es das Monitoring des MRI vorsieht, sondern für jedes Produkt einzeln. Zudem fehle bei den Forschungsvorhaben eine gesundheitliche Bewertung. Für wichtig erachtet es der vzbv außerdem, dass Zucker

---

72   https://www.deutsche-diabetes-gesellschaft.de/fileadmin/user_upload/06_Gesundheitspolitik/03_Veroeffentlichungen/05_Gesundheitsbericht/2020_Gesundheitsbericht_2020.pdf

nicht einfach durch Süßstoffe ersetzt wird. Lebensmittel mit Kinderoptik dürften überhaupt keine Süßstoffe enthalten.

Der AOK-Bundesverband, der Berufsverband der Kinder- und Jugendärzte (BVKJ) und die Deutsche Diabetes Gesellschaft (DDG) forderten im Oktober 2020 in einer gemeinsamen Presseerklärung von der Bundesregierung weitere Maßnahmen, um den hohen Zuckerkonsum zu senken. Statt freiwilliger Vereinbarungen forderten sie eine Zuckersteuer auf gesüßte Erfrischungsgetränke und ein Werbeverbot für ungesunde, das heißt überzuckerte und hochkalorische Kinderlebensmittel. Zudem bewerten die drei Verbände die Zwischenergebnisse des Produktmonitorings in einem Punkt sehr kritisch: „Im Rahmen der Nationalen Reduktions- und Innovationsstrategie in Deutschland wurde der Zuckergehalt bei regulären Limonaden durchschnittlich nur um 0,16 Gramm von 9,08 Gramm Zucker pro 100 Milliliter auf lediglich 8,92 Gramm gesenkt. Das sind nicht einmal zwei Prozent. Ähnlich sieht es bei Cola- und Colamix-Getränken aus."[73] Erforderlich sei eine Senkung um mehrere Gramm, nicht Milligramm. Denn: „Kinder und Jugendliche trinken im Durchschnitt bis zu einem halben Liter zuckergesüßte Erfrischungsgetränke pro Tag."[74]

Ein halber Liter Limonade enthält also selbst nach der Reduktion im Durchschnitt noch 44,6 Gramm Zucker. Damit nehmen die Kinder und Jugendlichen schon mehr als die empfohlene Zuckerhöchstmenge laut WHO auf.

Mein persönliches Fazit: Ein Monitoring ist sicherlich hilfreich, um erst einmal zu wissen, was genau in den Fertigprodukten steckt.

---

73 https://www.bvkj.de/politik-und-presse/nachrichten/2-2020-10-27-aok-bvkj-und-ddg-fordern-gesetzgeberische-massnahmen-zur-zuckerreduktion
74 Ebenda

Ebenso, um Veränderungen feststellen zu können. Mit einer entsprechenden Zuckersteuer könnte es dem Staat auch gelingen, seine Steuerungsaufgabe wahrzunehmen und alternativ frische Lebensmittel steuerfrei zu machen.

Immerhin haben einige Lebensmittelfirmen schon innerhalb weniger Jahre reagiert und manche ihrer Produkte geändert – etwa den Zuckergehalt reduziert. In reinen Prozenten ausgedrückt hört sich eine Reduktion um zum Beispiel 17,7 Prozent bei den Quark- und Milchprodukten für Kinder gut an. Sieht man sich die absoluten Zahlen an, meine ich, dass ein sehr hoher Zuckergehalt von 13 Gramm pro 100 Gramm in einen immer noch hohen Zuckergehalt von 10,7 Gramm geändert worden ist. Wenn man bedenkt, dass die WHO für Kinder eine maximale Zuckerzufuhr von 10 Prozent der Kalorienzufuhr oder – je nach Altersstufe – 30 bis 42 Gramm täglich empfiehlt, ist dieses Maß schnell erreicht. Natürlicherweise enthält Quark statistisch nur 4 Gramm Zucker pro 100 Gramm; also ist mehr als die Hälfte des Zuckeranteils zugesetzter Zucker. Auch diesen könnte man Kindern schmackhaft machen – etwa mit Beeren oder dem Lieblingsobst. Diese sind durch den Fruchtzucker auch süß, außerdem gesund, und der darin enthaltene natürliche Fruchtzucker zählt bei der WHO-Empfehlung nicht zu den Zuckerarten, die zu begrenzen sind.

Die reine Fokussierung auf die Nährstoffe und Zutaten sehe ich auch beim Produktmonitoring sehr kritisch. Genauso wie den Fakt, dass nur für einige wenige Lebensmittel bzw. Produkte Reduktionsziele vereinbart worden sind. Was ist mit den vielen anderen, die häufig konsumiert werden? Ganz zu schweigen von der meist vorgefertigten Kost, die Kinder und Erwachsene in Kindergarten, Schule und Kantine vorgesetzt bekommen oder die sie sich im Imbiss holen. Hier fehlt mir der übergreifende, ganzheitliche Ansatz.

Dass die Lebensmittelfirmen den Reduktionszielen freiwillig nachkommen können, sorgt bei mir auch nicht gerade für Vertrauen. Immerhin kündigte der neue Ernährungsminister Cem Özdemir (Bündnis 90/Die Grünen) im Januar 2022 an, verbindliche Reduktionsziele einzuführen. Ob es so weit kommt, werden wir sehen. Ganz besonders vor dem Hintergrund, dass er sich kurz zuvor in den Koalitionsverhandlungen mit seiner Forderung nach einer Zuckersteuer nicht hatte durchsetzen können.

Reformulierung im Fokus der Forschung

Am bundeseigenen Max-Rubner-Institut laufen Forschungen rund um die Frage, wie Lebensmittelprodukte „reformuliert" werden können, um eine günstigere Nährstoffzusammensetzung zu erhalten. Die Herausforderung dabei: Fett, Salz und Zucker einfach wegzulassen oder zu reduzieren, geht bei den meisten Produkten nicht. Fast immer hat einer dieser Nährstoffe mehr als eine Funktion im Produkt. So hemmt beispielsweise Salz im Käse gefährliche Mikroorganismen, Zucker in Milchprodukten beeinflusst die zur Joghurtherstellung nötigen Bakterienkulturen, und Fett ist ein wichtiger Geschmacksträger. Auch die bei der Herstellung eingesetzten Technologien wirken sich laut Max-Rubner-Institut oft in mehrfacher Hinsicht auf das Produkt aus.

Ziele der Reformulierung sind die Reduktion von Fett, Salz und Zucker bzw. der Einsatz von Ersatzprodukten für diese ungünstigen Nährstoffe sowie ein möglichst gleichbleibender Geschmack bei geringerer Verwendung von Salz und Zucker. Dafür werden Verfahren entwickelt und erprobt: so wird zum Beispiel der Fettgehalt in Berlinern und

Donuts reduziert, der Milchzucker in Milchprodukten süßer gemacht, feste Fette durch Rapsöl ersetzt oder die Möglichkeit bei der Herstellung von Frühstückscerealien, dass ein möglichst hoher Anteil der schnell verdaulichen Stärke durch Ballaststoffe ersetzt werden kann.

Teil der Forschung ist auch der Test, wie die reformulierten Produkte bei den potenziellen Konsumenten ankommen.

Diese Forschungen werden aus der Staatskasse bezahlt. Seit dem Jahr 2016 sind 11,6 Millionen Euro dafür bereitgestellt worden. Sie kommen letztendlich der bereits umsatzstarken Lebensmittelindustrie zugute, die mit den am MRI entwickelten Produkten und Verfahren reformulierte Produkte herstellen kann. Einige Lebensmittelfirmen forschen zudem selbst an der Reformulierung und haben manche Produkte bereits verändert – auch schon vor der Verabschiedung der NRI, wozu vielleicht auch Danone mit seinen „Fruchtzwergen" gehört. Leider gibt der Konzern dazu keine genaue Jahreszahl, schreibt auf seiner Internetseite, dass viele seiner Produkte reformuliert werden oder wurden – in kleineren Schritten, weil diese besser von den Verbrauchern akzeptiert würden.

Ich frage mich:

- Warum liegt auch hier wieder der Fokus auf den einzelnen Nährstoffen und industriell hergestellten Produkten?
- Wem nutzt diese vom Staat unterstützte Forschung: den Menschen oder eher der Industrie?
- Werden diese neu entwickelten Technologien und Produkte dazu beitragen, dass die Menschen sich gesünder ernähren

und in der Folge weniger Übergewicht und Folgekrankheiten entwickeln?

- Wäre es nicht sinnvoller, die Verbraucher dabei zu unterstützen, sich naturnah zu ernähren und mehr aus einzelnen, frischen Zutaten zu kochen? Für das Geld, das derzeit ausgegeben wird, kann sicherlich die eine oder andere Ernährungsfachkraft qualifiziert werden. Ich bin mir sicher, dass die (langfristigen) Ausgaben dann immer noch geringer wären.

Ich habe so meine Zweifel an der Sinnhaftigkeit solcher Forschungen. Wie bereits dargestellt ist eine naturnahe Ernährung aus natürlichen, vollwertigen Zutaten das, was am meisten zur Gesunderhaltung und gegen Übergewicht beiträgt. Wer zum Frühstück Haferflocken, Nüsse und Obst isst, nimmt automatisch viele Ballaststoffe (und keinen künstlich zugesetzten Industriezucker) zu sich. Wozu braucht es da Cerealien aus der Fabrik, bei denen der Ballaststoffgehalt künstlich erhöht wurde? Wer sich zudem mit Nüssen sowie Pflanzenölen und Butter ernährt, verzichtet automatisch weitgehend auf ungünstige gehärtete Fette, wie sie in der Industriemargarine und vielen Produkten enthalten sind – von den Keksen bis zur Tütensuppe.

Prävention und Information

Was tut die Politik, um Menschen dabei zu unterstützen, gesund zu werden oder noch besser, gar nicht erst krank zu werden? Prävention ist hier sicherlich eine der wichtigsten Maßnahmen. Verbunden mit der Frage: Wie erreicht man mit Informationen zur gesunden Ernährung und Bewegung die Menschen, die bis jetzt offenbar nicht genügend Wissen und/oder Umsetzungskompetenz haben, um sich gesund zu erhalten.

Wie steht es um die Politik in Sachen Ernährung in Deutschland? Welche (weiteren) Handlungsoptionen hat die Politik?

Diesen Fragen sind Wissenschaftlerinnen und Wissenschaftler der Ludwigs-Maximilians-Universität München (LMU München) und des Leibniz-Instituts für Präventionsforschung und Epidemiologie zusammen mit 55 Fachleuten aus Wissenschaft, Politik und Zivilgesellschaft in einem Forschungsprojekt nachgegangen. Sie erarbeiteten den „Food Environment Policy Index" (Food-EPI), der für Deutschland vom Bundesministerium für Bildung und Forschung (BMBF) finanziert und im Oktober 2021 veröffentlicht wurde. Diese Art der Untersuchung wurde schon in über 40 Ländern durchgeführt. Sie erfasst und analysiert die politischen Rahmenbedingungen in Sachen Ernährung und vergleicht diese innerhalb der Länder. Das Ergebnis: Deutschland bleibt weit hinter seinem Potenzial zurück, es besteht erheblicher Reformbedarf.

Der Food Environment Policy Index gliedert politische Maßnahmen und Regeln, die die Ernährung beeinflussen, in 13 Bereiche mit 47 Indikatoren.

Daraus ergeben sich die politischen Handlungsfelder.

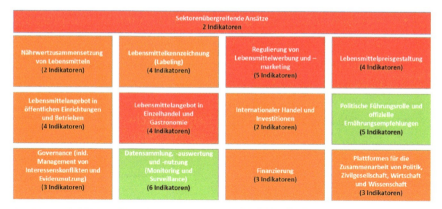

Abbildung 17: Politische Handlungsfelder (Quelle: PEN – Policy Evaluation Network)

Für alle 47 Indikatoren wurde die Ausgangslage in Deutschland erfasst und mit den Best Practices (Erfolgsmodellen) verglichen, wie sie schon in anderen Ländern der ganzen Welt durchgeführt werden. Maßstab der Bewertung war also kein theoretisches Optimum, sondern das, was andernorts bereits praktisch erreicht wurde. Die Ergebnisse sind ernüchternd: Nur in 2 der 13 Bereiche erreicht Deutschland eine mittlere Bewertung (grün), nämlich in den Bereichen „Politische Führungsrolle und offizielle Ernährungsempfehlungen" sowie „Datensammlung, -auswertung und -nutzung". In 7 Bereichen ist der Umsetzungsgrad in Deutschland überwiegend niedrig (orange) in 4 sogar sehr niedrig (rot) – nämlich in den Bereichen „Regulierung von Lebensmittelwerbung und -marketing", „Lebensmittelangebot in Gastronomie und Einzelhandel", „Lebensmittelpreisgestaltung" und „Sektorenübergreifende Ansätze".

Die wichtigsten Forderungen an die deutsche Politik, die sich aus dieser Bewertung ergeben und die dem Bericht zufolge Priorität haben:

- qualitativ hochwertige und gebührenfreie Verpflegung in Kinderbetreuungseinrichtungen und Schulen gemäß Qualitätsstandards, wie sie von der Deutschen Gesellschaft für Ernährung entwickelt wurden

- gesetzliche Regulierung von Lebensmittelwerbung, die sich an Kinder richtet

- gesundheitsförderliche Mehrwertsteuerreform

- nach dem Zuckergehalt gestaffelte Herstellerabgabe auf Süßgetränke und die Verwendung der Einnahmen für die Gesundheitsförderung (zum Beispiel für besseres Essen in Kitas und Schulen)

- verbindliche Umsetzung der DGE-Qualitätsstandards für die Gemeinschaftsverpflegung in weiteren öffentlichen Einrichtungen, darunter Behörden, Hochschulen, Kliniken und Senioreneinrichtungen

- Stärkung ernährungsbezogener Inhalte in der Ausbildung relevanter Berufsgruppen in Kitas, Schulen und medizinischen Einrichtungen

- verbesserte Evaluierung bestehender und zukünftiger Maßnahmen für die Förderung gesunder Ernährung

- verbessertes Monitoring von Ernährungsverhalten und -status durch die Bereitstellung ausreichender finanzieller Mittel für regelmäßige, engmaschige, umfassende und bundesweit repräsentative Erhebungen zum Ernährungsverhalten und des Ernährungsstatus

- verbesserter Wissens- und Erfahrungsaustausch und verbesserte Zusammenarbeit zwischen Politik, Praxis und Wissenschaft durch Schaffung geeigneter Strukturen und Verfahren

- verbessertes Monitoring von Ernährungsumfeldern, einschließlich des Monitorings der Nährwertzusammensetzung verarbeiteter Lebensmittel, dem Ausmaß an Lebensmittelwerbung, Lebensmittelpreisen und dem Lebensmittelangebot

Als weitere Maßnahmen mit geringerer Priorität schlägt der Bericht unter anderem vor:

- Maßnahmen, mit denen der Konsum von Leitungswasser gefördert wird (kostenloses Leitungswasser in der Gemeinschaftsverpflegung, kostenloses oder günstiges Leitungswasser in der Gastronomie etc.)

- Ernährungsbildung in Kindergärten und Schulen

- Maßnahmen kommunaler Ernährungspolitik, u. a. Förderung lokaler Versorgungsketten für frische und gering verarbeitete Lebensmittel durch Bauernmärkte und Hofläden und landwirtschaftliche Direktvermarktung an Schulen und andere öffentliche Einrichtungen

- Regulierung von Lebensmittelwerbung im Allgemeinen

- Vorgaben für den Einzelhandel, zum Beispiel Supermarktkassen ohne „Quengelware": Schokoriegel, Überraschungseier, Kaugummi etc.

- verpflichtende Qualitätsstandards für Kindergerichte in Restaurants und Imbissen, zum Beispiel mit der Vorgabe, dass Kindermenüs Wasser als Standardgetränke sowie mindestens eine Gemüse- oder Obstkomponente zu beinhalten haben
- verbindliche Einführung des Nutri-Scores
- effektive Reformulierung verarbeiteter Lebensmittel (inkl. verbindlicher Vorgaben), auch in der Gastronomie

Alles in allem sind das gute und klare Forderungen an die Politik. Wie die steigenden Diabetes- und Übergewichtszahlen zeigen, kommt das Wissen über gesunde Ernährung trotz diverser Programme (dazu weiter unten mehr) nicht überall an. Vor allem die Schichten mit niedrigerem Bildungsgrad (und in der Folge niedrigerem Einkommen) fehlt es offenbar an Ernährungskompetenz.

Nicht nachvollziehbar finde ich die letzten beiden Punkte. Meine Kritik zum Nutri-Score habe ich ja schon weiter oben geäußert. Zum Thema Reformulierung erfährst du weiter hinten in diesem Kapitel mehr. Ein Punkt gehört meiner Meinung nach nachgeschärft: Bei den Kindergerichten ist nur allgemein von „Obst und Gemüse" die Rede. Kommt dieses nur aus der Konserve, erfüllt der Gastronomiebetrieb die Vorgabe. Wirklich gesund ist das nicht. Ohne den entscheidenden Zusatz „frisch" würde solch eine Vorgabe nichts zur Förderung der gesunden Ernährung beitragen.

Immerhin könnte in den Punkt „Werbung" bald Bewegung kommen: Im Koalitionsvertrag von SPD, Grünen und FDP ist zu lesen: „An Kinder gerichtete Werbung für Lebensmittel mit hohem Zucker-, Fett-

und Salzgehalt darf es in Zukunft bei Sendungen und Formaten für unter 14-Jährige nicht mehr geben."

Ideen, wie die Gesundheit der Menschen verbessert werden kann, haben das Policy Evaluation Network und die WHO in ihren Berichten erläutert. Die WHO hat auch betont, dass es in Deutschland bereits viele Initiativen gibt, die ein gesundheitsförderliches Verhalten unterstützen. Die steigenden Zahlen von Übergewicht und der Folgeerkrankungen sowie der Food-EPI lassen allerdings Zweifel an der Wirksamkeit der bisherigen Projekte und Programme.

Beispielsweise der Wirksamkeit von „IN FORM – Deutschlands Initiative für gesunde Ernährung und mehr Bewegung". Sie wurde 2008 vom Bundesministerium für Gesundheit (BMG) und vom damaligen Bundesministerium für Ernährung, Landwirtschaft und Verbraucherschutz (BMELV) initiiert. Ziel ist, das Ernährungs- und Bewegungsverhalten der Menschen aller Altersgruppen dauerhaft zu verbessern. Dafür werden Projekte (bis zum Jahr 2021: mehr als 250) neu gegründet und bestehende unterstützt und miteinander vernetzt. Zudem entstehen Informationsmaterialien und -kampagnen. „Die Bundesregierung will so einen Beitrag dazu leisten, dass Erwachsene gesünder leben, Kinder gesünder aufwachsen und von einer höheren Lebensqualität sowie einer gesteigerten Leistungsfähigkeit in Bildung, Beruf und Privatleben profitieren. Es geht um die Förderung eines gesunden Lebensstils mit ausgewogener Ernährung und ausreichend Bewegung in allen Lebenswelten."[75]

Für die Zielgruppe Kinder und Jugendliche und den Bereich Ernährung wurden beispielsweise Projekte wie das Medienpaket „Gut

---

75 https://www.bundesgesundheitsministerium.de/themen/praevention/frueherkennung-vorsorge/in-form.html

essen in der Kita" der Verbraucherzentrale Nordrhein-Westfalen, der Kochwettbewerb „Klasse, kochen!" der Bundesanstalt für Landwirtschaft und Ernährung mit TV-Koch Tim Mälzer oder die Informationskampagne „Bio kann jeder – nachhaltig essen in Kita und Schule" gefördert, um nur drei Beispiele zu nennen.

Die Gefahr des Übergewichts ist also erkannt, doch leider noch lange nicht gebannt. Auch das Robert-Koch-Institut mahnte in einer Stellungnahme an, dass der Bereich „Public Health" noch nicht genug im Fokus der Politik stehe – im Jahr 2016 (also zu einer Zeit, in der „IN FORM" schon etwa acht Jahre lang lief): „Deutschland braucht eine langfristige, nationale Public-Health-Strategie! Diese baut sinnvollerweise auf internationalen Vereinbarungen auf und wird gemeinsam von den vielfältigen Akteuren in starker nationaler und internationaler Vernetzung umgesetzt. Ein wichtiges Ziel dieser Strategie kann dabei sein, die Chancen auf eine lange Lebenszeit in guter Gesundheit für alle Bürgerinnen und Bürger unabhängig von Region und sozialer Stellung zu verbessern. Public Health identifiziert fördernde und gefährdende Einflüsse auf die Gesundheit des Einzelnen und der Gesellschaft, entwickelt daraus effektive Interventionsstrategien, implementiert und evaluiert die Maßnahmen auf Bevölkerungsebene. Erfolge werden durch gezielte Veränderungen des Verhaltens der Einzelnen bei gleichzeitiger Anpassung der gesellschaftlichen Verhältnisse erreicht."[76]

Im Juni 2021, also kurz vor der Bundestagswahl, hat die ehemalige Bundesregierung (CDU/SPD) beschlossen, „IN FORM" zu verlängern und neue Schwerpunkte für die Aktivitäten innerhalb des Programms zu setzen, und zwar auf:

---

[76] https://www.thieme-connect.de/products/ejournals/pdf/10.1055/s-0042-116192.pdf

- die ersten 1.000 Tage im Leben,
- die besonderen Bedürfnisse von Kindern sowie
- von Seniorinnen und Senioren.

Interessant finde ich den Schwerpunkt auf die ersten 1.000 Tage, die der Internetseite zufolge auch die Zeit im Mutterleib umfassen. Dass Alkohol, Rauchen und andere Drogen das werdende Kind schädigen, ist inzwischen allgemein bekannt. Welche Auswirkung die Ernährung der Mutter hat – darüber kann noch viel mehr informiert werden. Siehe das Kapitel *Kinderernährung – Was bekommen die Kleinen für einen guten Start ins Leben?*.

Es wird sich zeigen, was von diesen Schwerpunkten wie umgesetzt wird – insbesondere nach dem Regierungswechsel.

Noch einmal zurück ins Jahr 2020: Auch im Zwischenbericht des BMEL zur Nationalen Reduktions- und Innovationsstrategie wird „IN FORM" als „Beitrag zur Stärkung der Ernährungskompetenz" genannt. Ein paar Projekte werden darin beispielhaft vorgestellt, wovon ich eines besonders interessant finde: Lehrmaterialien, in denen sich die Lernenden mit den Vor- und Nachteilen von Fertigprodukten im Vergleich zu selbst zubereiteten Speisen auseinandersetzen. Zielgruppen: deutschsprachige Erwachsene mit geringen Lese- und Schreibfähigkeiten sowie deutschlernende Erwachsene. Dies ist doch mal ein toller Ansatz hin zu einer wirklich gesunden Ernährung, und das bei Menschen, die dabei besonders Unterstützung brauchen! Schade, dass andere Projekte und die Fokussierung auf die Nährstoffe – siehe Nutri-Score und Reduktionsstrategie – diesem guten Ansatz entgegenlaufen.

Mein Fazit zur Frage, was die Politik tut: In Deutschland gibt es schon seit vielen Jahren einige Programme und Projekte, die das Ziel haben, die Ernährungskompetenz zu erhöhen – über alle Altersstufen hinweg und selbst für Erwachsene mit geringeren Deutschkenntnissen. Doch bislang gibt es keine Trendwende bei den Adipositas- und Diabetesraten. Sind die bisherigen Bemühungen der Politik nicht genug? Und wenn ja, woran liegt's? Vielleicht daran, dass sie viele – zu viele – Forderungen von zu vielen Akteuren berücksichtigt und dabei am Ende nicht viel mehr als schale Kompromisse herauskommen? Oder daran, dass die Interessen der Industrie zu stark berücksichtig werden?

Oder wer ist wie in der Verantwortung? Dazu im Folgenden mehr.

POLITIK, ERZEUGER, HERSTELLER, HANDEL, VERBRAUCHER – WER HAT DIE MACHT?

Wie sind die Verbindungen zwischen Politik und Wirtschaft? Klar ist, dass Firmen aus der Lebensmittelindustrie und dem Handel sowie Erzeuger für ihre jeweilige Position Lobbying betreiben. Damit beeinflussen sie die Politik in Sachen Ernährung. Und auch das Verhältnis zwischen Industrie, Handel und Erzeugern bestimmt, was am Ende in den Regalen landet – und vor allem: zu welchem Preis. Nicht nur in Bezug auf den Geldbeutel der Verbraucher, sondern auch auf die Umwelt und das Wohl der Menschen und Tiere.

Lobbyisten im Ernährungsministerium

Die frühere Bundeslandwirtschafts- und Ernährungsministerin Julia Klöckner (CDU) wurde während ihrer Amtszeit (Frühjahr 2018 bis Ende 2020) für ihre Kontakte zu den großen Lebensmittelfirmen kritisiert. So hatte eine Anfrage der Bundestagsfraktion Bündnis 90/Die Grünen von Juli 2019 ergeben, dass sich Klöckner in ihrem ersten Amtsjahr mindestens 25-mal zu Einzelgesprächen mit Konzernen und Vertretern der klassischen Agrar-, Fleisch- und Ernährungswirtschaft getroffen hat. Die Konzerne waren Nestlé, Mars (zwei Gespräche), Bayer Crop Science, Rewe und die Milchwerke Berchtesgadener Land. Von den Verbänden erhielt der Deutsche Bauernverband die meisten Termine, nämlich drei. Umweltverbände und ökologische Landwirtschaft hätten bei den Einzelgesprächen kaum Berücksichtigung gefunden, kritisiert ein Vertreter von Bündnis 90/Die Grünen in der Zeitung „Der Tagesspiegel". Wie aus der offiziellen Drucksache des Bundestags hervorgeht, traf sich Klöckner zwischen Juli und Dezember 2018 zu zwei Einzelgesprächen mit dem Bund Ökologische Lebensmittelwirtschaft (BÖLW) sowie zu jeweils einem Gespräch mit der Deutschen Gesellschaft für Ernährung (DGE), der Tafel Deutschland und 5 am Tag. Weitere Verbände aus dem Umweltschutz, dem Ökolandbau und Nichtregierungsorganisationen aus dem Lebensmittelbereich wurden nicht zu Einzelgesprächen, doch immerhin zu Runden Tischen oder Verbändegesprächen eingeladen, an denen mehrere Organisationen gleichzeitig teilnahmen.

In derselben Drucksache stellt eine Abgeordnete der FDP eine Anfrage an das Ernährungsministerium, inwieweit die Regierung Kenntnisse über die Auswirkungen der Zuckersteuer habe, die in Großbritannien 2018 eingeführt worden ist, zusammen mit der Frage, ob Klöckners Ablehnung einer Zuckersteuer etwas mit diesen Kenntnissen zu tun habe. Für Getränke, die mehr als 5 Gramm Zucker je 100 Milliliter enthalten, sind 0,18 Pfund Sterling (ca. 0,21 Euro, Stand Ende 2021) pro Liter fällig; bei mehr als 8 Gramm erhöht sich die Abgabe auf 0,28 Pfund Sterling (ca. 0,33 Euro, Stand Ende 2021) pro Liter. Zum

Vergleich: In Deutschland enthalten Fanta und Sprite 9 Gramm Zucker pro 100 Milliliter; Coca-Cola bringt es sogar auf 10,6 Gramm.

Die Antwort aus dem Ministerium auf die Anfrage: „Die Bundesregierung beobachtet die Entwicklungen und Erkenntnisse zur Wirksamkeit einer Steuer auf zuckergesüßte Erfrischungsgetränke in anderen Staaten sehr genau. […] Bislang liegen keine wissenschaftlichen Hinweise darauf vor, dass die Einführung einer Steuer auf zuckerhaltige Erfrischungsgetränke in Großbritannien oder in einem anderen Staat zu einer Verringerung der Häufigkeit von Übergewicht und Adipositas sowie von ernährungsmitbedingten Krankheiten geführt hat. Nach Einschätzung der Bundesregierung lässt sich die Einführung einer Steuer auf zuckerhaltige Erfrischungsgetränke auf der Grundlage der derzeit vorliegenden wissenschaftlichen Erkenntnisse nicht begründen. Darüber hinaus sieht der Koalitionsvertrag zwischen CDU, CSU und SPD vom 7. Februar 2018 keine Erhöhung der Steuerbelastung der Bürgerinnen und Bürger vor."[77]

Diese Antwort – besonders der letzte Satz – zeigt, dass sich das Ministerium nicht in allen Details mit der „Zuckersteuer", wie sie in Großbritannien seit April 2018 gilt, auseinandergesetzt hat. Diese Steuer ist nämlich keine Verbrauchersteuer, die die Bürgerinnen und Bürger zahlen. Im Gegenteil: Die Hersteller zuckerhaltiger Getränke werden in die Pflicht genommen, diese zusätzliche Abgabe zu leisten. Zudem ist es ganz schön viel verlangt, für das langfristige Thema Übergewicht nach nur gut einem Jahr schon wissenschaftliche Erkenntnisse zu erwarten. Diese kamen schon kurze Zeit später: Anfang 2020 untersuchte eine Studie der Oxford University, ob sich das Kaufverhalten durch die Herstellerabgabe geändert hat. Sie zeigt,

---

77 https://dserver.bundestag.de/btd/19/117/1911757.pdf

dass der durchschnittliche Zuckergehalt der Softdrinks von 2015 bis 2018 von 4,4 auf 2,9 Gramm pro 100 Milliliter gesunken ist – eine Zuckerreduktion von 30 Prozent pro Kopf und Tag! Zudem sank der Absatz von stark gezuckerten Getränken um die Hälfte, während der Absatz von Wasser und zuckerarmen Getränken um 40 Prozent gestiegen ist. Und das, obwohl ja nicht die Verbraucher mehr zahlen, sondern die Hersteller zuckerhaltiger Getränke.

Ob Hersteller süßer Getränke Einfluss darauf hatten, dass das Bundesministerium für Ernährung und Landwirtschaft die Zuckerabgabe ablehnt, kann natürlich nur gemutmaßt werden.

Seit bzw. schon vor der Einführung dieser Abgabe haben viele Hersteller die Getränke, die sie in Großbritannien verkaufen, reformuliert. Ein Wermutstropfen: Der Zucker wurde häufig durch Süßungsmittel ersetzt. Damit wird eine weitere Intention der Zuckerabgabe – Menschen gar nicht erst an den süßen Geschmack zu gewöhnen – untergraben. (Weitere Gründe, warum Zuckeraustauschstoffe mindestens genauso problematisch sind wie Zucker, hast du bereits im Kapitel *Zucker und Zuckeraustauschstoffe* erfahren.)

Eine Zuckerabgabe bringt also durchaus etwas – nämlich genau die Reformulierung, die, so mein Eindruck, ein Lieblingsprojekt der Ministerin war. Die WHO appelliert sogar schon seit 2016 an alle Regierungen, zuckerhaltige Getränke mit einer Sondersteuer von mindestens 20 Prozent zu belegen. Auch der Food Environment Policy Index fordert eine solche Herstellerabgabe auf Süßgetränke und außerdem, die Einnahmen für die Gesundheitsförderung zu verwenden – zum Beispiel für besseres Essen in Kitas und Schulen. Klar ist auch: Der simple Ersatz von Zucker durch Austauschstoffe ist nicht die Lösung beim Thema Übergewicht. In Großbritannien stehlen sich die Hersteller dadurch aus der Verantwortung und umgehen die Abgabe, was zu Mindereinnahmen führt: Die britische Regierung war zunächst von 520 Millionen Pfund (613 Millionen Euro) an zusätzlichen Steuereinnahmen für die Jahre 2018 und 2019 ausgegangen. Da die Hersteller so schnell reagierten und reformulierten, wird nur noch mit 240 Millionen Pfund (282 Millionen Euro) und weiter sinkenden Einnahmen in der Folgezeit gerechnet. Deutschland könnte aus dieser Erfahrung Großbritanniens lernen und in einem Gesetz klar regeln, dass solch ein Ersatz nicht erlaubt ist.

Der neue Ernährungsminister Cem Özdemir (Bündnis 90/die Grünen) hatte sich kurz nach der Wahl noch für eine Zuckersteuer ausgesprochen. Im Koalitionsvertrag ist dieser Punkt nicht zu finden.

Wird gesunde Ernährung zum Luxusgut?

Bei der Frage, wie wir uns ernähren, hängt vieles vom Umfeld ab. Dazu gehört nicht zuletzt, wie viel Geld man zur Verfügung hat. Auch wenn eine naturnahe Ernährung und das Kochen mit frischen Zutaten günstiger ist als die zahlreichen Fertigprodukte, hat sich gezeigt, dass Menschen mit niedrigerem Einkommen und Bildungsstatus eher übergewichtig sind – sich also mehr von Fertigprodukten, gezuckerten Limos etc. ernähren. Wenn man erst in einer solchen Spirale der schlechten Ernährungsgewohnheiten ist, wird es schwierig, dort wieder herauszukommen. Prävention oder zumindest ein frühzeitiges Gegensteuern ist das Mittel der Wahl, damit weniger Menschen überhaupt in diese Spirale gelangen. Die Politik ist hier in der Pflicht, für die richtigen Rahmenbedingungen zu sorgen.

Was kann die Politik tun, um Menschen zu einer gesünderen Lebensmittelwahl zu motivieren?

Ideen dazu haben unter anderem die besagte WHO-Studie und der Food Environment Policy Index dargestellt und entsprechende Forderungen an die Politik – besonders die deutsche – formuliert:

Dazu gehören eine gesunde Ernährung und Ernährungsbildung in Kitas und Schulen. Eine weitere Idee geht „über das Portemonnaie" – denn bei wem es da nicht so rosig aussieht, schaut genauer, welches Essen sie/er sich leisten kann.

So ist eine weitere Idee, die Mehrwertsteuer auf gesunde, frische Produkte ganz zu erlassen. Bislang haben die meisten Lebensmittel – auch die ungesunden wie Fertiggerichte, Chips und Süßigkeiten – in Deutschland den reduzierten Mehrwertsteuersatz von 7 Prozent, Getränke liegen beim normalen Steuersatz von 19 Prozent.

Diese Forderung wurde im September 2021 wieder von vielen Organisationen geäußert, nachdem bekannt geworden war, dass die Lebensmittelpreise stark angezogen waren – besonders die für frische Lebensmittel. So kostete Gemüse im August 2021 durchschnittlich 9 Prozent mehr als ein Jahr zuvor, Salat sogar fast 38 Prozent. Obst hatte einen moderaten Preisanstieg von 2,5 Prozent. Nach Berechnungen des Statistischen Bundesamts hatten sich Lebensmittel durchschnittlich um 4,6 Prozent innerhalb eines Jahres verteuert.

Das mache es besonders Hartz-IV-Empfängern schwer, sich gesund zu ernähren, meinte der Sozialverband VdK im September 2021. Die Erhöhung des Hartz-IV-Satzes um 3 Euro pro Monat ab Januar 2022 könne diesen Preisanstieg bei Lebensmitteln nicht ausgleichen. Bislang sind im Hartz-IV-Satz für eine erwachsene Person 155 Euro monatlich für Nahrung und Getränke vorgesehen. Das sind pauschal durch 30 Tage geteilt aufgerundet etwa 5,17 Euro täglich. Mir ist schleierhaft, wie damit eine gesunde Ernährung möglich sein kann. Die Deutsche Allianz Nichtübertragbare Krankheiten (DANK) und die Deutsche Diabetes Gesellschaft (DDG) forderten in diesem Zusammenhang, gesunde Lebensmittel wie Obst, Gemüse und Nüsse von der Mehrwertsteuer zu befreien. Damit würde einkommensschwachen Familien der Zugang zu frischem Obst und Gemüse finanziell erleichtert – und somit wäre eine gesunde Ernährung auch für einen Hartz-IV-Empfänger endlich bezahlbar.

„Ernährungswende jetzt anpacken!", appellierte ein Bündnis aus 15 Organisationen an SPD, Bündnis 90/Die Grünen und FDP, die zu dieser Zeit (Oktober 2021) in Koalitionsverhandlungen waren. Neben den sozialen Aspekten wie gesunde und nachhaltige Ernährung für Menschen aller Einkommensklassen standen auch der Umwelt- und Klimaschutz sowie das Tierwohl im Fokus. Als ersten Schritt schlagen die Organisationen vor, eine „Zukunftskommission Ernährung" einzuführen, die bis Ende 2022 ein Leitbild für eine sozial gerechte, gesunde, umwelt- und klimaverträgliche und tierfreundliche Ernährung in Deutschland entwickelt.

Wie es mit Hartz IV weitergeht, ob die neue Bundesregierung etwa stattdessen ein „Bürgergeld" einführt, und wenn ja, in welcher Höhe, bleibt abzuwarten. Im Jahr 2022 sind die Regelsätze für Kinder ab 14 Jahre und Erwachsene um 3 Euro je Monat gestiegen. Für jüngere Kinder gibt es leider nur 2 Euro mehr.

Ich bin gespannt, was aus all den Ideen und Forderungen wird. Und ob die Politik umdenkt – weg von Reformulierung und Nutri-Score, hin zu wirklich gesunder Ernährung für alle.

Schluss mit unfairen Handelspraktiken

Apropos Geldbeutel der Verbraucher: Wer macht eigentlich die Lebensmittelpreise?

In Deutschland beherrschen vier große Handelsketten einen Großteil des Markts – nach Angaben des Bundeskartellamts zusammen mehr als 85 Prozent: Edeka (mit Netto-Markendiscount und NP-Markt), Rewe (mit Penny), die Schwarz-Gruppe (Kaufland und Lidl) sowie Aldi (Nord und Süd). Durch ihre Größe haben sie einen großen Einfluss auf den Markt. Häufig ist zu hören, dass sie die Preise diktieren würden, etwa im Zusammenhang mit Molkereiprodukten.

Schon seit vielen Jahren protestieren Milchbauern gegen Milchpreise, die kaum geeignet sind, ihre Existenz zu sichern. Generell stehen die Landwirte ganz unten in der Lebensmittelkette. Einzelne, kleinere Betriebe haben es noch schwerer, mit den vier „Großen" zu verhandeln, damit ihre Ware zu einem Preis ins Sortiment aufgenommen wird, der für die Erzeuger auskömmlich ist.

Die wenigsten Landwirte verhandeln direkt mit dem Lebensmitteleinzelhandel; das ist meist nur bei Obst und Gemüse der Fall. Die Hauptabnehmer landwirtschaftlicher Produkte sind Molkereien, Mühlen und Schlachthöfe. Sie geben die ausgehandelten Preise dann indirekt an die Erzeuger weiter.

Laut dem bundeseigenen Thünen-Institut kommen von 1 Euro, den ein Lebensmittel im Supermarkt oder Discounter kostet, durchschnittlich nur knapp 21 Cent beim Landwirt an (Stand: Jahr 2018). Vor 20 Jahren waren es noch mehr als 25 Cent. Der Landwirt erhält also 4 Cent (oder 16 Prozent) weniger, und das bei jährlich steigenden Kosten allein durch die Inflation. Im gleichen Zeitraum, also von 1998 bis 2018 lag die gesamte Inflation bei 31,4 Prozent.[78] Inflationsbereinigt wäre somit ein Preis von 33 Cent, also 8 Cent mehr gerechtfertigt.

---

78 https://www.laenderdaten.info/Europa/Deutschland/inflationsraten.php

Ebenso gilt, dass es für kleinere Betriebe oft einen höheren Aufwand und somit steigende Kosten bedeutet, die Bedingungen zu erfüllen, die die Lebensmittelhändler stellen. Etwa wie das Gemüse auszusehen hat, damit es in einer Filiale von Edeka, Rewe und Co. landet.

Doch es geht nicht nur um Preise und die „Schönheit" des Gemüses. Weitere Praktiken, die vor allem kleinere Lieferanten stark benachteiligen, waren immer wieder in der Kritik.

Daher hat die EU im Jahr 2019 eine Richtlinie auf den Weg gebracht, die unfaire Handelspraktiken verbietet. Deutschland setzte – nach längerer Debatte mit den Beteiligten – die sogenannte UTP-Richtlinie (Richtlinie über unlautere Handelspraktiken in den Geschäftsbeziehungen zwischen Unternehmen in der Agrar- und Lebensmittelversorgungskette) schließlich in dem „Gesetz zur Stärkung der Organisationen und Lieferketten im Agrarbereich" mit Wirkung vom 9. Juni 2021 in geltendes Recht um. An manchen Stellen geht dieses Gesetz über die EU-Richtlinie hinaus. So werden bei Milch- und Fleischprodukten, Obst und Gemüse vorerst bis 2025 auch Lieferanten mit bis zu vier Milliarden Euro Jahresumsatz einbezogen – wenn dieser Umsatz maximal 20 Prozent des gesamten Jahresumsatzes des Händlers ausmacht. Geschützt werden so auch viele von Landwirten getragene Vermarktungs- und Verarbeitungsbetriebe, zum Beispiel größere Molkereien.

Alles in allem ist es inzwischen untersagt:

- dass Händler von Lieferanten Geld fürs Lagern fordern;
- dass Händler mit „Vergeltungsmaßnahmen kommerzieller Art" drohen, wenn Lieferanten vertragliche oder gesetzliche Rechte tatsächlich nutzen wollen;

- verderbliche Produkte später als 30 Tage nach der Lieferung zu bezahlen;
- Vereinbarungen nicht schriftlich zu bestätigen, obwohl Lieferanten das wünschen;
- Liefer- und Zahlungsbedingungen einseitig zu verändern;
- nicht verkaufte Waren ohne Bezahlung bzw. ohne Übernahme der Entsorgungskosten an die Erzeuger zurückzuschicken;
- Lieferanten für die Aufnahme ihrer Produkte ins Ladensortiment zur Kasse zu bitten (außer es geht um die Kosten überhaupt zur Markteinführung eines Produkts).

Bei Verstößen drohen Geldbußen von bis 750.000 Euro.

Der Handelsverband Deutschland (HDE) kritisierte das deutsche Gesetz als zu weitgehend. Seiner Meinung nach verhindere es den Wettbewerb um günstige Preise, was sich in höheren Endpreisen im Regal niederschlagen würde.

Schon vor der Umsetzung der Richtlinie in nationales Recht haben Aldi-Nord und -Süd als erste Händler bekannt gegeben, dass sie die UTP-Richtlinie unterstützen.

Ob und wie es helfen wird – vor allem den kleineren, regionalen Erzeugern – wird sich zeigen. Und auch, ob die Verbraucher bereit und fähig sind, für faire Bedingungen und bessere Qualität eventuell mehr zu bezahlen. Wobei ja eine naturnahe Ernährung, wie ich schon an einigen Stellen gezeigt habe, günstiger ist als eine, die aus vielen verarbeiteten Produkten besteht.

REZEPTE UND COUPONS

Backrezepte

Das Sauerteigbrot gehört mittlerweile zum deutschen Kulturgut – besonders die Mischbrote sind in Deutschland sehr beliebt. Über 3.200 gelistete Brotsorten haben dazu geführt, dass die UNESCO im Jahr 2014 die deutsche Brotkultur in das „Bundesweite Verzeichnis des immateriellen Kulturerbes" eingetragen hat. Einige Brotkategorien sind Mischbrot, Toastbrot, Körner- und Saatenbrot, Vollkornbrot, Roggenbrot sowie Weizenbrot.

Brötchen sind dabei als kleine Brote zu betrachten: Die Abgrenzung zwischen Brot und Brötchen bezieht sich auf das Gewicht – die Grenze liegt bei 250 Gramm je Backwerk.

- < 250 Gramm = Brötchen
- > 250 Gramm = Brot

Eine weitere Differenzierung gibt es bei den prozentual auf das Getreide berechneten zugesetzten Fetten und Zuckerstoffen. Besteht das Backwerk zu mehr als 10 Prozent aus diesen Zusätzen, ist es ein „feines Backwerk".

Um ein Brot oder Brötchen zu backen, braucht es ein Triebmittel. Bei Sauerteigbrot ist das Triebmittel, wie der Name es schon vermuten lässt, ein Sauerteig, auch Anstellgut (ASG) genannt. Je älter das Anstellgut ist, desto stärker ist die Triebkraft; recht junge Sauerteige brauchen ein wenig Hefe zur Unterstützung.

Wir empfehlen für all unsere Rezepte, einmal die Woche alle Sauerteige für die Woche zuzubereiten – der wöchentliche Aufwand beträgt so weniger als 10 Minuten. Wenn das Brot oder die Brötchen gebacken werden, wird einfach ein fertiger Sauerteigansatz aus dem Kühlschrank geholt. Fertig!

REZEPTE

ANSTELLGUT/SAUERTEIG (GRUNDREZEPT)

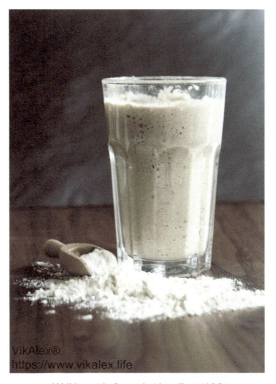

Abbildung 18: Sauerteig/Anstellgut (ASG)

Inhaltsstoffe, sortiert nach den prozentualen Anteilen

- 50 %   Roggenmehl Type 1150
- 50 %   Wasser

Zutatenliste

Sauerteig – erster Ansatz

- 400 g Wasser, ca. 50 °C
- 400 g Roggenmehl Type 1150

Hinweis: Je älter das Anstellgut wird, desto triebstärker wird er. (Bei guter Pflege kann es einige Jahre alt werden!)

Zubereitung

Wichtig: Alles, was genutzt wird, vorher mit kochendem Wasser ausspülen. Es ist wichtig, dass das Endprodukt „Anstellgut/Sauerteig" vollkommen keimfrei ist!

Um einen Sauerteig herzustellen, muss er in regelmäßigen Abständen „angefüttert" werden. Unsere Anweisungen der „Fütterungen" sind im 24-Stunden-Takt dargestellt. (Wenn es mal 23 oder 25 Stunden sind, wird der Sauerteigansatz auch funktionierten.)

Tag 1: Start

50:50 mischen und abdecken (ergibt ca. 100 g)
- 50 g Wasser
- 50 g Roggenmehl Type 1150

Tag 2: Füttern

Sauerteigansatz mit 50:25:25 anfüttern und abdecken (ergibt ca. 200 g)
- 100 g Ansatz vom Vortag mit
- 50 g Wasser verrühren.
- 50 g Mehl hinzugeben und unterrühren.

Tag 3: Füttern

Sauerteigansatz mit 50:25:25 anfüttern und abdecken (ergibt ca. 400 g)
- 200 g Ansatz vom Vortag mit
- 100 g Wasser verrühren.
- 100 g Mehl hinzugeben und unterrühren.

Tag 4 bis Tag 7: Füttern

Jeden Tag 25 g vom Sauerteigansatz des jeweiligen Vortages abnehmen und im Verhältnis 25:50:50 weiterverarbeiten. Der Rest wird nicht mehr gebraucht. Er kann im Kühlschrank aufbewahrt und später beim Brotbacken mitverwendet werden.

ca. an Tag 7 schafft es der Sauerteigansatz, sein Volumen binnen 20 Stunden zu verdoppeln. Wenn das erreicht ist, ist er fertig. Manchmal schafft er es schon an Tag 5 und manchmal erst an Tag 10. Ab jetzt wird er in einem größeren Glas „gehalten".

ca. ab Tag 8: Um den fertigen Sauerteig am Leben zu halten, solltest du ihn mindestens einmal die Woche füttern. Dabei ist es von Zeit zu Zeit wichtig, dass er in ein sauberes (ausgekochtes) Glas umzieht.

ROGGENMISCHBROT (GRUNDREZEPT)

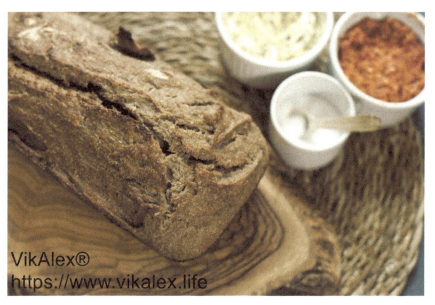

Abbildung 19: Roggenmischbrot

Inhaltsstoffe, sortiert nach den prozentualen Anteilen

- 43,53 % Wasser
- 27,99 % Roggenmehl (77,78 % Vollkorn, 22,22 % Type 1150)
- 21,77 % Weizenvollkornmehl
- 6,22 %   Dinkelvollkornmehl
- 0,5 %   Meersalz

Zutatenliste für 1 Brot

Vorteig (Sauerteig)

- 1 TL   Anstellgut (ASG) vom Sauerteigansatz
- 60 g   Roggenmehl Type 1150
- 60 g   Wasser, ca. 50 °C

Hauptteig

- 1 St.   Vorteig
- 300 g   Wasser, ca. 50 °C
- 175 g   Weizenvollkornmehl
- 175 g   Roggenvollkornmehl
- 50 g   Dinkelvollkornmehl
- ½ TL   Meersalz

Zubereitung

1. Den Vorteig anrühren **(8–24 Stunden Gare)**

    - Das Anstellgut (ASG) mit dem Wasser in einem stabilen Glas (Latte-Macchiato-Glas) mit einem Longdrink-Löffel verrühren, sodass sich dieses weitestgehend auflöst.
    - Das Mehl mit dem Löffel einrühren.
    - Den Vorteig (locker) abgedeckt in der Küche **8–24 Stunden stehen** lassen (am besten über Nacht).

    Hinweis: Wichtig ist, dass es keine Zugluft gibt und die Raumtemperatur bei über 20 °C liegt.

2. Den Hauptteig kneten (**2 Stunden Stockgare/Stückgare**)

- Den Vorteig mit 300 ml Wasser (50 °C) mit der Küchenmaschine auf halber Stufe mit dem Knethaken verrühren.
- Währenddessen die restlichen Zutaten in einer separaten Schüssel abwiegen.
- Die restlichen Zutaten in die Rührschüssel hinzugeben und auf mittlerer Stufe (bei uns Stufe 4 von 7 Stufen) **5 Minuten kneten**.
- Den fertigen Teig mit der Teigschaberkarte in die Brotbackform geben und abgedeckt im ausgeschalteten Backofen **2 Stunden ruhen** lassen (**Stockgare/Stückgare**).

Hinweis: Die Länge der Gare ist davon abhängig, wie jung, bzw. wie alt das Anstellgut (ASG) bereits ist.

3. Das Brot backen

- Den Backofen auf **250 °C Umluft** vorheizen.
- Währenddessen den Teigling mit einem Schuss Wasser übergießen.
- Den Teigling im vorgeheizten Backofen **50 Minuten backen**.
  - 30 Minuten bei 250 °C mit Deckel
  - 20 Minuten bei 200 °C ohne Deckel
- Das fertiggebackene Brot sofort nach dem Backen aus der Form lösen und auf dem Backofenrost auskühlen lassen.

HAFERKEKSE

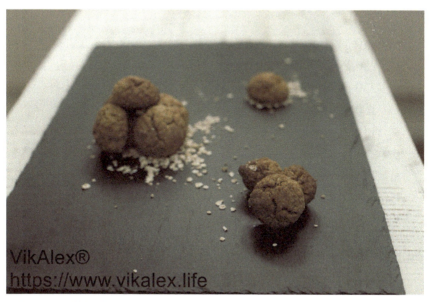

Abbildung 20: Haferkekse

Inhaltsstoffe, sortiert nach den prozentualen Anteilen

- 45,36 %   Haferflocken
- 30,84 %   Butter
- 9,96 %   Zucker (91,04 % Rohrohr, 8,96 % raffiniert)
- 9,07 %   Eier
- 4,54 %   Weizenmehl Type 405
- 0,18 %   Natron/Backsoda
- 0,04 %   Meersalz
- 0,01 %   Vanilleschote

Zutatenliste für 70 Kekse

Keksteig

- 340 g   Butter
- 250 g   Haferflocken zart
- 250 g   Haferflocken kernig
- 100 g   Rohrohrzucker
- 1 TL   Vanillezucker
- 2   Eier
- 1 Prise Meersalz
- 50 g   Weizenmehl Type 405
- 2 g   Natron bzw. Backsoda

Zubereitung

1. Den Backofen auf **175 °C** Umluft vorheizen.

2. Die Butter im Kochtopf auf mittelgroßer Stufe (bei uns Stufe 5 von 9 Stufen) zerlassen.

3. Den Herd ausschalten.

4. Die Haferflocken zu der zerlassenen Butter hinzugeben und verrühren.

5. Die Eier, das Meersalz sowie den Rohrohr- und den Vanillezucker in der Küchenmaschine mit dem Flexi-Rührbesen verrühren.

6. Das Butter-Haferflocken-Gemisch in die Eier-Zucker-Masse einrühren.

7. In einer separaten Schüssel die trockenen Zutaten (Mehl und Natron) vermengen und hinzugegeben.

8. Den Teig weiterrühren, bis die Konsistenz cremig ist.

   Hinweis: Wenn der Teig zu ölig wirkt, einfach ein paar weitere Haferflocken hinzufügen.

9. Die Teigmasse mit den Kochhandschuhen zu kleinen Kugeln mit je ca. 2,5 Zentimetern Durchmesser formen und in die Mulden der Silikon-Cakepops-Backform legen.

10. Im vorgeheizten Backofen **20 Minuten backen**.

11. Die Kekse vor dem Verzehr mindestens **30 Minuten abkühlen** lassen – am besten über Nacht.

    Hinweis: Je länger die Kekse abkühlen, desto besser schmecken sie.

12. Die abgekühlten Kekse können in einer Vorratsdose aufbewahrt werden.

Coupons

Coupons/Supports – Back mal! | VikAlex®

10 % Rabatt auf den Warenkorbwert bei „Back mal!"*

Gutscheincode: VIKALEXWEIDMANN

Coupons/Supports – Vanillekiste | VikAlex®

5 % auf den Warenkorbwert bei Vanillekiste*

Coupon-Code: weidmann5

NACHWORT

Liebe Leserin, lieber Leser, danke, dass Du dich für die nicht ganz leichte Kost dieses Buchs interessiert und es bis zum Ende gelesen hast. Ich hoffe, dass die Informationen darin etwas bei dir bewegen werden: dass Du den Weg zur naturnahen Ernährung und so wie wir zu einem gesünderen, bewussteren und glücklicheren Leben finden wirst (und gleichzeitig deine Lebensmittelkosten reduzieren kannst). Nachdem ich mich vor einigen Jahren intensiv mit dem NOVA-Konzept befasst und mir eine Menge theoretische Kenntnisse darüber angeeignet hatte, fing die Arbeit erst richtig an: nämlich die Übertragung und Anpassung von NOVA auf und an die Gegebenheiten in Deutschland – wobei ich (zu Recht, finde ich!) ein besonders kritisches Auge auf den Aspekt „zugesetzter Zucker" hatte. Diese in jahrelanger Theorie und Praxis gewonnenen Erkenntnisse wollte und will ich nicht für mich behalten, sondern mit so vielen Menschen wie möglich teilen – deshalb war es mir besonders wichtig, aufzuzeigen, wie das Ganze in der Praxis funktioniert. Wenn mir das mit diesem Buch gelungen ist, bin ich glücklich, so wie über die vielen positiven Veränderungen in unserer Küche und in unserem Haushaltsbuch, die ich mit konkreten Zahlen untermauern kann! Dieses Projekt ist einer meiner Herzenswünsche und gehört definitiv zu meinen Big Five for Life, und ich werde weiter daran arbeiten. Wenn du mehr von und über uns und VAS hören möchtest, freue ich mich, dich auf der Webpage von VikAlex® begrüßen zu dürfen!

QUELLENVERZEICHNIS

Quellen Kapitel NOVA-Klassifikation

https://www.cambridge.org/core/journals/public-health-nutrition/article/un-decade-of-nutrition-the-nova-food-classification-and-the-trouble-with-ultraprocessing/2A9776922A28F8F757BDA32C3266AC2A (abgerufen am 01.02.2022)

http://archive.wphna.org/wp-content/uploads/2016/01/WN-2016-7-1-3-28-38-Monteiro-Cannon-Levy-et-al-NOVA.pdf (abgerufen am 01.02.2022)

https://www.ernaehrungs-umschau.de/news/12-02-2020-4-stufen-system-fuer-lebensmittel-nach-dem-verarbeitungsgrad/ (abgerufen am 01.02.2022)

https://www.ernaehrungs-umschau.de/print-news/08-04-2020-4-stufen-system-fuer-lebensmittel-nach-dem-verarbeitungsgrad (abgerufen am 01.02.2022)

https://fet-ev.eu/lebensmittelstufen/ (abgerufen am 01.02.2022)

https://www.bundesregierung.de/breg-de/aktuelles/zusatzstoffe-in-lebensmitteln-478822 (abgerufen am 01.02.2022)

https://world-de.openfoodfacts.org (abgerufen am 01.02.2022)

https://www.ncbi.nlm.nih.gov/pmc/articles/PMC5787353/ (abgerufen am 01.02.2022)

https://www.dietaryguidelines.gov/sites/default/files/2021-03/Dietary_Guidelines_for_Americans_2020-2025.pdf (abgerufen am 03.02.2022)

Monteiro, C.A., Cannon, G., Lawrence, M., Costa Louzada, M.L. and Pereira Machado, P. 2019. Ultra-processed foods, diet quality, and health using the NOVA classification system. Rome, FAO. https://www.fao.org/3/ca5644en/ca5644en.pdf (abgerufen am 08.02.2022)

https://www.republik.ch/2021/10/11/wenn-essen-krank-macht (abgerufen am 21.03.2022)

Cutler, David, M., Edward L. Glaeser, and Jesse M. Shapiro. 2003. "Why Have Americans Become More Obese?" Journal of Economic Perspectives, 17 (3): 93-118. abrufbar unter https://pubs.aeaweb.org/doi/pdfplus/10.1257/089533003769204371 (abgerufen am 21.03.2022)

https://okäse.de/pages/geschuetzte-ursprungsbezeichnung-aop-dop (abgerufen am 13.10.2022)

https://das-kaeseportal.de/kaese-geschuetzte-ursprungsbezeichnung-g-u-aoc-aop-register-a-z/ (abgerufen am 13.10.2022)

Quellen zum Thema Einkäufe und Haushaltsbuch

https://www.bmel.de/DE/themen/ernaehrung/lebensmittelverschwendung/studie-lebensmittelabfaelle-deutschland.html;jsessionid=2F03BFF11BD63A82CF82E6FB58DFD9EE.live831

https://www.destatis.de/DE/Presse/Pressemitteilungen/2021/12/PD21_584_321.html;jsessionid=A99B8ADF00924E410ED47635F4632C20.live722 (abgerufen am 02.02.2022)

https://www.sparkasse.de/service/finanzlexikon/haushaltsbuch.html (abgerufen am 02.02.2022) (abgerufen am 28.02.2022)

https://referenzbudgets.beratungsdienst-guh.de/ (abgerufen am 28.02.2022)

Quellen Kapitel Backen

https://www.baeckerhandwerk.de/baeckerhandwerk/zahlen-fakten/brotverbrauch-und-brotkorb-der-deutschen/ (zuletzt abgerufen am 06.02.2022)

https://www.brotinstitut.de/brotinstitut/zahlen-und-fakten-zu-brot/ (abgerufen am 06.02.2022)

https://www.ndr.de/ratgeber/verbraucher/Brot-Sorten-Zutaten-Rezepte,brot313.html (abgerufen am 06.02.2022)

Instagram-Kanal von NDR Niedersachsen zum Tag des Brots am 16.10.2021 https://www.instagram.com/p/CVFPwSYq4g9/?utm_medium=share_sheet (abgerufen am 06.02.2022)

Broschüre „OHNE MEHL ist nichts gebacken" vom Verband Deutscher Mühlen, Berlin, 2014

https://www.muehlen.org/fileadmin/Dateien/8_Presse_Service/3_Publikationen/1_Dokumente/VDM_Broschuere_Ohne_Mehl_ist_nichts_gebacken_2014.pdf (abgerufen am 18.03.2022)

Quellen Kapitel Getränke

Bas Kast: Der Ernährungskompass: Das Fazit aller wissenschaftlichen Studien zum Thema Ernährung - Mit den 12 wichtigsten Regeln der gesunden Ernährung. Bertelsmann, 2018 (Seite 198)

Wasser

Wenn nicht anders angegeben alle Quellen zwischen Juli und Dezember 2021 abgerufen und überprüft.

https://www.fitforfun.de/wissen/welche-lebensmittel-haben-einen-hohen-wassergehalt-261184.html (31.01.2022)

https://de.wikipedia.org/wiki/Bonaqa

https://utopia.de/ratgeber/kann-man-leitungswasser-deutschland-wirklich-trinken/

https://www.verbraucherzentrale.de/leitungswasser-fragen-und-fakten-zu-dem-idealen-getraenk-34783

https://www.umweltbundesamt.de/umwelttipps-fuer-den-alltag/essen-trinken/trinkwasser#hintergrund

https://www.xn--wasserqualitt-trinkwasserqualitt-wyct.de/wasser-qualitaet/laender/oesterreich

https://www.handelsblatt.com/unternehmen/handel-konsumgueter/lebensmittelkonzern-nestle-stellt-vittel-lieferung-an-lidl-ein-warum-mineralwasser-zum-auslaufmodell-wird/27713500.html (31.01.2022)

Erfrischungsgetränke

https://de.wikipedia.org/wiki/Cola

Milch

https://www.kinderarzt-augsburg.de/baby/ernaehrung/folgemilch/

https://food-detektiv.de/lexikon/?lex_search=Kindermilch

Saft

https://www.mdr.de/mdr-garten/geniessen/mundraub-obst-strassenrand-pfluecken-streuobstwiese-100.html (31.01.2022)

Quellen Kinderernährung

Hans-Ulrich Grimm: Gesundes Essen für unsere Kinder. Was schädlich ist für sie und was ihnen gut tut. Droemer Knaur 2019

Alle Quellen zwischen August und Oktober 2021 abgerufen.

https://www.euro.who.int/de/health-topics/disease-prevention/nutrition/news/news/2019/3/new-who-study-shows-more-action-needed-to-monitor-and-limit-digital-marketing-of-unhealthy-products-to-children

https://www.diabetesde.org/pressemitteilung/kinder-sehen-pro-tag-15-werbungen-ungesundes-essen

https://www.lebensmittel-forum.de/faq/forum-lebensmittel-und-ernaehrung/was-ist-eine-phenylalaninquelle-54027

https://de.wikipedia.org/wiki/Mikrozephalie

https://www.gmx.net/magazine/ratgeber/essen-trinken/geschmacksvorlieben-bilden-mutterleib-36325530

https://www.mri.bund.de/fileadmin/MRI/Themen/Stillkommission/Stellungnahme_2015_s3-Leitlinie_Allergiepraevention.pdf

https://saeuglingspflege-blog.de/blog/geschichte-der-pulvermilch/

https://de.wikipedia.org/wiki/Justus_von_Liebig

https://www.babyartikel.de/magazin/oekotest-babybrei-2021

https://utopia.de/ratgeber/oeko-test-babynahrung-mit-schadstoffen-statt-gemuese

Werbung

https://www.ernaehrungs-umschau.de/print-artikel/12-10-2015-verbraucherschutz-kritik-an-marketing-fuer-kinderlebensmittel/

https://www.verbaende.com/news.php/Europaweite-freiwillige-Selbstbeschraenkung-fuer-Werbung-an-Kinder-gescheitert--EU-Pledge-ist-Feigenblatt-fuer-Lebensmittelindustrie?m=89892

https://www.owm.de/themen/werbefreiheit-verantwortung/selbstregulierungsinitiativen/eu-pledge

https://eu-pledge.eu/our-members/

https://www.foodwatch.org/fileadmin/Themen/Kinderlebensmittel/Dokumente/2015-08-24_foodwatch-Studie_Kindermarketing_EU_Pledge_auf_dem_Pruefstand_final_WEB.pdf

https://www.jpi-pen.eu/images/reports/Food-EPI_Germany_Evidence_Report.pdf

https://www.spiegel.de/wirtschaft/service/werbung-in-der-kita-wir-lassen-die-kinder-nicht-mehr-los-a-693192.html

https://www.rosepartner.de/verbotene-werbung-werbeverbot.html

https://www.lehrerseite.com/sponsoring/

https://www.agentur-jungesherz.de/werbung-an-schulen/

https://www.vzbv.de/sites/default/files/downloads/2020/03/11/20-03-05_wirtschaft_in_schule_ak_vz_positionspapier_und_anhang.pdf

https://www.dge.de/fileadmin/public/doc/fb/19-04-29-KoKreis-EB-RV.pdf

https://www.dsa-youngstar.de/kindergartenmarketing/

Verpflegung und Ernährungsbildung

https://gruene-fraktion-nrw.de/2021/11/nrw-isst-besser-ernaehrungsstudie-der-gruenen-landtagsfraktion-nrw

Quellen Nutri-Score

Sofern nicht anders genannt wurden alle Quellen zwischen Mai und August 2021 abgerufen.

https://www.bewussterernaehren.de („Präsentiert von Danone")

https://de.openfoodfacts.org/nutriscore

https://www.suedostschweiz.ch/wirtschaft/2020-04-28/nestle-setzt-sich-fuer-nutri-score-auf-eu-ebene-ein

https://herbstlust.de/nutri-score/

https://www.bmel.de/DE/themen/ernaehrung/lebensmittel-kennzeichnung/freiwillige-angaben-und-label/nutri-score/nutri-score_node.html

https://www.bmel.de/DE/themen/ernaehrung/lebensmittel-kennzeichnung/freiwillige-angaben-und-label/nutri-score/naehrwertkennzeichnung-hilfestellungen.html

https://www.nestle.de/ernaehrung/nutri-score

https://www.nestle.de/ernaehrung/nutri-score/einfuehrung-und-umsetzung-nutri-score-nestle

https://ernaehrungsstudio.nestle.de/ernaehrungwissen/naehrwertkennzeichnung-und-nutri-score

https://ernaehrungsstudio.nestle.de/fachkraefte/publikationen/kennzeichnungssystem-nutri-score

https://www.ernaehrungs-umschau.de/fileadmin/Ernaehrungs-Umschau/Branchenverzeichnis/Danone/N7011_Nutriscore_Flyer_180406_print-1.pdf

https://www.verbraucherzentrale-bawue.de/wissen/lebensmittel/kennzeichnung-und-inhaltsstoffe/nutriscore-erweiterte-naehrwertkennzeichnung-jetzt-erlaubt-36561

https://www.verbraucherzentrale.sh/wissen/lebensmittel/kennzeichnung-und-inhaltsstoffe/nutriscore-erweiterte-naehrwertkennzeichnung-jetzt-erlaubt-36561

https://www.oekotest.de/essen-trinken/Nutri-Score-Die-Lebensmittelampel-ist-da--bleibt-aber-freiwillig_600906_1.html

https://www.danone.de/nachhaltigkeit/health/bewusstere-entscheidungen.html

https://www.fruchtzwerge.de/fruchtzwerge/nutri-score.html

https://www.foodwatch.org/de/informieren/ampelkennzeichnung/mehr-zum-thema/nutri-score-die-wichtigsten-fragen-antworten/

https://lebensmittelpraxis.de/industrie-aktuell/26613-nutri-score-europaeische-loesung-2020-02-28-10-41-46.html (abgerufen am 7.9.2021)

https://lebensmittelpraxis.de/industrie-aktuell/31471-lebensmittelkennzeichnung-nutri-score-vermehrt-genutzt.html (abgerufen am 7.9.2021)

https://lebensmittelpraxis.de/industrie-aktuell/28216-nutri-score-versagt-bei-gesunden-pflanzen oelen-2020-08-20-08-58-25.html (abgerufen am 7.9.2021)

https://www.lebensmittelverband.de/de/verband/positionen/zehn-gruende-gegen-ampel

https://www.spiegel.de/wirtschaft/service/kennzeichnung-lebensmittelindustrie-will-kreise-statt-ampeln-a-1262371.html

https://de.wikipedia.org/wiki/N%C3%A4hrwertkennzeichnung (abgerufen am 18.01.2022)

https://www.bundesregierung.de/breg-de/aktuelles/naehrwertkennzeichnung-ist-pflicht-348186 (zuletzt abgerufen am 18.01.2022)

https://www.lebensmittelklarheit.de/informationen/kennzeichnung-unverpackter-waren (abgerufen am 18.01.2022)

https://eur-lex.europa.eu/legal-content/DE/TXT/?uri=CELEX:32011R1169 (abgerufen am 18.01.2022)

https://www.vzbv.de/sites/default/files/hintergrundpapier_naehrwertangaben_final.pdf (abgerufen am 19.01.2022) https://www.zeit.de/news/2021-11/05/nach-einem-jahr-244-firmen-wollen-logo-nutri-score-nutzen (abgerufen am 20.01.2022)

https://www.verbraucherzentrale-bawue.de/pressemeldungen/presse-bw/happy-birthday-nutriscore-66765 (abgerufen am 20.01.2022)

https://www.foodwatch.org/de/aktuelle-nachrichten/2021/protestaktion-industrielobby-muss-farbe-bekennen (abgerufen am 21.01.2022)

Quellen Kapitel Lebensmittelindustrie

https://www.republik.ch/2021/10/11/wenn-essen-krank-macht (abgerufen am 15.10.2021)

https://de.wikipedia.org/wiki/Louis_Pasteur#Pasteurisierung (abgerufen am 18.10.2021)

https://www.bmel.de/SharedDocs/Downloads/DE/Broschueren/ZeitreiseErnaehrung.html?__blob=publicationFile (abgerufen am 18.10.2021)

https://de.wikipedia.org/wiki/Lebensmittelkonservierung (abgerufen am 18.10.2021)

https://www.biologie-seite.de/Biologie/Lebensmittelindustrie (abgerufen am 18.10.2021)

https://de.wikipedia.org/wiki/Tiefk%C3%BChlkost (abgerufen am 18.10.2021)

https://www.faz.net/aktuell/wirtschaft/industrialisierung-der-ernaehrung-von-erbswuersten-und-kuehlschraenken-11538760.html (abgerufen am 18.10.2021)

https://www.technoseum.de/fileadmin/media/pdf/mupaed-material/Unser_taeglich_Brot_Unterrichtsmaterialien.pdf (abgerufen am 19.10.2021)

https://www.20min.ch/story/fertigmahlzeit-erfinder-ist-gestorben-167847334564 (abgerufen am 19.05.2022)

https://www.maggi.de/ueber-maggi/historie/ (abgerufen am 19.10.2021)

https://orf.at/v2/stories/2240812/2240808/ (abgerufen am 19.10.2021)

https://www.nzz.ch/wirtschaft/ein-apothekergehilfe-schreibt-markengeschichte-1.18356462 (abgerufen am 19.10.2021)

https://www.oetker.com/de/unternehmen/geschichte/von-damals-bis-heute (abgerufen am 19.10.2021)

https://www.bahlsen.com/de/de/ueber-uns (abgerufen am 19.10.2021)

https://de.wikipedia.org/wiki/Herd (abgerufen am 20.10.2021)

https://utopia.de/ratgeber/lebensmittel-zutatenliste-zutatenverzeichnis-richtig-lesen (abgerufen am 21.10.2021)

https://www.bvl.bund.de/DE/Arbeitsbereiche/01_Lebensmittel/04_AntragstellerUnternehmen/04_Zusatzstoffe/lm_zusatzstoffe_Zulassung_node.html (abgerufen am 21.10.2021)

https://www.zusatzstoffe-online.de/was-sind-lebensmittelzusatzstoffe/ (abgerufen am 21.10.2021) https://www.lebensmittelklarheit.de/informationen/was-die-zutatenliste-verraet-und-wo-sie-schweigt (abgerufen am 21.10.2021)

https://www.bfr.bund.de/de/presseinformation/2021/38/bunt__haltbar_und_intensiv_im_geschmack___was_denkt_die_bevoelkerung_ueber_zusatzstoffe_in_lebensmitteln_-282408.html (abgerufen am 25.10.2021)

https://food-detektiv.de/zusatzstoffe/?enummer=Natriumferrocyanid (abgerufen am 21.10.2021)

https://de.wikipedia.org/wiki/Citronens%C3%A4ure (abgerufen am 21.10.2021)

https://www.oekolandbau.de/verarbeitung/produktion/zusatz-und-hilfsstoffe/rechtliche-grundlagen/neue-hilfs-und-zusatzstoffe-erlaubt/ (abgerufen am 22.10.2021)

https://de.wikipedia.org/wiki/Richtlinie_2003/89/EG_(Allergenkennzeichnungsrichtlinie) (abgerufen am 22.10.2021)

https://food-detektiv.de/zusatzstoffe/?enummer=Phosphors%C3%A4ure (abgerufen am 22.10.2021)

https://praxistipps.focus.de/salz-ohne-rieselhilfen-das-sollten-sie-wissen_111291 (abgerufen am 22.10.2021)

https://www.ndr.de/ratgeber/verbraucher/Mehl-im-Test-Unterschiede-bei-der-Qualitaet,mehl104.html (abgerufen am 22.10.2021)

https://food-detektiv.de/zusatzstoffe/?enummer=johannisbrotkernmehl (abgerufen am 22.10.2021)

https://food-detektiv.de/zusatzstoffe/?enummer=guarkernmehl (abgerufen am 22.10.2021)

https://www.brotexperte.de/brotzutaten/zusatzstoffe-im-brot/ (abgerufen am 22.10.2021)

https://www.efsa.europa.eu/en/consultations/call/call-technical-and-toxicological-data-silicon-dioxide-e-551-uses (abgerufen am 25.10.2021)

https://www.bfr.bund.de/cm/343/saeuglinge-kleinkinder-und-kinder-koennen-die-gesundheitlichen-richtwerte-von-phosphaten-%C3%BCberschreiten.pdf (abgerufen am 25.10.2021)

https://www.bfr.bund.de/cm/343/aktualisierte-hoechstmengenvorschlaege-fuer-vitamine-und-mineralstoffe-in-nahrungsergaenzungsmitteln-und-angereicherten-lebensmitteln.pdf (abgerufen am 25.10.2021)

https://www.bve-online.de/presse/infothek/publikationen-jahresbericht/bve-statistikbroschuere2021 (abgerufen am 19.10.2021)

https://de.wikipedia.org/wiki/Lebensmittelindustrie (abgerufen am 20.09.2021)

https://de.wikipedia.org/wiki/Lebensmittelherstellendes_Gewerbe (abgerufen am 20.09.2021)

https://utopia.de/groesste-lebensmittelkonzerne-114604/ (abgerufen am 20.09.2021)

https://de.wikipedia.org/wiki/S%C3%BC%C3%9Fstoff (abgerufen am 20.09.2021) https://www.destatis.de/DE/Methoden/Klassifikationen/Gueter-Wirtschaftsklassifikationen/Downloads/gp-19-abt-10.pdf;jsessionid=77FBC75572D0B57534C4E14FD51AE814.live721?__blob=publicationFile (abgerufen am 20.09.2021)

https://de.statista.com/outlook/cmo/lebensmittel/weltweit (abgerufen am 20.09.2021)

Grafik: https://www.visualcapitalist.com/illusion-of-choice-consumer-brands/ auf der Basis eines Berichts von Oxfam (abgerufen am 19.10.2021)

https://www.spiegel.de/thema/lebensmittelindustrie/ (abgerufen am 19.10.2021)

https://www.spiegel.de/wissenschaft/medizin/covid-19-risikofaktor-fleischbetrieb-a-4ba2d1ed-60d1-407c-b9e8-c76b2154c220 (abgerufen am 24.10.2021)

https://de.wikipedia.org/wiki/Gustatorische_Wahrnehmung (abgerufen am 24.10.2021)

https://food-detektiv.de/lexikon/?lex_search=Appetit (abgerufen am 19.10.2021)

Mail der Bundesvereinigung der Deutschen Ernährungsindustrie e. V. vom 27. September 2021

Aromastoffe

http://aromenverband.de/wp-content/uploads/2021/04/aromawissen-kompakt_5-mythos-erdbeeraroma_2021.pdf (abgerufen am 11.10.2021)

https://www.bvl.bund.de/SharedDocs/Downloads/01_Lebensmittel/Rechtsgrundlagen/02_national/rechtliche_Regelungen_Aromastoffe.pdf?__blob=publicationFile&v=2 (abgerufen am 10.10.2021)

https://eur-lex.europa.eu/legal-content/DE/TXT/PDF/?uri=CELEX:32008R1334&from=DE

(abgerufen am 10.10.2021)

https://www.deutschlandfunkkultur.de/stiftung-warentest-geschmackloses-aromenrecht.993.de.html?dram:article_id=275522 (abgerufen am 10.10.2021)

https://webgate.ec.europa.eu/foods_system/main/?event=substances.search&substances.pagination=1 (EU-Datenbank der erlaubten Aromastoffe, abgerufen am 11.10.2021)

https://www.lebensmittelklarheit.de/produkte/messmer-spanische-orange (abgerufen am 11.10.2021)

https://de.wikipedia.org/wiki/Symrise (abgerufen am 11.10.2021)

https://de.wikipedia.org/wiki/Givaudan (abgerufen am 11.10.2021)

https://www.symrise.com/nc/de/newsroom/artikel/symrise-veroeffentlicht-umsatzkennzahlen-und-bestaetigt-profitabilitaetsziel-fuer-gesamtjahr-2020/?cHash=724b90dd904b0de581adccb0497868d8&sword_list%5B0%5D=umsatz (abgerufen am 11.10.2021)

Nahrungsergänzungsmittel

https://food-detektiv.de/lexikon/?lex_st=0&lex_search=nahrungserg%C3%A4nzungsmittel (abgerufen am 25.01.2021)

https://www.deutschlandfunkkultur.de/udo-pollmers-mahlzeit-wer-hat-das-vitamin-c-erfunden-100.html (abgerufen am 12.10.2021) https://www.deutschlandfunkkultur.de/udo-pollmers-mahlzeit-wer-hat-das-vitamin-c-erfunden-100.html (abgerufen am 25. 10.2021)

https://www.brandeins.de/magazine/brand-eins-wirtschaftsmagazin/2018/personal/hoffmann-la-roche-hokuspokus-mit-langzeitwirkung (abgerufen am 13.01.2021)

https://www.gdch.de/fileadmin/downloads/Netzwerk_und_Strukturen/Fachgruppen/Geschichte_der_Chemie/Mitteilungen_Band_19/2007-19-17.pdf (abgerufen am 13.10.2021)

https://de.wikipedia.org/wiki/Skorbut (abgerufen am 25.10.2021)

Zucker und Zuckeraustauschstoffe

https://www.euro.who.int/en/health-topics/disease-prevention/nutrition/publications/2017/incentives-and-disincentives-for-reducing-sugar-in-manufactured-foods-2017 (abgerufen am 7.9.2021)

https://www.euro.who.int/de/health-topics/disease-prevention/nutrition/news/news/2017/12/challenging-the-supply-chain-to-reduce-sugar-in-foods (abgerufen am 7.9.2021)

https://www.who.int/publications/i/item/9789241549028 (abgerufen am 7.9.2021)

https://www.euro.who.int/en/health-topics/noncommunicable-diseases/obesity/news/news/2014/03/who-revising-sugar-guidelines (abgerufen am 7.9.2021)

https://www.euro.who.int/en/publications/abstracts/marketing-of-foods-high-in-fat,-salt-and-sugar-to-children-update-20122013https://www.dge.de/presse/pm/empfehlung-zur-maximalen-zuckerzufuhr-in-deutschland/?L=0&cHash=9afa2ea16a80bdff1f8e36177d42612e (abgerufen am 7.9.2021)

https://www.gmx.net/magazine/ratgeber/essen-trinken/zucker-ade-lust-suesses-los-36151290 (abgerufen am 7.9.2021)

https://www.dzd-ev.de/presse/pressemitteilungen/pressemitteilungen-2021/von-der-fettleber-zur-lebensbedrohlichen-erkrankung-forschende-entdecken-gruende-fuer-einen-dramatischen-krankheitsverlauf/index.html (abgerufen am 21.9.2021)

https://www.diabetesde.org/system/files/documents/marion_bohl_zucker_und_seine_freunde.pdf (abgerufen am 21.09.2021)

https://de.statista.com/statistik/daten/studie/175483/umfrage/pro-kopf-verbrauch-von-zucker-in-deutschland/ (abgerufen am 21.09.2021)

https://www.ardmediathek.de/video/odysso-wissen-im-swr/wie-schaedlich-ist-zucker/swr-fernsehen/Y3JpZDovL3N3ci5kZS8xODY3Mjc3Ng/ (abgerufen am 21.09.2021)

https://www.infomedizin.de/fileadmin/user_upload/PDF/fructosegehalt-obst-gemuese.pdf (abgerufen am 21.09.2021)

https://www.lebensmittelklarheit.de/forum/naehrwertkennzeichnung-welche-zucker-zaehlen-mit (abgerufen am 21.09.2021)

https://www.lebensmittelunvertraeglichkeiten.de/fructoseintoleranz/fructose-tabelle/ (abgerufen am 21.9.20219

https://www.geo.de/wissen/ernaehrung/21632-rtkl-alkohol-suesses-und-co-warum-viele-genussmittel-eine-gefahr-fuers-herz (abgerufen am 24.01.2022)

https://alphafoods.de/blogs/news/der-zusammenhang-von-zucker-und-chronischen-entzundungen (abgerufen am 24.01.2022)

https://de.wikipedia.org/wiki/Zucker#Weltweite_Zuckerproduktion (abgerufen am 25.01.2022)

https://de.wikipedia.org/wiki/Zuckerindustrie#Zuckerindustrie_in_Deutschland (abgerufen am 25.01.2022)

https://www.lebensmittelverband.de/de/aktuell/20180719-herausforderung-zucker-reduktion-reformulierung-infografik-arten (abgerufen am 25.01.2022)

https://deutsch.medscape.com/artikel/4901975 (abgerufen am 19.02.2022)

Quellen Kapitel Ernährungskonzepte

Prof. Dr. Andreas Michalsen: Mit Ernährung heilen. Besser essen, einfach fasten, länger leben. Neuestes Wissen aus Forschung und Praxis. Insel Verlag Berlin 2019

Hans-Ulrich Grimm: Die Suppe lügt: Die schöne neue Welt des Essens, Knaur Taschenbuch, 4. Auflage 2015

https://www.tk.de/techniker/magazin/ernaehrung/ernaehrungstrends/vollwertkost-2006734?tkcm=ab (abgerufen am 10.12.2021)

https://de.wikipedia.org/wiki/Vollwertern%C3%A4hrung (abgerufen am 10.12.2021)

https://de.wikipedia.org/wiki/Reformhaus (abgerufen am 10.12.2021)

https://de.wikipedia.org/wiki/Sebastian_Kneipp (abgerufen am 10.12.2021)

https://www.dge.de/wir-ueber-uns/geschichte (abgerufen am 10.12.2021)

https://www.dge.de/fileadmin/public/doc/fm/10-Regeln-der-DGE.pdf (abgerufen am 10.12.2021)

https://de.wikipedia.org/wiki/Clean_Eating (abgerufen am 10.12.2021)

https://www.zeit.de/zeit-magazin/2017-10/clean-eating-gesundes-essen-denkmuster (abgerufen am 10.12.2021)

https://de.wikipedia.org/wiki/Low-Carb (abgerufen am 10.12.2021)

https://de.wikipedia.org/wiki/Atkins-Di%C3%A4t (abgerufen am 10.12.2021)

https://www.apotheken-umschau.de/gesund-bleiben/abnehmen/abnehmen-was-bringt-trennkost-wirklich-836163.html (abgerufen am 10.12.2021)

https://de.wikipedia.org/wiki/Rohkost (abgerufen am 14.12.2021)

https://www.zentrum-der-gesundheit.de/ernaehrung/ernaehrungsformen/rohkost-ernaehrung/rohkost (abgerufen am 14.12.2021)

https://schrotundkorn.de/essen/den-kochtopf-fuer-immer-vergessen (abgerufen am 14.12.2021)

https://de.wikipedia.org/wiki/Fit_for_Life (abgerufen am 14.12.2021) https://de.wikipedia.org/wiki/Instinctotherapie (abgerufen am 15.12.2021)

https://de.wikipedia.org/wiki/Guy-Claude_Burger (abgerufen am 15.12.2021)

https://de.wikipedia.org/wiki/Self-selection_of_diet_by_young_children (abgerufen am 15.12.2021)

https://schrotundkorn.de/essen/iss-was-dein-koerper-will (abgerufen am 22.12.2021)

https://www.ugb.de/ugb-medien/einzelhefte/vitamine-kleine-dosis-grosse-wirkung/intuitive-ernaehrung-essen-nach-dem-bauchgefuehl/ (abgerufen am 15.12.2021)

https://www.dge.de/ernaehrungspraxis/diaeten-fasten/paleo (abgerufen am 15.12.2021)

https://de.wikipedia.org/wiki/Steinzeitern%C3%A4hrung (abgerufen am 15.12.2021)

https://de.wikipedia.org/wiki/Otto_Buchinger (abgerufen am 20.12.2021)

https://de.wikipedia.org/wiki/Heilfasten (abgerufen am 20.12.2021)

https://de.wikipedia.org/wiki/F.-X.-Mayr-Kur (abgerufen am 20.12.2021)

https://www.latimes.com/science/sciencenow/la-sci-sn-americans-all-day-eating-20150924-story.html (abgerufen am 21.12.2021)

https://en.wikipedia.org/wiki/Edward_H._Dewey (abgerufen am 20.12.2021)

arte-Dokumentation, 2011: Fasten und Heilen – altes Wissen und neueste Forschung

https://de.wikipedia.org/wiki/Intermittierendes_Fasten

„Intervallfasten ist in Mode gekommen." Prof. Michalsen über seinen Online-Fastenkurs https://youtu.be/qo4r0EDBb44 (abgerufen am 21.12.2021)

https://en.wikipedia.org/wiki/WW_International (abgerufen am 22.12.2021)

https://www.weightwatchers.com/de/programm (abgerufen am 22.12.2021)

https://www.weightwatchers.de/de/shop/mahlzeiten/fertiggerichte (abgerufen am 22.12.2021)

https://de.wikipedia.org/wiki/Low-Fat (abgerufen am 22.12.2021)

https://de.wikipedia.org/wiki/Trennkost (abgerufen am 3.1.2022)

https://www.ndr.de/ratgeber/gesundheit/Den-Darm-auf-Trab-bringen-Ernaehrung-bei-Verstopfung,obstipation104.html (abgerufen am 10.1.2022)

https://www.focus.de/gesundheit/ernaehrung/gesundessen/schlank-gesund-und-mehr-potenz-nuesse-sind-alles-andere-als-dickmacher_id_9275121.html (abgerufen am 10.1.2022)

https://www.n-tv.de/wirtschaft/Chia-Importe-kommen-zunehmend-aus-Afrika-article19975005.html (abgerufen am 10.1.2022)

https://www.apotheken-umschau.de/gesund-bleiben/ernaehrung/nuesse-gesunde-kraftpakete-722497.html (abgerufen am 10.1.2022)

Quellen Kapitel Politik und Gesellschaft

Gesundheit

https://www.ndr.de/nachrichten/niedersachsen/Mehr-uebergewichtige-Grundschueler-im-ersten-Corona-Jahr,corona10258.html (abgerufen am 18.03.2022)

https://www.bpb.de/internationales/weltweit/menschenrechte/231964/gesundheit (abgerufen am 27.10.2021)

https://adipositas-gesellschaft.de/ueber-adipositas/definition-von-adipositas/ (abgerufen am 27.10.2021)

https://adipositas-gesellschaft.de/adipositas-bei-kindern-eine-stille-pandemie/ (abgerufen am 27.10.2021)

https://www.oecd.org/germany/Heavy-burden-of-obesity-Media-country-note-GERMANY.pdf (abgerufen am 27.10.2021)

OECD (2019), *The Heavy Burden of Obesity: The Economics of Prevention*, OECD Health Policy Studies, OECD Publishing, Paris, https://doi.org/10.1787/67450d67-en. (abgerufen am 27.10.2021)

https://de.statista.com/statistik/daten/studie/153908/umfrage/fettleibigkeit-unter-erwachsenen-in-oecd-laendern/ (abgerufen am 31.10.2021)

https://www.welt.de/print/die_welt/wirtschaft/article201722900/Die-hohen-Kosten-von-Uebergewicht.html (abgerufen am 27.10.2021)

https://www.in-form.de/in-form/allgemein/ (abgerufen am 28.10.2021)

https://www.diabetesde.org/ueber_diabetes/was_ist_diabetes_/was_ist_diabetes_typ_1 (abgerufen am 27.10.2021)

https://www.diabetesde.org/ueber_diabetes/was_ist_diabetes_/was_ist_diabetes_typ_2 (abgerufen am 27.10.2021)

https://www.diabetesde.org/ueber_diabetes (abgerufen am 27.10.2021)

https://www.diabetesde.org/ueber_diabetes/was_ist_diabetes_/diabetes_in_zahlen (abgerufen am 27.10.2021)

https://www.in-form.de/ (abgerufen am 28.10.2021)

https://www.bundesgesundheitsministerium.de/themen/praevention/frueherkennung-vorsorge/in-form.html (abgerufen am 23.10.2021)

https://www.dank-allianz.de/files/content/dokumente/211028_Ern%C3%A4hrungswendeAnpacken_2021%20final.pdf (abgerufen am 23.10.2021)

https://www.jpi-pen.eu/images/reports/Food-EPI_Germany_Evidence_Report.pdf (abgerufen am 28.10.2021)

https://www.jpi-pen.eu/images/reports/Food-EPI_PolicyBrief_V8.pdf (abgerufen am 31.10.2021)

https://www.jpi-pen.eu/images/reports/Food-EPI_Ergebnisbericht_V11.pdf (abgerufen am 02.11.2021)

NRI

https://www.in-form.de/wissen/produktmonitoring-zucker-fette-und-salz-in-fertigprodukten/ (abgerufen am 28.10.2021)

https://www.bzfe.de/lebensmittel/einkauf-und-kennzeichnung/die-nationale-reduktions-und-innovationsstrategie-der-bundesregierung/ (abgerufen am 29.10.2021)

https://www.bmel.de/DE/themen/ernaehrung/gesunde-ernaehrung/reduktionsstrategie/forschung-innovation-reduktionsstrategie.html (abgerufen am 29.10.2021)

https://www.bmel.de/DE/themen/ernaehrung/gesunde-ernaehrung/reduktionsstrategie/reduktionsstrategie-zucker-salz-fette.html (abgerufen am 29.10.2021)

https://www.mri.bund.de/de/themen/reduktion-von-zucker-fett-und-salz/reformulierung/ (abgerufen am 29.10.2021)

https://www.mri.bund.de/de/themen/reduktion-von-zucker-fett-und-salz/produktmonitoring/ (abgerufen am 29.10.2021)

https://www.mri.bund.de/fileadmin/MRI/Veroeffentlichungen/S2020.pdf (abgerufen am 29.10.2021)

https://www.danone.de/nachhaltigkeit/health/bessere-produktauswahl.html (abgerufen am 29.10.2021)

Wer hat die Macht?

https://www.tagesspiegel.de/politik/die-ministerin-und-ihre-lobbykontakte-kloeckners-vorliebe-fuer-treffen-mit-nestle-und-co/24861696.html (abgerufen am 04.11.2021)

https://dserver.bundestag.de/btd/19/117/1911757.pdf (abgerufen am 04.11.2021)

https://www.dw.com/de/zuckersteuer-in-gro%C3%9Fbritannien-zeigt-wirkung/a-43151656 (abgerufen am 04.11.2021)

https://www.ernaehrung.de/blog/zuckersteuer-in-grossbritannien-erfolg-mit-nebenwirkung (abgerufen am 04.11.2021)

https://www.aerzteblatt.de/nachrichten/109097/Die-britische-Zuckersteuer-wirkt (abgerufen am 04.11.2021)

https://www.tagesschau.de/inland/vdk-obst-101.html (abgerufen am 04.11.2021)

https://www.der-paritaetische.de/alle-meldungen/appell-an-ampel-verhandlerinnen-buendnis-fordert-ernaehrungswende-fuer-alle/ (abgerufen am 04.11.2021)

https://www.dnsv.eu/wp-content/uploads/2021/10/211028_ErnaehrungswendeAnpacken_2021-final-1.pdf (abgerufen am 04.11.2021)

https://www.hartziv.org/news/20211020-mindestens-499-euro-hartz-iv-bzw-buergergeld-ab-2022.html (abgerufen am 05.11.2021)

https://www.bmel.de/SharedDocs/Pressemitteilungen/DE/2020/027-handel.html (abgerufen am 04.11.2021)

https://www.tagesschau.de/inland/utp-richtlinie-kabinett-101.html (abgerufen am 04.11.2021) https://www.agrarheute.com/politik/schluss-unfairen-handelspraktiken-mehr-schutz-fuer-landwirte-581012 (abgerufen am 04.11.2021)

https://www.agrarheute.com/politik/kabinett-beschliesst-regeln-gegen-unfaire-handelspraktiken-575143 (abgerufen am 04.11.2021)

https://www.agrarheute.com/politik/kloeckner-will-eu-regeln-fuer-einzelhandel-nachschaerfen-575012 (abgerufen am 04.11.2021)

https://www.agrarheute.com/management/agribusiness/aldi-bekennt-fairen-handelspraktiken-ehrenkodex-575858 (abgerufen am 04.11.2021)

https://www.tagesschau.de/wirtschaft/lebensmittelpreise-landwirte-103.html (abgerufen am 04.11.2021)

https://www.gesetze-im-internet.de/agrarmsg/index.html (abgerufen am 05.11.2021)

Quellen Kapitel Regionales

Alle Quellen zwischen September und Dezember 2021 abgerufen.

https://www.ammerlaender.de/landingpages/milchpreis

https://www.ble.de/SharedDocs/Downloads/DE/BZL/Daten-Berichte/MilchUndMilcherzeugnisse/Milchpreise/2020-2021_Kuhmilch-kon-bio.html

https://milchindustrie.de/marktdaten/faqs-milchmarkt/

https://marktschwaermer.de

https://www.wochenmarkte.de

Quellen Bücher allgemein

Bas Kast: Der Ernährungskompass: Das Fazit aller wissenschaftlichen Studien zum Thema Ernährung. Mit den 12 wichtigsten Regeln der gesunden Ernährung. Bertelsmann, 2018

Hans-Ulrich Grimm: Die Suppe lügt: Die schöne neue Welt des Essens, Knaur Taschenbuch, 4. Auflage 2015

Hans-Ulrich Grimm: Gesundes Essen für unsere Kinder. Was schädlich ist für sie und was ihnen gut tut. Droemer Knaur 2019

Dr. med. Matthias Riedl: Mein Weg zur gesunden Ernährung. Aktuelle Antworten auf die 100 wichtigsten Ernährungsfragen. ZS Verlag 2020

Prof. Dr. Andreas Michalsen: Mit Ernährung heilen. Besser essen – einfach fasten – länger leben. Neuestes Wissen aus Forschung und Praxis. Insel Verlag 2019

ABBILDUNGSVERZEICHNIS

Abbildung 1: Die offizielle Unterteilung der Lebensmittel nach der NOVA-Klassifikation zum Zeitpunkt des Kaufes — 22

Abbildung 2: Beispiele von Lebensmitteln in den NOVA-Klassen — 22

Abbildung 3: Die VAS-Pyramide — 37

Abbildung 4: Beispiele von Lebensmitteln in den VAS-Klassen — 37

Abbildung 5: Auswertung Haushaltsbuch — 43

Abbildung 6: NUTRI Beispielrechnung — 109

Abbildung 7: Diese Marken gehören zu den großen Lebensmittelkonzernen. (Jahr: 2015) — 136

Abbildung 8: Inlandsabsatz von Zucker nach Empfängergruppen — 162

Abbildung 9: Ernährungskonzepte im Überblick — 218

Abbildung 10: Hof Ebeling — 229

Abbildung 11: Hofladen Mühle — 237

Abbildung 12: Das Getreidekorn — 239

Abbildung 13: Alte Getreidesorten — 240

Abbildung 14: Fleischer Verpackungen — 252

Abbildung 15: Aspekte der Ernährung — 267

Abbildung 16: Matrix Ernährung   269

Abbildung 17: Politische Handlungsfelder
(Quelle: PEN – Policy Evaluation Network)   287

Abbildung 18: Sauerteig/Anstellgut (ASG)   307

Abbildung 19: Roggenmischbrot   310

Abbildung 20: Haferkekse   313